獣医学教育モデル・コア・カリキュラム準拠

動物感染症学

公益社団法人 日本獣医学会 微生物学分科会 編

編集　福士秀人
　　　末吉益雄　杉山　誠　泉對　博　芳賀　猛
　　　前田　健　村瀬敏之　望月雅美

近代出版

編集・執筆者一覧（五十音順）　　（2016年2月末現在）

編集（＊は編集委員長）

＊福士　秀人	(ふくし　ひでと)	岐阜大学応用生物科学部共同獣医学科獣医微生物学研究室
末吉　益雄	(すえよし　ますお)	宮崎大学産業動物防疫リサーチセンター防疫戦略部門
杉山　誠	(すぎやま　まこと)	岐阜大学応用生物科学部共同獣医学科人獣共通感染症学研究室
泉對　博	(せんつい　ひろし)	日本大学生物資源科学部獣医学科獣医伝染病学研究室
芳賀　猛	(はが　たけし)	東京大学大学院農学生命科学研究科獣医学専攻感染制御学研究室
前田　健	(まえだ　けん)	山口大学共同獣医学部病態制御学講座獣医微生物学教室
村瀬　敏之	(むらせ　としゆき)	鳥取大学農学部共同獣医学科病態獣医学講座獣医微生物学教育研究分野
望月　雅美	(もちづき　まさみ)	鹿児島大学共同獣医学部獣医学科病態予防獣医学講座感染症学分野

執筆者

伊藤　壽啓	(いとう　としひろ)	鳥取大学農学部共同獣医学科応用獣医学講座獣医公衆衛生学研究室
井上　昇	(いのうえ　のぼる)	帯広畜産大学原虫病研究センター
今井　壯一	(いまい　そういち)	日本獣医生命科学大学獣医学部
大橋　和彦	(おおはし　かずひこ)	北海道大学大学院獣医学研究科動物疾病制御学講座感染症学教室
片岡　康	(かたおか　やすし)	日本獣医生命科学大学獣医学部獣医学科病態獣医学部門感染症学分野獣医微生物学研究室
加納　塁	(かのう　るい)	日本大学生物資源科学部獣医学科獣医臨床病理学研究室
苅和　宏明	(かりわ　ひろあき)	北海道大学大学院獣医学研究科環境獣医科学講座公衆衛生学教室
菊池　直哉	(きくち　なおや)	酪農学園大学獣医学群獣医学類感染・病理学分野獣医細菌学ユニット
桐澤　力雄	(きりさわ　りきお)	酪農学園大学獣医学群獣医学類感染・病理学分野獣医ウイルス学ユニット
後藤　義孝	(ごとう　よしたか)	宮崎大学農学部獣医学科獣医微生物学研究室
迫田　義博	(さこだ　よしひろ)	北海道大学大学院獣医学研究科動物疾病制御学講座微生物学教室
佐藤　久聡	(さとう　ひさあき)	北里大学獣医学部獣医学科獣医微生物学研究室
白井　淳資	(しらい　じゅんすけ)	東京農工大学大学院農学部共同獣医学科応用獣医学講座獣医伝染病学研究室
末吉　益雄	(すえよし　ますお)	宮崎大学産業動物防疫リサーチセンター防疫戦略部門
須永　藤子	(すなが　ふじこ)	麻布大学獣医学部獣医学科伝染病学研究室
関崎　勉	(せきざき　つとむ)	東京大学大学院農学生命科学研究科食の安全研究センター食品病原微生物学研究室
泉對　博	(せんつい　ひろし)	日本大学生物資源科学部獣医学科獣医伝染病学研究室
髙井　伸二	(たかい　しんじ)	北里大学獣医学部獣医学科獣医衛生学研究室
田島　朋子	(たじま　ともこ)	大阪府立大学大学院生命環境科学研究科獣医学専攻獣医微生物学教室
田原口智士	(たはらぐち　さとし)	麻布大学獣医学部獣医学科獣医微生物学第二研究室
芳賀　猛	(はが　たけし)	東京大学大学院農学生命科学研究科獣医学専攻感染制御学研究室
福士　秀人	(ふくし　ひでと)	岐阜大学応用生物科学部共同獣医学科獣医微生物学研究室
宝達　勉	(ほうだつ　つとむ)	北里大学獣医学部獣医学科獣医伝染病学研究室
帆保　誠二	(ほぼ　せいじ)	鹿児島大学共同獣医学部獣医学科臨床獣医学講座産業動物内科学分野
堀内　基広	(ほりうち　もとひろ)	北海道大学大学院獣医学研究科応用獣医科学講座獣医衛生学教室
前田　健	(まえだ　けん)	山口大学共同獣医学部病態制御学講座獣医微生物学教室
村上　賢二	(むらかみ　けんじ)	岩手大学農学部共同獣医学科獣医微生物学研究室
望月　雅美	(もちづき　まさみ)	鹿児島大学共同獣医学部獣医学科病態予防獣医学講座感染症学分野
横山　直明	(よこやま　なおあき)	帯広畜産大学原虫病研究センター
度会　雅久	(わたらい　まさひさ)	山口大学大学院連合獣医学研究科病態予防獣医学講座

今井壯一先生におかれましては2015年5月にご逝去されました。哀悼の意を表します。

はじめに

　感染症は人類の歴史に大きな影響を与えています。人類そのものの感染症もさることながら，家畜の感染症も人類が家畜を飼育するようになってから今日まで引き続いている課題です。特に牛疫は古くから脅威とされ，ゲルマン民族の大移動を引き起こし，ローマ帝国の凋落を早めたともされている感染症です。フランスのリヨン大学は獣医学発祥の地とされていますが，その設立のきっかけは牛疫の研究であったとされています。2011年にOIEはこの牛疫が地球上から消滅したことを宣言しました。これは，人類が克服した二番目の感染症であり，獣医学の勝利とも言えるものです。その一方，口蹄疫は引き続き世界のどこかで発生が相次いでいます。さらに，以前は家禽ペストとして知られ，散発的に発生していた鳥インフルエンザは20世紀後半から東南アジアを中心に世界的に発生が継続しています。

　わが国においては，2013年に牛海綿状脳症(BSE)について「無視できるBSEリスク」の国として認定され，さらに2015年にはOIEにより豚コレラ清浄国として認定されました。また，炭疽の清浄化が進展しています。日本における口蹄疫は2000年以降2回発生があり，高病原性鳥インフルエンザは2004年以降発生が相次ぐようになりましたが，これらは多くの方々の努力により，口蹄疫は2011年にOIEの定めるワクチン非接種清浄国に復帰し，高病原性鳥インフルエンザもこれまで早期の封じ込めに成功してきました。このように制圧が進展する感染症がある一方で，ヨーネ病は依然として全国的に発生があり，牛白血病ウイルスを原因とする牛白血病はここ数年大きく増加しています。また，2013年には豚流行性下痢が全国に拡大しました。

　海外に目を向ければ，近隣諸国における口蹄疫や高病原性鳥インフルエンザはほぼ毎年のように発生し，いつ日本に侵入があってもおかしくない状況が続いています。今や，感染症の制御は一国で行うものではなく，国際的な協調によりなし得るものとなっています。このように獣医学において感染症はより大きな課題となっており，獣医学を学ぶ者にとって感染症を理解することは必須の素養であると言えます。

　日本の獣医学における感染症の教科書は獣医学教育6年制への移行を契機として発行された『獣医伝染病学』，さらにそれを発展させた『動物の感染症』として引き継がれてきました。2011年に獣医学モデル・コア・カリキュラムが公表され，獣医学教育は新たな展開を迎えています。

　本書はこの獣医学モデル・コア・カリキュラムに準拠した教科書として，これまでの教科書を発展させるとともに，内容を見直し，エッセンスとしての動物の感染症を学ぶことができる教科書を目指して企画されました。対象とした動物は監視伝染病に関連する動物と犬・猫のみに限定しています。以前の『動物の感染症』に含まれていた家禽及び魚類は個別の獣医学モデル・コア・カリキュラム準拠教科書があることから，本書では扱っていません。また，獣医学モデル・コア・カリキュラムに準拠するという方針から，野生動物については一部の動物を除き，省かざるを得ませんでした。野生動物が感染症にどのように関与しているかが明らかになるにつれ，その重要性は大きいことがわかってきていますが，未解明な部分も多いのが現状であり，教科書への記載は今後の課題となりました。

　企画にあたっては日本の感染症学の研究を代表する方々にお集まりいただきました。感染症学をどのように捉え，教科書としてまとめるか熱のこもった議論がなされました。執筆に当たっては獣医学会微生物分科会の多大なご協力をいただきました。ご協力いただいた先生方に深謝いたします。

　この教科書が次代を担う獣医学徒の皆様の糧として活用されることを切に願っております。

　最後になりましたが，本書が完成に至るには多くの難関がありましたが，編集に当たられた近代出版菅原律子様のご協力と激励により，出版することができました。深く感謝いたします。

2016年3月　　　　　　　　　　　　　　　　　　　　　　　　　編集委員長　福士秀人

目　次

編集・執筆者一覧　ii
はじめに　iii

第1章　感染症の成立，発症機序，病原体の伝播　〔泉對　博〕……7

1. 感染症とは ……7
1）感染，発症，感染症　7　　2）宿主と病原体の関係　8
3）局所感染と全身感染　8　　4）全身感染症の分類　9
5）持続感染の成立機序　10　　6）感染症の分類　10
7）特別な感染症　11　　8）コッホの4条件　11

2. 感染症の成立要因 ……12
1）感染源　12　　2）伝播経路　13　　3）感受性宿主　15

3. 発症機序 ……17
1）発症要因　17　　2）細菌感染症の発症機序　17
3）ウイルス感染症の発症機序　19　　4）特定の組織における発症機序　21

4. 宿主集団における感染症の伝播 ……22
1）自然界での病原体の存続　22　　2）発生・流行の形態と変動　23

第2章　感染症の診断，検査，バイオハザード対策　〔前田　健〕……25

1. 感染症の診断 ……25
2. 実験室内診断における検査材料の採取と取扱い ……26
1）検査材料の採取　26　　2）主要検査材料の採取方法と取扱い　27
3）病原体別の検査材料の採取と取扱い　27　　4）検査材料の輸送　28

3. 実験室内診断 ……29
1）病原体の分離と同定　29　　2）病原体とその構成成分の検出　32
3）感染によって引き起こされる宿主の免疫反応検出　33

4. バイオハザード対策 ……34
1）バイオハザードとバイオセーフティー　34
2）病原体を扱う際の安全管理規程と注意　34
3）病原体のリスク分類およびBSL　35

第3章　感染症の予防，治療　〔芳賀　猛〕……37

1. 個体における感染症の予防 ……37
1）予防接種とワクチン　37　　2）ワクチンの種類　38
3）ワクチンの投与方法　40　　4）ワクチン接種による動物の免疫反応　41

2. 集団における感染症の予防 ……42
1）集団免疫の考え方　42　　2）ワクチネーションプログラム　42

3. 細菌感染症の治療 ……………………………………………………………… 44
　　　1）動物用抗菌薬の種類と作用機序　44
　　　2）抗菌薬の使い方　45　　3）抗菌薬の慎重使用　46
　◆コラム　口蹄疫の予防とワクチン　48
　　　　　　家きんにおける高病原性鳥インフルエンザワクチン　48

第4章　感染症の制御　〔末吉益雄〕 ……………………………………………… 49

　1. 感染症の制御 …………………………………………………………………… 49
　　　1）感染源対策　49　　2）感染経路対策　50　　3）感受性宿主対策　51
　2. 感染症制御に関連する法規 …………………………………………………… 52
　　　1）家畜伝染病予防法　52　　2）狂犬病予防法　56
　　　3）感染症の予防及び感染症の患者に対する医療に関する法律（感染症法）　56
　3. 感染症の撲滅 …………………………………………………………………… 58
　　　1）家畜疾病撲滅対策の意義　58　　2）One World-One Health　58
　　　3）日本国内における特定家畜伝染病清浄化への取り組み　59
　4. 越境性動物疾病 ………………………………………………………………… 59

第5章　牛，めん羊，山羊の家畜伝染病（法定伝染病）

　1）ウイルス病　〔福士秀人〕 …………………………………………………… 62
　　　1. 口蹄疫　62　　2. リフトバレー熱（人獣）　63　　3. 牛疫（撲滅）　63
　　　4. 小反芻獣疫　64　　5. 水胞性口炎（人獣）　64
　2）細菌病　〔度会雅久〕 ………………………………………………………… 65
　　　1. ヨーネ病　65　　2. 炭疽（人獣）　66　　3. 結核病（人獣）　66
　　　4. ブルセラ病（人獣）　67　　5. 牛の出血性敗血症　67　　6. 牛肺疫　68
　　　7. アナプラズマ病　68

　　　　　　　　　　　　　　　　　　　　　　　　　　　（犬のブルセラ病は161頁）

　3）原虫病・プリオン病　〔1須永藤子，2堀内基広〕 ………………………… 69
　　　1. ピロプラズマ病　69
　　　　　1）牛のタイレリア病　　2）牛のバベシア病
　　　2. 伝達性海綿状脳症　70

　　　　　　　　　　　　　　　　　　　　　　　　　　（馬ピロプラズマ病は136頁）

第6章　牛の届出伝染病

　1）ウイルス病　〔村上賢二〕 …………………………………………………… 72
　　　1. 牛伝染性鼻気管炎　72　　2. 牛ウイルス性下痢・粘膜病　73
　　　3. アカバネ病　74　　4. 牛白血病　75　　5. イバラキ病　76
　　　6. 牛流行熱　76　　7. アイノウイルス感染症　77　　8. チュウザン病　77
　　　9. 悪性カタル熱　78　　10. 牛丘疹性口炎（人獣）　78　　11. ランピースキン病　79

2) 細菌病　〔菊池直哉〕………………………………………………………………………………… 80
　　　　1. 牛のサルモネラ症(人獣)　80　　2. 気腫疽　81　　3. 牛カンピロバクター症　81
　　　　4. 牛のレプトスピラ症(人獣)　82

　　　　　　　　　　　　　　　　　　　　　　　　　　　　　　　　　（犬のレプトスピラ症は155頁）

　　3) 原虫病・外部寄生虫病　〔1～3井上　昇，4今井壮一〕……………………………………… 82
　　　　1. 牛のネオスポラ症　82　　2. トリコモナス病　83　　3. トリパノソーマ病　83
　　　　4. 牛バエ幼虫症(人獣)　84

　　　　　　　　　　　　　　　　　　　　　　　　　　　　　　　　　（犬のネオスポラ症は164頁）

第7章　牛の監視伝染病以外の感染症

　　1) ウイルス病　〔泉對　博〕……………………………………………………………………………… 86
　　　　1. 牛RSウイルス病　86　　2. 牛のロタウイルス病　87
　　　　3. 牛コロナウイルス病　87　　4. 牛乳頭腫　88　　5. 牛アデノウイルス病　88
　　　　6. 牛パラインフルエンザ　88　　7. 偽牛痘(人獣)　89
　　　　8. ピートンウイルス感染症　89　　9. サシュペリウイルス感染症　89
　　　　10. 牛トロウイルス病　90

　　2) 細菌病　〔1～5・12～14後藤義孝，6～10関崎　勉，11菊池直哉〕……………………… 91
　　　　1. 乳房炎　91　　2. 牛のパスツレラ症　92　　3. ボツリヌス症　92
　　　　4. リステリア症(人獣)　93　　5. 牛のヒストフィルス・ソムニ感染症　93
　　　　6. 悪性水腫(人獣)　94　　7. エンテロトキセミア　94　　8. 子牛の大腸菌症　95
　　　　9. 壊死桿菌症　95　　10. クレブシエラ感染症　96　　11. 細菌性腎盂腎炎　96
　　　　12. 牛の放線菌症　96　　13. ヘモプラズマ病（エペリスロゾーン病）　97
　　　　14. コクシエラ症（Q熱）(人獣)　97

　　3) 真菌症・原虫病　〔1～2加納　星，3～4福士秀人，5～6須永藤子〕…………………… 98
　　　　1. 牛の皮膚糸状菌症(人獣)　98　　2. アスペルギルス症(人獣)　98
　　　　3. カンジダ症　99　　4. ムーコル症　99
　　　　5. 牛のクリプトスポリジウム症　99　　6. 牛のコクシジウム病　100

第8章　めん羊，山羊の届出伝染病

　　1) ウイルス病　〔苅和宏明〕……………………………………………………………………………… 102
　　　　1. ブルータング　102　　2. 伝染性膿疱性皮膚炎(人獣)　103
　　　　3. ナイロビ羊病(人獣)　103　　4. 羊痘，山羊痘　104
　　　　5. マエディ・ビスナ　104　　6. 山羊関節炎・脳脊髄炎　105

　　2) 細菌病・外部寄生虫病　〔1～4福士秀人，5今井壮一〕………………………………………… 106
　　　　1. 野兎病(人獣)　106　　2. 山羊伝染性胸膜肺炎　106　　3. 伝染性無乳症　106
　　　　4. 流行性羊流産(人獣)　107　　5. 疥癬　107

第9章　豚の家畜伝染病（法定伝染病）

1）ウイルス病　〔迫田義博〕 … 109
　1. 豚コレラ　109　　2. 豚の日本脳炎（流行性脳炎）（人獣）　110
　3. アフリカ豚コレラ　111　　4. 豚水胞病　112

（馬の日本脳炎は134頁）

第10章　豚の届出伝染病

1）ウイルス病　〔1田原口智士, 2～7大橋和彦〕 … 113
　1. オーエスキー病　113　　2. 豚流行性下痢　114　　3. 伝染性胃腸炎　115
　4. 豚繁殖・呼吸障害症候群　116　　5. 豚エンテロウイルス性脳脊髄炎　117
　6. ニパウイルス感染症（人獣）　117　　7. 豚水疱疹　118

2）細菌病・原虫病　〔1～4末吉益雄, 5井上　昇〕 … 119
　1. 豚丹毒（人獣）　119　　2. 萎縮性鼻炎　120　　3. 豚のサルモネラ症（人獣）　121
　4. 豚赤痢　122　　5. 豚のトキソプラズマ病（人獣）　122

第11章　豚の監視伝染病以外の感染症

1）ウイルス病　〔1・2・4・5・7田島朋子, 3伊藤壽啓, 6大橋和彦〕 … 124
　1. 豚サーコウイルス感染症　124　　2. 豚のロタウイルス病　125
　3. 豚インフルエンザ（人獣）　125　　4. 豚パルボウイルス病　126
　5. 豚サイトメガロウイルス感染症　126　　6. 豚エンテロウイルス感染症　127
　7. 豚痘　127

2）細菌病　〔1～4佐藤久聡, 5～10片岡　康〕 … 128
　1. 豚のパスツレラ肺炎　128　　2. 豚胸膜肺炎　128　　3. グレーサー病　129
　4. 滲出性表皮炎　129　　5. 豚の大腸菌症（人獣）　130　　6. 浮腫病　130
　7. 豚の抗酸菌症　131　　8. 豚のレンサ球菌症（人獣）　131
　9. 腸腺腫症候群　132　　10. 豚マイコプラズマ肺炎（MPS）　132

第12章　馬の家畜伝染病（法定伝染病）

1）ウイルス病　〔桐澤力雄〕 … 134
　1. 馬の日本脳炎（流行性脳炎）（人獣）　134　　2. 馬伝染性貧血　135
　3. アフリカ馬疫　135

（豚の日本脳炎は110頁）

2）細菌病・原虫病　〔1髙井伸二, 2井上　昇〕 … 136
　1. 鼻疽（人獣）　136　　2. 馬ピロプラズマ病　136

第13章　馬の届出伝染病

1) ウイルス病　〔1伊藤壽啓, 2〜5桐澤力雄〕·· 138
　　1. 馬インフルエンザ　138　　2. 馬鼻肺炎　139　　3. 馬ウイルス性動脈炎　140
　　4. 馬モルビリウイルス肺炎(人獣)　140　　5. 馬痘　114

2) 細菌病・真菌症　〔1髙井伸二, 2〜5帆保誠二〕··· 142
　　1. 破傷風　142　　2. 馬パラチフス　143　　3. 馬伝染性子宮炎　144
　　4. 類鼻疽(人獣)　144　　5. 仮性皮疽(人獣)　145

（原虫病：トリパノソーマ病は牛の届出伝染病の項83頁）

第14章　馬の監視伝染病以外の感染症

ウイルス病・細菌病　〔1〜2桐澤力雄, 3髙井伸二, 4帆保誠二〕······················· 147
　　1. ゲタウイルス病　147　　2. 馬媾疹　148　　3. ロドコッカス・エクイ感染症　148
　　4. 腺疫　149

第15章　蜜蜂の家畜(法定)伝染病, 蜜蜂 および うさぎの届出伝染病

1) 蜜蜂の家畜伝染病, 届出伝染病　〔白井淳資〕·· 150
　　1. 腐蛆病（アメリカ腐蛆病, ヨーロッパ腐蛆病）　150
　　2. チョーク病　151　　3. ノゼマ病　151　　4. バロア病　152　　5. アカリンダニ症　152

2) うさぎの届出伝染病　〔望月雅美〕··· 153
　　1. 兎ウイルス性出血病　153　　2. 兎粘液腫　153

第16章　犬と猫の感染症

1) 犬の届出伝染病　〔望月雅美〕··· 155
　　1. 犬のレプトスピラ症(人獣)　155

2) 犬のコアウイルス感染症とそれ以外の重要な感染症
〔1・3・4・6・8・10〜13望月雅美, 2・5・7前田　健,
9・16・17横山直明, 14〜15加納　塁〕··· 156
　　1. 狂犬病(法)(人獣)★　156　　2. 犬ジステンパー★　157　　3. 犬パルボウイルス病★　158
　　4. 犬伝染性肝炎★　159　　5. 犬コロナウイルス感染症　159　　6. ケンネルコフ　160
　　7. 犬ヘルペスウイルス感染症　160　　8. 犬のブルセラ病(人獣)　161
　　9. 犬・猫のバベシア症　161　　10. 犬のライム病(人獣)　162
　　11. 犬・猫のカンピロバクター腸炎(人獣)　162　　12. 犬・猫のサルモネラ感染症(人獣)　163
　　13. 犬・猫の病原性大腸菌感染症(人獣)　163　　14. 犬・猫のクリプトコックス症(人獣)　163
　　15. 犬・猫の皮膚糸状菌症(人獣)　164　　16. 犬のネオスポラ症　164
　　17. 犬・猫のクリプトスポリジウム症　164

（★狂犬病は犬および猫のコアウイルス感染症,
　犬ジステンパー, 犬パルボウイルス病および犬伝染性肝炎は犬のコアウイルス感染症）

3) 猫のコアウイルス感染症とそれ以外の重要な感染症
〔1～2望月雅美，3～6宝達　勉，7横山直明〕……………………………………165
1. 猫汎白血球減少症★　165　　2. キャットフル　166
3. 猫コロナウイルス感染症(猫伝染性腹膜炎)　167　　4. 猫白血病ウイルス感染症　167
5. 猫免疫不全ウイルス感染症　168　　6. 猫ヘモプラズマ感染症　168
7. 犬・猫のトキソプラズマ症(人獣)　169

（★猫汎白血球減少症は猫のコアウイルス感染症）

（以下は，犬の項　参照）
狂犬病，バベシア症，カンピロバクター腸炎，サルモネラ感染症，病原性大腸菌感染症，
クリプトコックス症，皮膚糸状菌症，クリプトスポリジウム症

◆演習問題　正答・解説　171

和文索引　181　　欧文索引　187

> **獣医学教育モデル・コア・カリキュラムにおける動物感染症学の全体目標**
>
> 獣医学が対象とする感染症を制御するため，感染症の成立要因，発症機序，伝播，診断，予防および治療に関する基本的な知識と考え方を習得する。

※到達目標の欄に【対象外】と記載されている新到達目標は，必ず学習する必要のある到達目標ですが，これらは共用試験の出題範囲には含まれない到達目標です。

凡　例

1. 用字・用語

    用字・用語は特殊な専門用語以外は和文とし，次の辞典等を参考に採用した．
    1) 分子細胞生物学辞典（第 2 版）(2008)：今堀和友・村松正實他，東京化学同人，東京.
    2) 微生物学用語集 英和・和英(2007)：日本細菌学会用語委員会編，南山堂，東京.
    3) 生化学辞典 第四版(2007)：今堀和友・山川民夫監修，東京化学同人，東京.
    4) ステッドマン医学大辞典＜改訂第 6 版＞(2008)：メジカルビュー社，東京.
    5) 日本獣医学会疾患名用語集(2015)：日本獣医学会疾患名用語委員会，日本獣医学会ホームページ(http://ttjsvs.org/)
    6) 病性鑑定マニュアル第 3 版(2008)：農林水産省消費・安全局監修，全国家畜衛生職員会，東京.

2. 病原微生物名・分類

    ウイルス：International Committee on Taxonomy of Viruses(ICTV)」のweb siteに記載の最新情報に従った．
    細菌(リケッチア，クラミジア，マイコプラズマを含む)：International Journal of Systematic and Evolutionary Microbiology(IJSEM)への公式発表，またはSpecies 2000 (http://www.species2000.org/)のCatalogue of Lifeの記載に従った．

3. 病　　名：各論中扉(61頁)に記した．

総 論

> **総論の目的**
> 　「感染症とは何か」を知識として獲得し,「感染症の制御・制圧」のための考え方を身につける。
> 　個々の感染症を理解し,その感染症の特性に合わせた制御法を考え,提案するための基礎知識および考え方を得る。
> 　動物感染症学の概略図および周辺科学との連関が理解でき,他の人に内容を説明できるようになることを目標とする。

動物感染症学　概略図

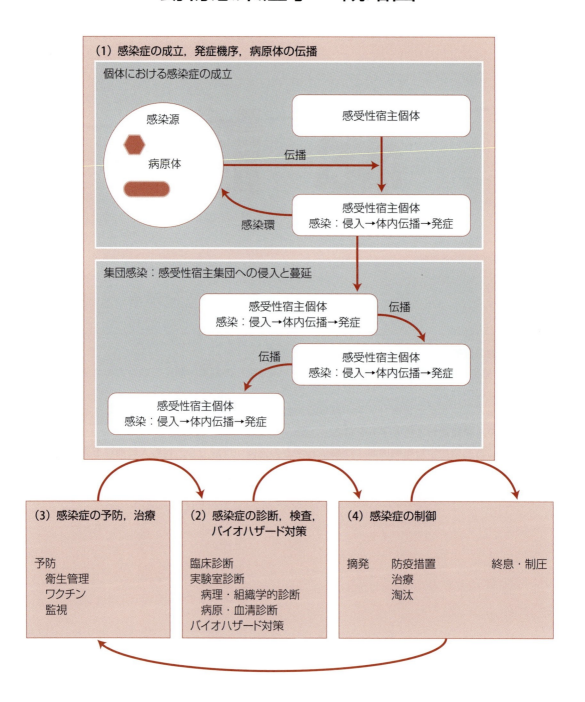

動物感染症学と周辺科学との連関

| 宿主 | 畜産学 |
| | 野生動物学 |

| 病原体 | ウイルス学 | 真菌学 | 寄生虫学 |
| | 細菌学 | 原虫学 | |

| 疫学 | 疫学 | 統計学 | 地理学 |
| | 衛生昆虫学（ベクター） | | 気象学 |

| 診断 | 生理学 | 血液学 | 生化学 |
| | 病理学 | 免疫学 | 内科学 |

| 予防・治療 | 免疫学 | 薬学 | 薬理学 |
| | 法律等 | | |

第1章 感染症の成立，発症機序，病原体の伝播

> **一般目標**：感染症の定義，感染症の成立，発症機序，宿主集団における感染症の伝播に関する知識および考え方を習得する。
>
> 感染症は病原体が動物体内に侵入し，増殖することで発症する疾病である。感染症は，感染源と感染経路があり，感受性動物が存在することで成立する。病原体が全身に及ぶ全身感染症と，局所に留まる局所感染症があり，前者は感染後一過性に進行する急性感染症と，慢性に経過する持続感染症に大別できる。感染の成立や感染後の経過は，病原体の病原性と宿主の抵抗性のバランスで決まる。

1. 感染症とは

> **到達目標**：感染症とは何かを簡潔に説明できる。
> **キーワード**：感染症，顕性感染，潜伏期，不顕性感染，外因感染，内因感染，全身感染，局所感染，急性感染，持続感染，潜伏感染，慢性感染，遅発性感染，免疫寛容，家畜伝染病，届出伝染病，監視伝染病，人獣共通感染症，新興感染症，再興感染症，コッホの4条件

1）感染，発症，感染症

「感染」はすべての生物においてみられる現象であるが，ここでは動物について考える。動物個体の体内ないし体表（粘膜を含む）に微生物が侵入し，そこで増殖することによって，生体に何らかの反応が起こった状態を感染という。感染の結果，何らかの要因により宿主の組織が破壊または変性すると，生体に何らかの機能障害が生じる。こうして宿主に機能障害が生じ病的状態を呈するようになることを発症（発病）onset of disease という。感染により発症する疾病を「感染症」という[注1]。感染症の原因となる微生物を病原微生物ないし病原体と呼ぶ。

臨床上異常を示す感染を顕性感染 apparent infection といい，病原体が生体に侵入してから発症するまでの期間を潜伏期 latent period ないし incubation period と呼ぶ。潜伏期の長さは感染症により様々である。感染しても発症しない場合は不顕性感染 inapparent infection と呼ばれる。

様々なレベルで「感染」という言葉が用いられる。たとえば，個体，臓器，組織および細胞レベルでの感染がある。また，病原体によっても様々な「感染」がある。細菌では一般に体表や粘膜表面に定着

[注1] 「感染症」と「伝染病」はしばしば混同して用いられている。狭義では「伝染病」は感染症のうち個体から個体に感染が広がる疾病をいう。「感染症」は必ずしも個体から個体への伝播だけではない。しかしながら，歴史的および行政的な理由から「家畜伝染病予防法施行令」で届出伝染病に定められている疾病には狭義には伝染病に該当しない感染症も含まれている。「感染」と「感染症」の境界は必ずしも明確ではない。

「感染」と「感染症」は明確に区別されずに用いられる場合もある。

し，増殖することを「感染」と呼ぶ。ウイルスでは感受性細胞における増殖をもって「感染」と呼ぶが，感受性細胞に付着，侵入し，増殖するまでの過程を「感染」と呼ぶこともある。たとえば，「ウイルスが感受性細胞に感染し，増殖する」というような表現をする。

　微生物が関与する疾病には微生物が産生する毒性物質による疾患もあるが，微生物の増殖を伴わない場合，これらは感染症に含まれない。外毒素による場合は中毒として扱われる。たとえば，ボツリヌス菌が腸管内で増殖し，毒素を産生したことによる疾病は感染症として扱われるが，ボツリヌス菌が産生した毒素を飼料とともに接種して発症した場合はボツリヌス中毒として扱われる。

　通常，病原体は体の外（外界）から感染する。これを外因感染exogenous infectionという。これに対し，常在細菌叢を構成する微生物により発症する場合があり，これを内因感染endogenous infectionという。内因感染は抗菌薬の使用により常在細菌叢が乱れ，少数であった毒力の強い細菌種が多数となった結果（菌交代現象ないし菌交代症microbial substitution）や，常在微生物が体内の別の場所に侵入して病原性を発揮する場合（異所性感染heterotopic infection）などで起こる。宿主の抵抗力が弱まった場合に内因感染が起きやすい。

2) 宿主と病原体の関係

　宿主（動物）と寄生体（微生物）の2種の異なる生物間の相互作用には，両者が互いに利益を得る共生symbiosisと，寄生体が一方的に利益を得る寄生parasitismがある。牛とルーメン内の細菌叢の関係が共生の例で，ルーメン内の細菌は牛から生息環境の提供を受ける一方，牛が分解できないセルロースを分解することで，牛がセルロースを食物として利用することを可能にしている。トリパノソーマ原虫とそれを媒介するツェツェバエの関係のように，片方が利益を得ているのにもう一方は利益も障害も受けてない関係を片利共生という。多くの感染症は寄生に該当し，病原微生物は自らの生存のために宿主である動物に感染し，宿主側に障害を与えている。宿主側は病原微生物の感染に対し免疫など様々な手段で対抗している。

3) 局所感染と全身感染

　病原体が体内に侵入し，血液やリンパ系などを介して全身に感染が及ぶものを全身感染systemic infection，感染が局所に留まるものを局所感染local infectionと呼ぶ。どちらの感染形態をとるかは病原体側の要因が大きいが，最終的には病原体と宿主側の相互作用によって決まる。

(1) 局所感染

　病原体は体表，口，気道，腸管の粘膜およびそれらの付近の組織でのみ増殖し，それに付随した炎症反応や病巣を局所に限定して形成し，局所に症状を示すのみである。病原体は全身に播種されないため免疫刺激が弱く，免疫記憶は長時間持続できない場合が多く，再感染が起こりやすい。呼吸器の局所に留まる病原体としてインフルエンザウイルスや牛RSウイルス，腸管に留まる病原体にヨーネ菌，ロタウイルスやコロナウイルス，皮膚に留まる病原体としてブドウ球菌，パピローマウイルスやパラポックスウイルスがある。

(2) 全身感染

　体表に付着または体内に侵入した病原体が，体表，口，気道，腸管粘膜などで増殖し，血流，リンパ系，神経系を通じて全身に播種され標的器官で増殖すると，標的器官の機能障害に起因した特徴のある

症状を示す。病原体の抗原は全身の免疫系を刺激するので，宿主の免疫記憶は強く長時間持続し，同一抗原性の病原体による再感染は起こりにくい。致死率の高い重篤な症状を伴う感染症は全身感染症であり，「家畜伝染病予防法」第2条で定められている脊椎動物の感染症はすべて全身感染症である。

4）全身感染症の分類

全身感染症には，感染・発症からその後の経過が一過性で短期間（週単位）に進行する急性感染症と，長期（月ないしは年単位）に及ぶ持続感染症がある。

（1）急性感染

病原体に曝露後短期間の潜伏期で発症し，免疫応答などにより短期間のうちに病原体が体内から排除されて通常は1カ月以内で感染が終了する。病原体の病原性が強く，宿主の抵抗性も強い場合，多くは**急性感染**acute infectionとなる。病源体の病原性が強く，宿主の抵抗性が弱い場合には，宿主が死亡する場合がある。

（2）持続感染

一般に動物が病原体に感染すると，免疫応答により体内の病原体は排除されて回復する。しかし，何らかの原因で病原体の排除が十分に行われず，動物が病原体を長期にわたって保有し続ける場合があり，これを**持続感染**persistent infectionと呼ぶ。不顕性感染の状態で持続感染する場合が多いが，急性感染の発症形態を取った後に持続感染になる場合もある。持続感染は臨床症状と病原体の検出状況から，**潜伏感染**latent infection，**慢性感染**chronic infection，**遅発性感染**slow infectionに大別される。

潜伏感染：臨床症状を示さず，宿主体内に病原体が存続するが，通常の方法では病原体を検出し難い持続感染のことである。たとえば，ヘルペスウイルスの感染では，急性期から回復するとウイルスが検出されなくなる。しかし，多くの場合ウイルスは神経細胞や白血球に潜伏する。その後，寒冷などの種々のストレスにより宿主の免疫力が低下すると，ウイルスの複製が再開され，ウイルスの放出と再発症（「回帰発症」ともいう）が起こる。

慢性感染：症状の有無にかかわらず，病原体が長期にわたって検出される持続感染である。慢性感染の多くは無症状で，曝露してからかなり時間が経過した後に発症する場合が多い。地方病型牛白血病，猫白血病ウイルス感染症，牛ウイルス性下痢・粘膜病，牛の結核病などがこの病態をとる。たとえば，結核菌は増殖速度も遅く，強力な毒素を産生することもないが，生体防御機構を回避する能力が高いので，感染は慢性に経過する。急性感染の発症形態を取った後に慢性感染となる場合もある。サルモネラ感染症では若齢動物は下痢や敗血症で死亡する場合が多いが，死亡を免れた動物の一部は保菌動物となる。馬伝染性貧血では貧血を伴う回帰熱が徐々に軽度になり，持続的なウイルス血症が起きていても健康馬と見分けがつかなくなる。

遅発性感染：数カ月から年単位の潜伏期後に発症し，進行性で致死的経過をとる持続感染である。めん羊のマエディ・ビスナは長い潜伏期と緩慢な症状の進行を特徴とし，最終的に脳脊髄炎や進行性肺炎を発症して致死的経過をとる。異常型プリオンタンパク質が病因となるめん羊のスクレイピーや牛伝達性海綿状脳症はきわめて長い潜伏期の後に神経症状を発症して死亡する。

5）持続感染の成立機序

感染後，免疫応答が誘導されても病原体が体内から排除されずに感染が持続する機序として，(1)免

疫寛容，(2)潜伏感染による宿主の免疫系からの回避，(3)病原体の抗原変異による免疫系の攻撃からの回避，(4)病原体遺伝子の宿主染色体への組込みなどがある。

(1) 免疫寛容による持続

免疫系は自己に対しては攻撃しない。これは自己反応性のT細胞やB細胞が排除されているためで，免疫寛容immunological toleranceと呼ばれる。子宮内で病原体に感染した胎子は病原体の構成タンパク質を自己と認識し，それに対し免疫応答できなくなることがある。牛ウイルス性下痢ウイルス(BVDV)が妊娠牛に感染すると容易に経胎盤感染が成立し，感染時の胎齢により胎子死，流産，先天性異常，免疫寛容となる。免疫応答能が成熟してない胎齢90日前後の胎子が感染した場合，免疫寛容による持続感染牛が娩出される可能性が高い。持続感染牛はBVDVを排出し続けるので感染源となる。

(2) 潜伏感染による持続

一般にヘルペスウイルス感染では急性期には臨床症状を呈し，ウイルス分離が可能であるが，回復後ウイルスは神経節細胞内や白血球に潜伏感染し，宿主側の免疫能に認知されない状態で長期間存続し，間欠的にウイルスを排出する。オーエスキー病は，新生豚では神経症状を呈して致死的経過をとることが多いが，5カ月齢以上の豚(妊娠豚を除く)はほとんどが一過性で軽度の発熱や呼吸器症状を呈した後，無症状で病原体を保有しつづける。

(3) 抗原変異による持続

病原体が宿主免疫系の攻撃から逃れる方法の一つとして，免疫系から認識される病原体の表在タンパク質の抗原性を変化させる場合(抗原変異)がある。馬伝染性貧血ウイルスは馬に感染すると宿主の単球の染色体に組み込まれるが，複製過程で高率に遺伝子変異が起こる。この変異が感染性に関与しているウイルスの表面タンパク質遺伝子に生ずると抗原変異として現れる。変異ウイルスは既存の抗体により中和されず，ウイルス血症を起こして新たに単球に感染する。このように変異ウイルスによる持続感染が成立し，感染馬は変異ウイルスの増殖に併せて発熱と貧血を繰り返す。

(4) 遺伝子組み込みによる持続

病原体遺伝子が宿主の染色体に組み込まれることでも持続感染が成立する。猫白血病ウイルスなどのレトロウイルスの遺伝子はRNAであるが，自らがもつ逆転写酵素によりDNAに逆転写し二本鎖DNAの形(プロウイルス)で宿主細胞の染色体に組み込まれる。病原体はビリオンの形をとってないため中和抗体で不活化されることはなく，宿主細胞の分裂・増殖によりプロウイルスも複製され娘細胞に伝達される。病原体の遺伝子が宿主遺伝子の特定部位に組み込まれると細胞の腫瘍化が起こると考えられている。

6) 感染症の分類

(1) 病原体やその感染部位による分類

感染症はその病原体の種別によって，細菌感染症，ウイルス感染症，真菌感染症，原虫感染症，寄生虫感染症，プリオン病などと呼ばれている。また，病原体の感染部位によって，呼吸器感染症，消化器感染症，皮膚感染症，神経系感染症，生殖器感染症などに大別される。これらの分類呼称は疾病の症状，徴候，病原体の侵入経路，排出経路などとも関係しているので，特に臨床分野で使用されている。

(2) 法律による分類

病原性や伝播力が強く，経済的被害の大きい感染症は「家畜伝染病予防法」および「家畜伝染病予防法施行令」により家畜伝染病(通称：法定伝染病)および届出伝染病として指定され，同法において監視伝染病と総称される。2016年現在，家畜伝染病として28疾病が，届出伝染病として71疾病が定められている(第4章53，54頁 表4-1，4-2 参照)。

7) 特別な感染症

(1) 人獣共通感染症

脊椎動物から人間に伝播される病気と感染を人獣共通感染症zoonosisと呼ぶ。人獣共通感染症の病原巣(レゼルボア)となる動物は，哺乳動物，鳥類，爬虫類，魚類などきわめて多様であり，病原体に対する感受性や症状も動物種により様々である。狂犬病や炭疽のように人と動物の両方で重篤な症状を示すもの，ニューカッスル病のように動物では重篤でも人では軽微なもの，腎症候性出血熱やBウイルス病のように動物では不顕性感染だが，人では重篤になるものがある。

(2) 新興感染症

新興感染症emerging infectious diseaseは，特定の動物集団に新たに出現した感染症，あるいはその集団内に以前から存在していた感染症で，急速にその発生頻度の増加あるいは流行地域の拡大を示す感染症のことである。新興感染症が出現する背景には，遺伝子変異などによる新しい病原体の出現(猫パルボウイルスの遺伝子変異により生じた犬パルボウイルス2型感染症や低病原性鳥インフルエンザの遺伝子変異によると思われる東南アジアから世界各国に広がった高病原性鳥インフルエンザなど)，開発に伴って人や家畜が野生環境に入ることで新たな病原体と遭遇する場合(マレーシアで豚と人の間で発生したニパウイルス感染症やアフリカの熱帯雨林に生息しているウイルス保有動物に接触しことで感染したと考えられているエボラ出血熱など)，特定の動物を自然宿主とする病原体が他の動物集団に入る場合(中国広東省の野生動物から人に感染したと思われる重症急性呼吸器症候群(SARS)や豚や鹿から感染すると思われるE型肝炎など)がある。ウイルス以外の新興感染症として，腸管出血性(志賀毒素産生性)大腸菌O157感染症やクリプトスポリジウムによる下痢症などがある。

(3) 再興感染症

再興感染症reemerging infectious diseaseは，一度は社会的に問題とならなくなったが，再び浮上してきた既知の感染症である。人では結核，デング熱，コレラ，ペスト，マラリア，動物ではリフトバレー熱などが問題となっている。最近人の結核患者が増加した原因として，エイズや加齢により免疫能が低下した人や結核に免疫を有しない人の増加，BCGが効かない結核菌の出現が考えられている。

8) コッホの4条件

感染症の原因として病原体を特定する場合，一般にはコッホの4条件Koch's postulatesを満たす必要がある。それらは，①その疾病からは常に特定の微生物が証明され，②その微生物はその疾病から分離純培養でき，③その純培養した病原体を感受性動物に接種すると同じ疾病を発症し，④実験的に再現した疾病から再びその病原体が分離される，と規定されている。

コッホの4条件は病原微生物を確定するための大原則となってきたが，19世紀後半以降，この条件に合わない多くの微生物が病因となることも明らかとなってきた。たとえばパピローマウイルスは*in* *vitro* での培養は困難であるが，病変部の組織乳剤を接種すると疾病の再現ができる。逆に病原性が弱い病原体では培養は容易にできても，疾病の再現が困難な場合もある。

現在はある微生物を病因として特定する場合，異常型プリオンタンパク質のような特殊な病原物質や免疫寛容が原因となる牛ウイルス性下痢・粘膜病などの特殊な感染症を除き，病原体に対する宿主の免疫応答を考慮する必要がある。したがって回復期血清中の特異抗体の産生と上昇は，感染症の病因を特定する上でコッホの4条件に加えて考慮しなくてはならない重要な項目である。

2. 感染症の成立要因

> 到達目標：感染症の成立要因を説明できる。
> キーワード：感染源，キャリアー，潜伏期キャリアー，回復期キャリアー，増幅動物，病原巣（レゼルボア），伝播(感染)経路，水平伝播，垂直伝播，接触感染，飛沫感染，空気感染，ベクター，生物学的伝播，機械的伝播，子宮内感染，経産道感染，乳汁感染，感受性宿主，日和見感染

病原体が動物の体内に侵入して組織内で増殖した時感染が成立したという。感染の成立条件として，感染源，伝播(感染)経路，感受性宿主の3要因があり，どれか一つが欠けても感染は成立しない。これらは防疫活動を行う場合に考慮しなくてはならない要因である。

1) 感染源

病原体を保有ないし病原体が存在し，伝播の源となるものを感染源という。これには，(1)感染動物，(2)汚染畜産物，(3)外部媒体などがある。病原体で汚染された排泄物や病原体を媒介する節足動物は伝播経路の役割も果たしているが，感染源に含める場合もある。感染源から感受性動物に感染が成立するか否かは，感染源に含まれる病原体の環境下における安定性や病原体の量に左右される。

(1) 感染動物

感染動物には発症動物(患畜)と非発症動物があり，発症動物は発症期間だけでなく，その前後のキャリアー期も感染源となる。キャリアー carrier とは外見は健康であるがその体内に病原体を保有し排出している動物で，発症前の潜伏期に既に病原体を排出している動物を潜伏期キャリアー，治癒後も病原体を間欠的または継続的に排出している動物を回復期キャリアーと呼ぶ。

発症動物は多量の病原体を排出する危険な感染源であるが，キャリアーと比べて発見が容易であり，危険度に応じて殺処分や隔離などの処置をとることができる。潜伏期キャリアーや回復期キャリアーが感染源となる期間は病気の種類によって異なる。感染しても発症せず，不顕性感染の状態で病原体を排出している動物を健康キャリアーと呼ぶ。健康キャリアーは発見が困難で健康動物と同様に取り扱われてしまうので，発症動物よりも危険な存在となる。

病原体は感染動物の病巣部から直接，あるいは分泌物や排泄物を介して排出され，新たな動物に伝播する。病原体の排出経路は感染症の種類によって異なる。呼吸器感染症では，病原体は鼻汁，唾液などの分泌物に含まれて飛沫やエアロゾルとなり体外に排出され，消化器感染症では主に糞便(下痢便)中に排出される。全身感染を起こす疾病では，病原体は尿，鼻汁，唾液，乳汁など様々な分泌物や排泄物に

排出されることが多い．

　節足動物で媒介される病原体では，感染を受けた病原体を増幅し，高ウイルス血症を起こして他の動物への感染源となる動物を増幅動物 amplifier，感染を受けても動物体内での増幅量が少なく，他の動物への感染源とはならないものを終末宿主と呼ぶ．

(2) 汚染畜産物

　感染源となる畜産物として，乳，ハム，ソーセージ，肉骨粉，卵などがある．汚染畜産物は発症動物よりキャリアーから産生されることが多い．感染動物由来の臓器や肉が残飯や厨芥として飼料に含まれていて感染源となった例として豚コレラ，アフリカ豚コレラ，豚水疱疹の発生例がある．肉骨粉が感染源となった例として牛伝達性海綿状脳症や炭疽がある．

(3) 外部媒体

　感染動物の排泄物や汚染畜産物で外部環境が汚染されることがある．外部媒体には土，牧舎，牧草地，車両，水など様々なものが含まれる．大部分の病原体は外部環境では増殖できず，長期間生存できないので感染源とはならないが，炭疽，破傷風，気腫疽，悪性水腫などの原因菌は土壌中で芽胞の状態で長期間生存する．これらの疾病は土壌病と呼ばれ，土壌が感染源となる．

　上記(1)～(3)の感染源の中で，病原体がそこで生活・増殖し，感受性動物に伝播される状態になっている場所を病原巣 reservoir of infection（レゼルボアともいわれる）と呼ぶ．レゼルボアは生態学的な意味をもつ用語で，病原体が自然界で存続するための本来の棲家を意味しており，異種動物への感染源を指す場合が多い．

　オーエスキー病ウイルスのレゼルボアは豚で，感染豚から牛やめん羊が感染する．アフリカ豚コレラの場合，アフリカではイボイノシシとダニの間で感染環を形成するとともに，ダニでは経卵感染によるウイルスの垂直伝播が成立し，感染ダニを介して豚が感染する．したがってダニはベクターであると同時にレゼルボアでもある．レゼルボアは必ずしも生物である必要はない．炭疽菌や破傷風菌では芽胞が存在する土壌がレゼルボアとなる．

2) 伝播経路

　病原体が感染源から未感染動物に侵入することを伝播 transmission といい，病原体が侵入する様式ないし道筋を伝播経路ないしは感染経路という．集団内で個体から個体に病原体が伝播することを水平伝播 horizontal transmission という．親から子に伝播することを垂直伝播 vertical transmission という．

(1) 水平伝播

　水平伝播には，①感染源となる動物との直接ないし間接的な接触感染，②飛沫感染，③空気感染，④水や飼料などを介する経口感染，⑤節足動物の媒介による伝播がある．

①接触感染

直接接触感染：感染動物に鼻先などでの接触（各種の呼吸器感染症），病変のある皮膚や粘膜への接触（伝染性膿疱性皮膚炎など），交尾（ブルセラ病，馬伝染性子宮炎など繁殖障害を起こす感染症），咬傷（狂犬病，豚パスツレラ症など）などによる感染がある．

間接接触感染：病原体に汚染した飼育管理者の手や衣服，診療器具，家畜運搬車両，飼料などを介した感染で，犬や猫のパルボウイルス病，萎縮性鼻炎，牛丘疹性口炎，細菌による伝染性乳房炎な

どでこの様式の感染がみられる。野外における抵抗力の比較的強い病原体で起きやすい。
　　汚染された畜産物を介した感染もある。一般に間接接触感染が成立する疾病は直接接触感染も成立する。

②飛沫感染
感染動物から排出された飛沫の吸入により感染し，病原体を含む飛沫が大きい（5μm以上）場合は空中を浮遊せず，通常は1メートル程度の範囲に散布される。動物が舎内でつながれて飼育されている場合は，近隣の動物への伝播となるので，急速に全群に広がることはない。マイコプラズマ感染症，インフルエンザ，アデノウイルス病，キャットフル，ケンネルコフなどがこの様式の感染をする。隣接した動物のみが感染する場合は接触感染に分類されることもある。

③空気感染
呼吸器感染症では感染動物が咳やくしゃみをすることで病原体がエアロゾルとして空中に散布される。このような5μm未満の飛沫核（病原体を含む粉塵小粒子）あるいは病原体を含む塵埃が長期間空気中に浮遊し，大気の流れによって広範囲にまき散らされ，病原体は動物舎内あるいは遠方の動物にまで伝播される。口蹄疫，牛疫，牛の結核病などがこの様式の感染をする。

④水や飼料を介する伝播
病原体に汚染された飲料水や食品・飼料の飲水や摂食による感染で，広範囲に伝播することがある。人の赤痢やクリプトスポリジウム症は感染動物の糞便で汚染された飲料水を介して，レプトスピラ症は感染動物の尿で汚染された川や池の水を通じて感染する。サルモネラ属菌は主として家畜の腸管に，カンピロバクターは鶏の腸管に，志賀毒素産生性大腸菌O157は牛の腸管に存在し，糞便に汚染された食品や飼料を介して感染する。

⑤節足動物の媒介による伝播
病原体を媒介する節足動物などを**ベクター** vector という。吸血性のものが多い。ベクターによる伝播には，**生物学的伝播** biological transmission と**機械的伝播** mechanical transmission がある。

生物学的伝播：病原体が節足動物体内で増殖し，伝播する場合を生物学的伝播と呼ぶ。生物学的伝播が成立するためには，感染源となる動物の血液中に高濃度の病原体が存在すること，節足動物体内で病原体が増殖できる適切な温度であること，感受性動物に対する節足動物の嗜好性などがある。

　　主な生物学的伝播として，蚊により媒介されるものに日本脳炎やマラリアなどが，ヌカカにより媒介されるものにアカバネ病，牛流行熱，ロイコチトゾーン病，ブルータングなどが，ダニにより媒介されるものにアフリカ豚コレラ，Q熱，ピロプラズマ病，アナプラズマ病，ライム病などが，ツェツェバエにより媒介されるものにトリパノソーマ病などがある。

機械的伝播：病原体が節足動物の体，たとえば口吻に付着して伝播される場合を機械的伝播と呼ぶ。節足動物は「運び屋」としての働きをするだけである。

　　サシバエやアブにより媒介される地方病型牛白血病や馬伝染性貧血，ヌカカやワクモにより媒介される鶏痘，ウサギノミにより媒介される兎粘液腫などがある。

(2) 垂直伝播
病原体が親から子へ直接感染することを垂直感染といい，哺乳動物では**子宮内感染，経産道感染，乳汁感染**，鳥類では介卵感染がある。また，染色体にウイルスゲノムが組み込まれることによる垂直感染もある。

子宮内感染：子宮内感染は胎子感染であり，経胎盤感染と上行感染がある。経胎盤感染は，母体に感染した病原体が血液を介して胎盤を通過し，胎子に感染する様式である。アカバネ病，馬鼻肺

炎，牛ウイルス性下痢・粘膜病，ブルセラ病などでみられ，流産や異常産を起こす。牛ウイルス性下痢ウイルスが経胎盤感染した胎子は胎齢によっては免疫寛容となり本ウイルスの持続感染牛として娩出される。

経産道感染：病原体が出産時に産道で新生子に感染する様式で，牛や犬のヘルペスウイルス感染症や地方病型牛白血病など血液中に病原体が存在する持続感染症でみられる。鳥類では卵殻形成後に病原体が侵入する感染様式（鶏の大腸菌症など）が該当する。

乳汁感染：病原体が母乳を介して母親から新生子に感染する様式で，病原体が母乳に含まれている疾病で成立する。地方病型牛白血病，マエディ・ビスナ，ブルセラ病，ヨーネ病などでみられる。

介卵感染：鳥類では卵殻形成前に病原体が卵中に侵入する感染様式(in egg)や産卵時に卵殻が汚染され，病原体が卵中に侵入する感染様式(on egg)がみられる。鶏脳脊髄炎，鶏マイコプラズマ病，サルモネラ症などがある。

3）感受性宿主

（1）病原体の侵入

病原体が宿主体内に侵入する部位を侵入門戸と呼び，感染の成立を左右する重要な要因の一つである。病原体には感染が成立する決まった侵入門戸があり，病原体によっては複数の侵入門戸をもつものもある。動物の体は皮膚や粘膜に覆われており，皮膚は病原体の侵入を防ぐバリアーとなっている。一般に病原体は粘膜部から感染する。病原体を含む飛沫，飛沫核，空気を吸引して鼻咽腔，気管，気管支，肺などの呼吸器から感染する経気道感染，病原体に汚染された飲食物を介して感染する経口感染，交尾などにより生殖器や泌尿器から侵入する泌尿・生殖器感染，皮膚の創傷や咬傷，節足動物の吸血により感染する経皮感染がある。病原体の宿主への侵入部位を図1-1に示した。

（2）感染・発症に関与する宿主要因

①宿主の免疫状態

病原体が宿主に侵入しても，宿主側の要因により病原体に対する感受性susceptibilityに差があり，すべての個体が同じように感染，発症するわけではない。感受性とは宿主に病原体が侵入，増殖（原虫では発育）して発症する宿主の性質のことで，宿主の免疫状態が深く関与している場合が多い。**感受性宿主**はその疾患に対する免疫をもたない個体である。感受性宿主が免疫を獲得するのは，自然感染とともにワクチン接種がある。

②発症の程度に影響する宿主側の免疫以外の要因

発症の程度に影響する宿主側の免疫以外の要因として，年齢，性別，遺伝的要因（品種），栄養状態などがある。同じ個体でも，各種ストレスなどで感染防御能が低下している場合は感染を受け発症しやすくなる。感受性宿主が化学療法剤を投与されることによって抵抗性を得ることもある。

年　齢：一般に宿主の感染に対する抵抗性は加齢とともに増加し，老齢期には再び低下する。これは免疫機構を含む生体防御機構の成熟と老衰に起因する。病原性の弱い病原体の感染では成熟動物では異常は認められないが，精子，卵，胚，胎子などが感染を受けると，不妊，産子数減少，流産，死産，異常子の産出などの繁殖障害を生ずることがある。腸管感染症は新生子では重篤な症状を呈し致死率も高いことが多いが，加齢とともに症状は軽減化する。加齢により病型が変化する疾病もあり，豚の大腸菌感染症では新生期には敗血症，離乳期には白痢，離乳後には浮腫病，成豚では乳房炎や関節炎の限局性の症状を示す。馬パラチフスでは子馬は敗血症と多発性関節炎，成馬では限局性膿瘍，妊娠馬では流産を起こす。

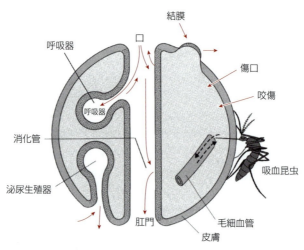

図1-1　病原体の宿主への侵入部位（Mims & Wite, 1984を改変）

性　別：乳熱，乳房炎など乳房の疾病や子宮炎は雌に限られた病気である．妊娠動物に流産を起こす病原体は一般に雄の生殖器には病原性を示さない．繁殖障害に関与する病原体は性別によって病原性が異なる．

遺伝的要因（品種）：鶏では鶏白血病，マレック病などで主要組織適合抗原の違いによる疾病感受性の差が報告されている．牛でも和牛は牛疫ウイルスや*Salmonella* Dublinに高感受性であることが報告されている．

栄養状態：高度の栄養不良は抗体産生，細胞性免疫，食細胞機能，皮膚や粘膜の生体防御機能を低下させるので，病原体が体内で増殖し感染域を拡大することを制御する宿主側の機能が低下する．その結果病原体の増殖により栄養不良をさらに悪化させるという悪循環が生ずる．

日和見感染：感染症は宿主と寄生体の関係で成立するため，健康な動物にとっては非病原性あるいは弱毒性である微生物に感染した動物が，宿主の健康状態によって発症することがある．このような感染を日和見感染opportunistic infectionと呼び，家畜でも大きな問題となっている．飼養管理の不備，各種ストレス，慢性疾患などによる免疫機能の低下が背景となって感受性宿主になる．牛を長時間輸送するとしばしば呼吸器症状がみられ，牛パラインフルエンザウイルス3型や牛ライノウイルスが分離される．気温の急な低下が起こると牛に下痢や呼吸器症状が起こり，牛コロナウイルスが分離される．健康な牛にこれらのウイルスが感染しても通常は症状を示さないが，ストレスが加わると通常は不顕性感染で終わる病原体によっても発症する．

　日和見感染を起こしやすい病原体として，ヘルペスウイルス，アデノウイルス，エンテロウイルス，ライノウイルスなど下痢や呼吸器症状を起こすウイルス，ブドウ球菌，肺炎球菌，緑膿菌など乳房炎，呼吸器病や化膿病巣を形成する細菌，カンジダやクリプトコックスなど皮膚炎や乳房炎を起こす真菌，肺炎の原因となるトキソプラズマ原虫などがある．

菌交代現象：抗菌薬の大量投与や長期間の使用により正常細菌叢が変化してある種の菌が異常に増殖することがあり（菌交代現象），増殖した菌により宿主が障害を受けることもある（菌交代症）．これも一種の日和見感染症としてみることができる．

3. 発症機序

> 到達目標：感染症の発症機序を説明できる。
> キーワード：増殖，病原要因，病原性，宿主要因，環境要因，付着，アドヘジン，侵襲性，毒素産生能，外毒素，内毒素，レセプター

1）発症要因

感染から発症に至る要因は多岐にわたるが，病原要因，宿主要因，環境要因に大別できる。この3要因の相互作用により感染症が起きる。

（1）病原要因

宿主体内に侵入した病原体は，宿主の生体防御機構に抵抗したり逃れながら増殖して病気を起こす。こうした病原体の能力や機能が病原要因として，病原体の病原性pathogenicityやその毒力（ビルレンス）virulenceを決めている。これは細菌，ウイルス，真菌，寄生虫などの病原微生物がもつ特性で，毒力，組織親和性，免疫作用から逃れるための抵抗因子，環境因子に対する抵抗性などが関与している。また，病原体の保有状態や排出状態も問題となるので，その病原体を保有する患畜やキャリアーも病原要因として考える必要がある。

（2）宿主要因

動物個体ないし集団がもつ要因で，病原体に対する感受性あるいは抵抗性に関わる宿主要因として，免疫能，年齢，性別，栄養状態などとともに，品種，系統，素質などの遺伝的なものもある（15頁（2）感染・発症に関与する宿主要因 参照）。細菌や真菌は一般に動物に感染後，宿主細胞の代謝系を利用することなく増殖することができる。しかしウイルスは感染から増殖までの大部分を宿主細胞機能に依存している。したがってウイルス感染では細菌感染と比べ，宿主側因子が病原体の細胞や組織指向性（トロピズム），宿主における体内分布などの病原性に影響を与えている。

（3）環境要因

環境要因は宿主を取り巻く諸条件で，物理的な要因として，気候，水，土壌，飼料などがあり，社会的な要因は飼育管理方法など，主に飼育をしている人に由来する。

2）細菌感染症の発症機序

細菌が宿主に疾病を起こし得るか否かは，その菌が(1)生体内に侵入し定着する能力（付着能），(2)増殖して全身に広がる性質（侵襲性），(3)毒素産生能，(4)細菌側の抵抗因子，(5)宿主側の抵抗因子によって規定される。

（1）細菌の付着能

動物の体内に侵入した細菌にとって付着adherenceは感染が成立するか否かを決める重要な因子の一つである。付着は細菌の鞭毛運動による走化性と非鞭毛細菌のブラウン運動により促進される。細菌と

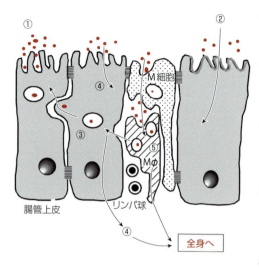

①上皮細胞外寄生細菌
  例：コレラ菌，毒素原性大腸菌
  小腸上皮に結合するが侵入はしないで，細胞外に寄生。

②組織破壊侵入性細菌
  例：ブドウ球菌，化膿レンサ球菌，肺炎レンサ球菌
  細胞外寄生菌であるが，外毒素や菌体外酵素により組織が破壊され炎症反応を起こして侵入する。

③上皮細胞内侵入性細菌
  例：赤痢菌
  小腸上皮に結合した後にM細胞，Mφ（マクロファージ）を介して上皮細胞に侵入する。

④上皮細胞下侵入性細菌
  例：チフス菌，パラチフスA菌などを含むサルモネラ
  小腸上皮に結合後，エンドサイトーシスにより上皮細胞に侵入し，エキソサイトーシスにより上皮細胞下に出て増殖する。感染が血流を介し全身に広がることもある。

⑤細胞内寄生細菌
  例：結核菌，リステリア
  マクロファージや単球などの食細胞に食菌されても殺されずに増殖し，全身に伝播する。

図1−2　細菌の腸粘膜上皮からの感染
（小沼　操：動物の感染症. 第三版，17頁）

宿主細胞表面の結合を可能にしている菌側の付着因子が**アドヘジン**adhesinで，線毛性アドヘジンと非線毛性アドヘジンがある。グラム陰性菌の多くは線毛をもち，線毛先端部にあるアドヘジンで宿主細胞表面レセプターに結合する。グラム陽性菌は線毛を通常もたないので，複雑な付着機構をとる。たとえばリポタイコ酸による非特異的な疎水性付着が起こり，次いで非線毛性アドヘジンによる特異的結合が起こる。

（2）細菌の組織侵襲性

動物の体は体管腔を覆う粘膜上皮で外界と接している。病原細菌はこの粘膜上皮細胞に付着・定着し，さらにあるものは細胞内に侵入する。上皮細胞は非貪食性であり，菌を自ら取り込む能力はない。しかし細菌は様々な方法で上皮細胞に貪食運動を誘発し，細胞内に侵入する。このような細菌を侵入性細菌invasive bacteriaと呼ぶ。食細胞の中で生存できる細胞内寄生細菌は一般に細胞侵入性を備えている。腸管病原性大腸菌やレンサ球菌のように，本来は粘膜上皮に付着して病原性を発揮する細菌の中にも，細胞侵入性を示すものがある。定着部位から組織内に侵入し，さらに遠位部分に広がっていく能力を**侵襲性**と呼ぶ。図1−2に細菌の腸粘膜上皮からの感染機序を示した。

（3）細菌の毒素産生

外毒素：付着後の病原因子として，細菌には**毒素産生能**があり，細胞外寄生菌は外毒素を産生して宿主細胞を破壊する。**外毒素**exotoxinの多くはタンパク質であり，生体への毒性が強く，特定の臓器，組織に作用して症候を引き起こす。グラム陽性菌および陰性菌ともに外毒素を産生する。外毒素は作用部位により，破傷風菌やボツリヌス菌がもつ神経系に作用する神経毒，コレラ菌などがもつ腸管に作用して下痢を起こす腸毒，菌体外に分泌し周囲の細胞を傷害し感染を広げるタンパク質分解酵素，脂肪分解酵素，ヒアルロニダーゼなどの細胞毒などに分類される。

内毒素：**内毒素**endotoxinの本体はグラム陰性菌の細胞壁を構成するリポ多糖類（LPS）で，細菌の死

による溶菌によって遊離される耐熱性毒素である。LPSが血液中に入ると血小板と好中球の減少，単球などの細胞からサイトカインを放出させることによる発熱，微小循環内の播種性血管内凝固（DIC）やShwarzman現象，補体活性化など様々な生体反応が起こる。

(4) 細菌側の抵抗因子

通常，細菌は好中球やマクロファージに貪食されて殺菌されるが，病原細菌は食菌に抵抗性をもつものもある。*Staphylococcus aureus*は菌体表面にプロテインAをもち，免疫グロブリンのFc部分に結合して，オプソニン化を防ぐ。細菌がもつ食細胞阻害物質として菌体表面の多糖からなる莢膜，線毛などがある。食細胞に取り込まれても生存，増殖ができる細菌には殺菌回避機構として，食胞（ファゴソーム）から細胞質内への脱出，食胞とリソソームとの融合阻止，リソソーム内の消化酵素に対する抵抗性などの作用をもつものがある。

(5) 宿主側の抵抗因子

細菌感染では，主な病原因子は菌が産生する毒素であるが，感染局所において菌が定着し侵入する過程の組織破壊や，マクロファージなど免疫細胞から放出されるサイトカインによる炎症反応も発症要因となる。しかし，炎症は侵入してきた細菌を貪食する白血球を集結させ，線維素を析出して病原体の広がりを制御する。宿主側の獲得免役が発現すると，細菌の菌体構造物や毒素・酵素類に対する特異抗体が産生され，それらの感染性や活性を消失させる。抗体，補体，食作用の共同作用によって溶菌や食菌が促進され，治癒に向かう。

3）ウイルス感染症の発症機序

ウイルスは増殖を宿主細胞に依存している。このため，ウイルスが動物に感染して病気を起こす際にはウイルス側因子（病原性）と宿主側の防御因子の間に多くの反応が起こる。

(1) 細胞への吸着

ウイルスが細胞に侵入する際に，最初に利用する宿主分子は宿主細胞表面の**レセプター** receptorである。レセプターが存在しない細胞ではウイルス感染は基本的に成立しない。レセプターとビリオン表面の結合が，ウイルス感染の発症を第一義的に決定している。これまでに動物由来ウイルスで多くのレセプターがみつかっている。多くのウイルスは宿主細胞表面の生理活性物質の伝達に使用されている分子をウイルス特異レセプターとして利用している。

(2) ウイルス感染と宿主細胞の変化

ウイルスが細胞に感染した場合，通常，以下の3つの様式をとる。このうちどの型をとるかはウイルスと宿主の相互作用による。

細胞破壊型：ウイルスが細胞外に放出される際に細胞破壊を伴うウイルス増殖。
細胞非破壊型：細胞を破壊せず出芽などでウイルスが細胞外に放出されるウイルス増殖。
形質転換：ウイルス感染により細胞の性状が変わることをいう。多くの場合，腫瘍化する。いわゆる癌ウイルスの感染によりみられる現象である（レトロウイルス，ポリオーマウイルスなど）。レトロウイルスの場合，ウイルスゲノムが宿主細胞の染色体に組み込まれることで起こる。

(3) ウイルスの病原性

ウイルスの病原性とは宿主に感染して病気を起こす能力で，ウイルスの増殖性，体内伝播能，宿主免疫能の撹乱や組織破壊性などが関係する。病原性ウイルスは感染により宿主に病気を起こすが，感染・増殖しても病気を引き起こさない非病原性non-pathogenicウイルスも多数存在する。

(4) ウイルスの体内伝播

ウイルスが体内に侵入すると感染局所で増殖する。この感染局所からさらに血流・神経系等により全身に伝播することにより最終標的組織に到達し増殖する。

血流を介する体内伝播：ほとんどすべての全身感染症でウイルスの伝播の主役となるのは血液である。ウイルスが直接血液へ入ることは，節足動物の吸血や汚染注射器による感染を除くときわめてまれである。ウイルスは体内侵入後，局所およびその周辺のリンパ節や粘膜で増殖して血流に入り第一次ウイルス血症を呈する。血液中のウイルスは，親和性のある臓器で増殖し再度血中に入り第二次ウイルス血症を示す。第二次ウイルス血症後，さらに全身の臓器に運ばれ疾患を起こす。通常，血流中のウイルスは，宿主の防御機構によって排除される。

　ウイルスはビリオンそのものが血液の血漿中に浮遊した状態やリンパ球等の白血球に感染した状態あるいは赤血球に付着した状態などで体内伝播する。

リンパ系を介する体内伝播：皮下に侵入したウイルスは体表の上皮組織の下に網の目のように分布している毛細リンパ管に入り，局所リンパ節に運ばれる。リンパ節でウイルスはリンパ洞に存在するマクロファージに取り込まれて不活化され分解される。しかし，アフリカ豚コレラウイルス，猫コロナウイルスなど特定のウイルスはマクロファージ内でも増殖し，リンパ節を通過して血中に入り全身に運ばれる。

神経系を介する体内伝播：中枢神経系へのウイルスの侵入は宿主に重篤な結果をもたらす。血中にウイルスが侵入しても，通常は血液脳関門が中枢神経への侵入を阻止している。しかしフラビウイルスやトガウイルスのうち脳炎を起こすものは，何らかの作用で血液脳関門を通過するか，毛細血管の内皮細胞に感染し中枢神経に侵入する。

　中枢神経系へのもう一つの重要な経路は，末梢神経を経由する侵入である（狂犬病ウイルス，ヘルペスウイルス，ポリオウイルスなど）。これらのウイルスは知覚神経末端または運動神経末端から侵入し，軸索，神経細胞体，神経周囲リンパ系内を移動，あるいは軸索周囲のSchwann細胞（神経膠細胞）に感染して伝播される。ヘルペスウイルスは軸索内を移動し，Schwann細胞に次々と感染して伝播される。狂犬病ウイルスは，神経筋肉接合部の神経末端から侵入して軸索を上行する。

(5) 宿主側の抵抗

ウイルスの侵入に対し，体表は効果的な障壁となっており，健康な皮膚を突破して体内に侵入することはできない。また，粘膜上皮の粘液層もウイルスが粘膜上皮と接触することを妨げるとともに様々な酵素が存在し，ウイルスの侵入を制御している。しかしこれらのバリアーを越えて体内に侵入したウイルスは末梢の侵入門戸で増殖し，その時点で呼吸器症状や皮膚病変を形成し，臨床症状を示すこともある。全身感染では，ウイルス増殖により傷害を受ける組織や器官に特徴的な症状を呈する。初感染では，発熱，インターフェロン産生などを伴う自然免疫によりウイルス増殖が抑制され，その後，感染8～10日後ごろから中和抗体の出現を含む獲得免疫によりウイルスは排除される。

(6) ウイルス側の抵抗因子

ウイルスの中には宿主の免疫作用を逃れたり，免疫を抑制するものがある．ヘルペスウイルスやポックスウイルスは補体類似物質を産生して補体の作用から逃れる．また，サイトカインやそれに類似した分子をコードした遺伝子を保有している．これらの類似分子はウイルス増殖の際に感染細胞から放出され，宿主細胞表面の感染防御因子レセプターに競合的に結合することで，宿主由来の感染防御因子の作用を妨害する．免疫系の細胞を標的細胞として宿主免疫系を直接妨害する場合もあり，それらの例として，$CD4^+$T細胞に感染する猫免疫不全ウイルス，リンパ系や骨髄系細胞に感染する猫白血病ウイルス，B細胞に感染する鶏ファブリキウス嚢病ウイルス，単球やマクロファージに感染する犬ジステンパーウイルスやアフリカ豚コレラウイルスなどがある．したがって，ウイルス感染により宿主は免疫不全に陥り，病原体排除が困難になる場合もある．

4）特定の組織における発症機序

（1）下　痢

滲出性下痢：細菌やウイルスの感染に伴う腸の炎症などにより腸管壁の透過性が亢進し，血液成分や細胞内の液体成分が管腔内に滲み出るため，腸管内容量が増すことによって起こる．

分泌過剰や吸収阻害による下痢：正常な腸管は，水分や栄養分を吸収するとともに，腸管腔内に水分と電解質の分泌も行っている．この分泌が過剰な状態または吸収が阻害された場合に分泌性の下痢が起こる．粘膜の損傷はみられない．コレラ菌の毒素や腸管毒素原性大腸菌のエンテロトキシンなどで起こる．

吸収不良による下痢：腸管内に物質が吸収されないで貯留することで腸管内外の浸透圧差が生じ，水分が腸管腔内に貯留されるために起こる．腸絨毛の萎縮，欠損，損傷がその原因で，コロナウイルスやロタウイルスの感染で起こる．

腸管の運動異常による下痢：蠕動亢進により腸粘膜と内容物の接触時間が短縮し，消化不良や吸収不良を起こし，その結果下痢が起こる．

（2）呼吸器症状

呼吸器系ウイルスの感染：経気道感染によるものと血行性に呼吸器系組織に感染する場合があるが，一般には経気道感染が多い．エアロゾルに含まれた病原体は気道の奥深く侵入し，粘膜上皮細胞に感染し，気管内に放出されて周辺細胞に感染を広げる．その結果粘膜上皮細胞の破壊とサイトカイン産生が誘導され，炎症とともに滲出液が増加する．インフルエンザウイルスの感染などでみられる．

複合感染：気温変動，飼育管理の不備，輸送などの環境ストレスで免疫機能が低下した時に，呼吸器粘膜上皮細胞に親和性のあるウイルス（ヘルペスウイルス，パラインフルエンザウイルス，アデノウイルスなど）が感染し，炎症反応が誘導され，他の呼吸器親和性ウイルスや，呼吸器に常在する *Pasteurella multocida* や *Bordetella bronchiseptica*，あるいはマイコプラズマが重感染する．これら微生物の混合感染により気管支肺炎や線維素性胸膜肺炎を起こす．動物を長距離移動させた時に発症する輸送熱の原因となる．

（3）流　産

胎盤における母体と胎子間の血管の交差は動物種によって異なるが，通常は母体血液中の病原体が胎子の血液へ侵入することは防御されている．しかし，妊娠母獣が感染した場合，経胎盤感染により胎子

に感染が及び，流産，死産を起こすことがある．胎子に起こる異常は，病原体の病原性や感染時の胎齢によって異なる．

ウイルス感染による流産の例：馬ヘルペスウイルス1型（EHV-1）と4型（EHV-4）は馬に類似した呼吸器症状を起こすが，流産はEHV-1の感染で高率に起こる．これはEHV-1がリンパ球に感染することによる．EHV-1は感染リンパ球を伴うウイルス血症を起こすので，感染リンパ球は全身に運ばれ，雌馬の子宮内で子宮内膜の血管内皮細胞に付着してEHV-1を伝播させる．その結果EHV-1は胎盤を通過して胎子に感染する．

細菌感染による流産の例：ブルセラ菌は他の臓器に比べ胎盤および胎子組織を好んで増殖する．菌の増殖は，胎盤の形成や維持に重要な機能を担っている栄養膜巨細胞で特異的にみられ，胎盤の正常な機能が阻害されることが流産の一因となる．また栄養膜巨細胞を介して胎子にも感染する．

（4）神経症状，運動障害

ウイルス感染により神経症状を示す疾病の多くは，何らかの原因でウイルスが中枢神経系に侵入することで発症する．狂犬病ウイルスの場合，咬傷で体内に侵入したウイルスは筋肉細胞で増殖し，神経末端から知覚神経または運動神経に侵入し，軸索内を上向して神経の機能不全を起こすと考えられている．ウイルスが脊髄や大脳内に到達して増殖すると，異常行動を伴う狂騒型や麻痺型の神経症状が発現する．

4. 宿主集団における感染症の伝播

> **到達目標【対象外】**：宿主集団における感染症の伝播と存続様式を説明できる．
> **キーワード**：感染環，発生・流行形態，感受性宿主，集団免疫

感染症の効果的な制御方策の策定には，自然界での病原体の存続様式（感染環），宿主集団における感染症の発生および流行形態，発生頻度の時間的空間的変動の特性を理解する必要がある．

感受性動物集団に病原体が侵入し，感染症が発生すると，次第に感染が拡大するが，一般には一定の割合で未感染の感受性個体が残留した状態で感染が終息する．これは，回復して感染防御能を獲得した個体が増加し，伝播を制御するいわば防波堤の役割を果たすためである．感染症の拡大と持続は感受性宿主の個体レベルならびに集団（群）レベルの免疫状態による影響を受ける．たとえば，ワクチン接種により集団全体の免疫力（集団免疫 herd immunity）を増強すれば，感染症の発生頻度を低下させたり，終息を早めることができる．

自然感染による集団免疫は世代交代により低下する．これは獲得免疫をもつ個体数の減少および無免疫個体の増加による．集団における獲得免疫保有個体数の割合がある程度以下になると，再び感染症の流行が起こる．自然界における感染症発生の周期性はこの宿主集団内における感受性抗体の割合の変動により説明される．

1）自然界での病原体の存続

病原体が自然界で存続するためには，いかにして新たな感受性宿主に伝播できるかが最も重要である．感染動物から次の感受性宿主への伝播の繰り返しを感染環ということから，自然界での存続とは自

然界において感染環が維持されることと言い換えることができる。

自然界における感染環はそれぞれの病原体と宿主動物により異なるとともに，自然環境によっても異なり，地域的な特徴もみられる。感染環は単一の動物種で維持される場合もあれば，複数の動物種が関与する場合もある。

(1) 主に単一動物種で存続する場合

単一の宿主（動物種）にのみ感受性を示す病原体はほとんどない。しかし，主要な自然宿主が1種類でその宿主によって存続し，急性感染症を起こす病原体であれば，常に感受性個体が供給されることが存続に必要である。持続感染をする病原体は，連続的な抗原変異（馬伝染性貧血），潜伏感染（ヘルペスウイルス感染症），免疫寛容（牛ウイルス性下痢・粘膜病），病原体遺伝子の宿主細胞の染色体への組み込み（地方病型牛白血病）のように，宿主の免疫系からの回避によって存続している。

(2) 多宿主系により存続する場合

多種類の宿主に感染することができる病原体は，その自然宿主の中に病原体と共存できる動物種が含まれているものや，伝播力が強いものが多い。オーエスキー病は多くの動物種に致死的神経症状を示すが，豚では持続感染をする。口蹄疫は野生動物も含めて多種類の偶蹄類が感受性であり，広範囲の地域に空気伝播することで病原体が存続する。

(3) 節足動物に感染して存続する場合

節足動物により媒介されている病原体は，感染動物から節足動物が吸血することにより節足動物に伝播する。病原体を保持した節足動物が感受性宿主を吸血する際に，感受性宿主に病原体を伝播する。このように感受性宿主と節足動物の間で感染環が成立する。節足動物媒介性病原体は，節足動物体内で増殖するだけでなく，節足動物間で維持されているものもある。アフリカ豚コレラウイルスはダニとイボイノシシなどの間で保持されているが，ダニに感染したウイルスは介卵感染や交尾感染によりダニ間でウイルスが伝播され，幼ダニから若ダニへの脱皮後も感染が維持されており，ダニ集団の中で感染環を形成している。ウエストナイルウイルスや東部および西部馬脳炎ウイルスは野鳥と蚊の間で感染環を形成して維持されている。バベシアやタイレリアなどの原虫は宿主動物に持続感染するとともにダニを介した発育環を形成している。

(4) 環境で存続する場合

炭疽菌や破傷風菌は熱，乾燥，酸，アルカリなどにきわめて耐性な芽胞を形成し長期間土壌中で感染性を維持した状態で存続できる。

2) 発生・流行の形態と変動

(1) 発生の形態

集団における感染症の発生形態は時間的空間的発生頻度から，散発型sporadic，常在型endemic，流行型epidemic，パンデミック（汎流行型）pandemicに分けることができる。特定地域に常在する場合，地方型と呼ばれることがある。これらの発生の形態は，同一疾病でも地域で異なるとともに，時の経過とともに変化することがある。たとえば，ウイルス性牛白血病は地方病型牛白血病と呼ばれているが，現在では国内で広くみられ，流行型の形態となっている。一方，牛伝達性海綿状脳症は英国において流行型であったが，現在は散発型となっている。

散発型：少数の症例が孤立して発生し，その発生頻度が低い。不規則で偶発的な発生をする。
常在型：ある地域でほぼ同程度の頻度で継続的に長期間発生がみられる。
流行型：ある感染症がある集団や地域において一定の期間内に通常の発生頻度以上に発生している状態をいう。
パンデミック：ある感染症が国境を越え広範囲な流行をする場合をいう。世界的な流行である。

(2) 発生頻度の時間的特性

発生頻度の時間的変動としては下記の3種類がある。

季節変動：感染症の発生頻度には季節変動が認められる。原因としては気象・気候条件，繁殖期，放牧期，飼料の季節的変動，動物の季節的移動などがある。節足動物で媒介される疾病は，たとえばアカバネ病は，九州以北では夏から秋にかけてウイルスの伝播が起こり，冬期には終息する。胎子感染による死産や先天異常をもった子牛の分娩は，伝播が起こった年の冬から翌年の春にかけてみられる。各種動物のコロナウイルスによる下痢は冬期に発生する。馬ヘルペスウイルス1型による流産は妊娠末期の1～3月に多発する。

循環変動：年単位の周期性をもって流行が繰り返される場合で，宿主集団内の感受性宿主の割合が変動することが主たる原因である。ワクチンが開発される前のアカバネ病は1959～60年，1965～66年，1972～73年と5～6年周期で大きな流行があった。

趨勢変動：長期間にわたって観察した場合の疾病の発生頻度の変動のことで，感染症対策などの政策で大きな変動が起きた場合，新しい診断法や防御法が開発された場合，高病原性の変異株が発生した場合などに大きな変動が生ずる。ニューカッスル病や牛の結核病は，流行型や常在型の発生であったものがワクチンや診断法の改良で散発型の発生形態になっている。一方，ウイルス性牛白血病は全国的に感染個体数および白血病発症に伴う廃用数が増加しており，2000年以前の発生数は全国で200頭以下であったが，2012年には2,000頭を超えている。その原因として，フリーストール型の飼育形態が普及したことが疑われている。

（泉對　博）

演習問題（正答と解説は171頁）

問1. 疾病の原因となる病原体を特定する場合に満たされるべきコッホの4条件に<u>含まれていない</u>のはどれか。
 a. その疾病からは常に特定の微生物が証明される。
 b. その微生物はその疾病から分離純培養できる。
 c. その純培養の微生物を感受性動物に接種すると同じ病気を起こす。
 d. 実験的に疾病を再現した動物からは，その微生物と反応する抗体が検出される。
 e. 実験的に再現した疾病から再びその微生物が分離される。

問2. レゼルボアの説明として正しいのはどれか。
 a. 病原体を伝播する節足動物の総称。
 b. 自然界における病原体の感染環の中で，終末宿主とならない感受性動物。
 c. 病原体が持続感染している動物。
 d. 他の動物の感染源となるが，自らは臨床症状を示さない感染動物。
 e. 自然界で病原体が感受性動物に伝播可能な状態になっている動物および場所。

第2章 感染症の診断，検査，バイオハザード対策

一般目標：感染症の診断，検査法，および感染症の封じ込めとしてのバイオハザード対策に関する知識と考え方を修得する。

感染症の診断は迅速性と正確性が求められる。そのため，的確な採材法，輸送法，無菌操作法と施術者の安全性の確保について理解しておくことが必要である。また，検査結果判定の際の問題点についても理解を深める。

1. 感染症の診断

到達目標：診断の概略を説明できる。
キーワード：臨床症状，実験室内診断，確定診断，病原体の特定，検査材料の確保，検査材料の輸送，検査材料の保存

　感染症の診断には臨床症状に加えて，一般的な血液検査(白血球数など)，血液塗抹観察(リンパ球の割合など)，生化学試験(急性期タンパク質のCRPやSAAなど)は基本情報として重要である。そのうえで感染症が疑われる場合，実験室内診断を行う。また，最近は臨床現場で抗原診断および抗体診断キット(猫白血病ウイルスの抗原検出など)も利用されている。

　感染症の診断において重要な点は，臨床的に感染症が疑われていても，確定診断は病原体検査とともに行われる点である。先入観をもたずに検査を実施し，検査結果が疑わしければ再検査あるいは別な検査を行うなど慎重に判断する。特に，「家畜伝染病予防法」「狂犬病予防法」「感染症の予防及び感染症の患者に対する医療に関する法律(感染症法)」の対象になっている感染症は，法律に定められた対策がとられるため，誤診の社会的影響は大きい。法に定められた検査法を遵守するのはもちろんのこと，一般論として可能であれば2種類以上の方法で確定診断する。

　産業動物に関する感染症の診断法は「家畜伝染病予防法」などで確立されているが，伴侶動物の感染症の場合は十分とはいえず，それぞれの検査機関で独自に診断が行われることが多い。検査結果の解釈はその検査機関の基準によるため，異なる検査機関の検査結果を単純に比較することは難しく，一致しないこともある。

　感染症は今後も様々な形で出現してくる。あらゆる可能性を考え，先入観をもたずに検査を実施することが重要である。

　感染症の診断においては，病原体の特定(実験室内診断)が重要であるが，診断に際しては臨床症状，疫学的解析，環境要因，飼育状況など総合的な判断が求められる。実験室内診断の基本は，検査の"迅速性"と"正確性"である。そのためには"適切な"検査材料の確保と検査機関への"迅速かつ安全な"輸送が基本となる。すぐに輸送できない場合や，検査材料入手後すぐに検査できない場合は検査材

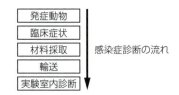

図2-1　感染症診断の流れと実験室内診断の概要

料を保存する。多くの検体は冷蔵（4℃）保存であるが，血清診断材料は−20℃で，細菌分離やウイルス分離材料は−80℃での保存が適している。凍結により，病原体や病原体遺伝子の検出効率が低下することも考慮する必要がある。さらには，病原体を扱う"安全な"施設と取扱い技術（34頁 4. バイオハザード対策 参照）も重要となる。

図2-1に感染症診断の流れと実験室内診断の概要を示した。

2. 実験室内診断における検査材料の採取と取扱い

> 到達目標：実験室内診断に必要な検査材料の採取，取扱いについて説明できる。
> キーワード：発症初期，治療開始前，無菌的採取，冷蔵保存（4℃），10％中性緩衝ホルマリン液，三重包装，特定家畜伝染病防疫指針

1）検査材料の採取

（1）採取時期

発症初期のように病原微生物が最も増殖している時期に採取する。細菌感染症では抗菌剤による治療を開始すると，病原菌の分離が困難になるため，治療開始前に採材を行う。

採取は臨床症状を呈している部位や病変部から行う。

（2）採取の際の注意

検査材料の採取にあたっては，手袋などをして感染を予防するとともに，他の動物への感染の拡大にも注意する。また，採材の際は，動物にストレスやダメージを与えないように配慮する。

▶▶検査材料採取の際の注意点
◎採取時期（発症初期，治療開始前）
◎常在菌の混入を避ける
◎乾燥させない
◎冷蔵保存が原則

可能な限り環境中の微生物に汚染されないよう無菌的に採取する。

採取した検査材料は，個体の識別番号，日付など必要事項が記入された滅菌容器に入れ，低温（氷上など）で保存する。乾燥を防ぐために培地入りの滅菌容器なども用いられる。基本的には冷蔵保存（4℃）が原則である。その後，材料の情報を記入した資料（採取日，採取部位，動物種，雌雄，ワクチン歴，臨床症状，治療の有無などの情報）とともに速やかに検査室に搬送する。

2）主要検査材料の採取方法と取扱い

（1）組織・臓器材料

死亡した動物や病性鑑定殺された動物から臓器を採材する際は，環境中の微生物や消毒薬の混入に注意する。また，剖検の際には腸内容物や血液の混入を可能な限り防止する。

病理組織学的検査には，臓器を適当な大きさに切り出して，材料の10倍以上の10％中性緩衝ホルマリン液中に保存する。

（2）血液材料

血液検査や生化学的検査には抗凝固剤入りの採血管を使用し，無菌的に採血する。

抗体測定やウイルス分離に用いる際は抗凝固剤を含まない採血管を使用する。血清は－20℃で保存し，必要により抗体検査前に56℃ 30分間の加熱処理により補体を非働化する。

（3）糞便材料

新鮮糞便や直腸便を採取する。

（4）皮膚の材料

水疱は水疱液や水疱上皮を回収する。水疱基底部の細胞拭い液を用いる場合もある。発疹や潰瘍などは外科的に切除したり，滅菌綿棒で拭い液を回収する。

（5）生殖器，眼および鼻の材料

滅菌綿棒で拭い液を回収する。滲出液や洗浄液を回収する場合もある。

（6）ミルク

乳頭口を消毒用エタノールで消毒後，最初の一絞りは捨て，その後回収する。

3）病原体別の検査材料の採取と取扱い

（1）細　菌

病変部から新鮮な材料を採取する。死後時間が経過した動物では，死亡後に病原体ではない菌が増殖した可能性も考慮に入れる。細菌感染症の採材は抗菌剤投与前に行う。各種病原菌に合わせた専用の採取器具を使用する。

（2）真　菌

真菌感染症はその多くが常在細菌叢の一部，あるいは環境中の腐生菌であるため，原因真菌としての確定診断が難しい。そのため真菌症の診断は，病巣部に原因真菌の存在を確認することが重要である。

表在性真菌症の場合は，ビニールテープなどを患部に貼り付けて採材し，20％水酸化カリウム（KOH）処理した後に直接鏡検する。病理組織学的検査，培養検査，分子生物学的検査により同定する。

深在性真菌症の場合は，遺伝子検査や血清学的検査も重要となる。深在性真菌症の原因真菌の多くは環境菌であるから，分離培養に供する検体としては，血液，髄液などの無菌性検体が最も適切である。しかし，喀痰などの汚染検体を培養した場合であっても，原因真菌と推定できる同一菌種が繰り返し分離されれば原因真菌として推定することが可能である。また逆に，まれな原因真菌が分離同定された場合には，たとえ被検材料が無菌的な検体であったとしても，これを原因真菌と判定するためには該当菌種が複数回検出されることが必要である。手術検体については病巣の中心部だけではなく，外縁部を細切して，できるだけ多くの組織片を培養する。

（3）ウイルス

ウイルスは発症してから時間が経過するとともに分離効率が低下する。ウイルス分離材料は抗体出現前の発症初期に採材するのが望ましい。診断はウイルス分離が基本ではあるが，ウイルス遺伝子の検出を行うのが最近の主流となっている。

DNAウイルスは遺伝子が比較的安定しているが，RNAウイルスはRNA分解酵素により容易に分解されることから，遺伝子検出の際にも，採取後できるだけ速やかに解析を実施する。ウイルス分離あるいは遺伝子検出（特にRNAウイルス）の材料は－80℃での保存が重要となる。

4）検査材料の輸送

検査材料を取り違えないように**動物種**（品種，性別，年齢など）と**検査材料**（部位，数量など）を正確に記載する。その他，**疾病の発生状況**（場所，飼養頭数，発生頭数，臨床症状，過去の病歴，ワクチン歴など），**採材部位**などの可能な情報を添付する。

病原体を含む検査材料の輸送は，法規（郵便法，郵便規則，万国郵便条約，内国郵便約款など）に従う。三重の漏出防止措置（三重包装）が必要となる。郵便物の表面には「危険物」と朱記することが定められている。国際間の危険物の輸送に際しても，感染性物質については輸送許可物表示ラベルを貼付することが定められている。

【病原体等の輸送・運搬に関する取扱い要領の概要】
（WHO「感染性物質の輸送規則に関するガイダンス2011〜2012年版」に準拠）
1. 運搬する病原体等を3種に輸送分類し，その分類に合う容器を使用する。
2. 感染性物質については，「国連規格のカテゴリーA容器」又は，「カテゴリーB容器」を使用し，三重梱包を基本とする。
   　一次容器は，病原体等を入れる強固な防漏性容器を用いる。二次容器は，一次容器を入れる防漏性かつ非常に気密性の高い（国連）規格容器を使う。したがって，ドライアイスは絶対に入れない。三次容器は，二次容器を入れて輸送時の衝撃から保護する壊れにくい（国連）規格容器を使用する。
3. 梱包，書類はダブルチェックする。
4. 最終確認し，輸送ラベルを貼付ける。
5. 発送および受取窓口を一本化し，発送荷物は追跡し到着を確認する。
6. 感染症法に定められた特定病原体等の運搬については法律に従う。

口蹄疫などの特定家畜伝染病などは「特定家畜伝染病防疫指針」に則り，事前に連絡のうえ，動物衛生研究所海外病研究施設へ直接連絡員が持参する。「口蹄疫に関する特定家畜伝染病防疫指針」検体の採材及び送付の方法　には以下のように定められている。

1 水疱材料が得られる場合
  (1) 材料：水疱上皮 1 g 以上
  (2) 水疱上皮の保存：pH7.2～7.6に調整された0.04Mのリン酸緩衝液又はMEM (Minimum Essential Medium) に入れる。
  (3) 材料の処理：保存液を入れた送付容器に入れ，密栓し，容器の外側は 4 ％炭酸ソーダ溶液で消毒し，破損や水漏れがないよう更に包装を厳重にして，氷を入れた容器に収めて運搬する。
2 水疱材料が得られない場合
  (1) 材料：病変部スワブ，食道咽頭粘液等
  (2) 食道咽頭粘液の保存液：0.08Mのリン酸緩衝液に牛血清アルブミン0.01％，フェノールレッド0.002％，抗菌性物質を添加し，pH7.2～7.6の範囲に調製する。
  (3) 材料の処理：病変部スワブ又は扁桃スワブ等，綿棒等で採取したスワブは，綿棒等が確実に浸る量の細胞培養液を入れた送付容器に綿棒等のまま漬け込み，密栓して外側を 4 ％炭酸ソーダ溶液で消毒し，保冷（非凍結）して運搬する。食道咽頭粘液は，採取後直ちにその 2 mLを等量の保存液が入った送付容器に入れて混和密栓する。容器の外側は 4 ％炭酸ソーダ溶液で消毒し，保冷（非凍結）して運搬する。
3 血液採取
  (1) 材料：血清〔常法により血液を採取し，密栓試験管に入ったまま凝固させる。いかなる血液凝固防止剤（ヘパリン等）も用いないこと。〕
  (2) 材料の処理：外側を消毒し，破損しないように包装を厳重にして，容器に収めて，保冷（非凍結）して運搬する。
4 検体の送付の方法
　動物衛生研究所への送付にあたっては，事前に連絡の上，直接持ち込むこと。空輸等最も早く確実な運搬方法を選ぶこと。検体には必ず病性鑑定依頼書を添付すること。

3. 実験室内診断

> **到達目標**：感染症の実験室内診断について説明できる。
> **キーワード**：病原体分離，病原体同定，グラム染色，培養細胞接種法，細胞変性効果 (CPE)，盲継代，発育鶏卵接種法，実験動物接種法，封入体，ギムザ染色，ワーチン・スタリー鍍銀染色，グロコット染色，PAS染色，電子顕微鏡法，ネガティブ染色，PCR，RT-PCR，遺伝子検出法，ELISA，血清診断，ペア血清検査，中和テスト，HI反応，CF反応，色素試験

　実験室内診断の基本は，1) 病原体の分離と同定，2) 病原体あるいはその構成成分の検出，3) 感染によって起こる宿主の免疫応答の検出である（図 3 – 1 参照）。

1) 病原体の分離と同定

　病原体の分離と**同定**は微生物の感染を知る最も確実な診断法である。細菌と真菌は適切な培地による分離培養法を用いる。ウイルスは各種初代ないし株化細胞を用いて分離する。細胞培養法による分離培養が困難な場合は，発育鶏卵接種法，実験動物接種法，自然宿主接種法などがある。常在菌の混入が多い検体などは実験動物接種法が行われることもある。

(1) 細　菌

　細菌感染症の起因菌により分離培養法は異なるが，基本的には，分離培養の前に直接塗抹標本などで菌を確認してから固形培地に直接スタンプするか，滅菌生理食塩水などに検査材料を入れてホモジナイズや希釈した後，培地に接種する。また，腐敗が激しく分離培養が難しい場合（炭疽など）や，菌数が少ないことが予測される場合（ブルセラ症，気腫疽，悪性水腫，レプトスピラ症など）では実験動物に接種し，死亡または発症した動物から分離を試みる。細菌が産生する毒素（ボツリヌス毒素，ウェルシュ菌など）の証明として，検査材料を直接，実験動物に接種することがある。この場合は，抗毒素血清を用いた毒素活性の阻止（中和）実験を行い同定する。

①菌の分離培養

検査材料と培地：推測される原因菌に応じて，検査材料の適切な採取部位と分離培養法を選択する。一般的には，採取された材料からすべての細菌を確実に培養できるようにするために，栄養が豊富な培地（チョコレート寒天培地や血液寒天培地）を使用する。しかし，菌数が少ないと思える場合は，増菌用培地で増殖させた後に，分離培地で培養する。また検査材料が，想定される原因菌以外の菌に汚染されている可能性がある場合は，目的菌以外の菌の増殖を抑制し，目的の菌の発育に影響を与えない選択剤を加えた選択培地で培養する。

培養方法：通常37℃で培養する。しかし，菌種（魚類由来の菌など）によっては，より低い温度を好む場合もある。また，菌種により好気培養，炭酸ガス培養，微好気培養，嫌気培養などの方法を使い分ける。培養時間は好気培養で2日，炭酸ガス培養や微好気培養では7日程度が望ましい。特別な菌（抗酸菌など）が疑われる場合はそれ以上の培養時間が必要である。

培養結果の判定：無菌であるべき材料から特定の菌が純粋に分離された場合は，その感染症の原因である可能性が高い。常在菌が含まれている検査材料でも，急性期に採取された材料からある特定の菌が一定量分離された場合には，分離菌が原因菌である可能性が高い。

②菌種の同定

　分離された菌については純培養を行い，菌種の同定を行う。一般的な同定方法として，コロニーの形態観察，**グラム染色**Gram stain，生化学的性状解析を行う。最近では菌種の同定に，市販の簡易同定キットを利用することも多い。しかし，多くは人に感染する細菌の同定用に開発されているため，同定できなかったり，誤った結果となることもある。菌種特異的なPCRによる同定や16SリボソームRNAの塩基配列による菌種の同定も行われる。必要に応じて血清型別やプラスミド型別を行う。最終判定は検査材料の由来，採取部位，採取時期などの様々な要因を加味して総合的に判断する。

(2) 真　菌

　真菌の培養法は基本的には細菌の培養法と同じである。糸状菌の中には分生子が飛散しやすいものがあるため，隔離された場所で実施するなどの注意が必要である。

①菌の分離培養

検査材料と培地：真菌の分離には細菌の増殖を防ぐために，培地に抗菌剤などの選択物質を添加する。また，非選択培地として，サブロー寒天培地が併用される。

培養方法：25℃と37℃で行うことが望ましい。酵母菌は数日で発育するが，糸状菌は遅い場合もあるので4～6週間は培養を続ける。

②菌種の同定

　2種以上の糸状菌が発育した場合は分生子の影響で純培養できなくなる可能性もあるので，可能な限り早めに次の純培養を行う。真菌の同定は形態観察が重要である。肉眼でコロニーの発育速度，外観，色などを観察するとともに，顕微鏡下で形態的な特徴を観察する。

高病原性の真菌(ヒストプラズマなど)が分離された場合は，原因菌である可能性が高いが，常在菌が分離された場合は，分離菌数などとともに総合的に判断する。本来無菌であるべき材料(血液や臓器)から検出された場合は，どのような分離菌であっても原因菌である可能性を考える。臓器のスタンプ標本の顕微鏡観察，病理組織学的観察結果と合わせて総合的に判断する。

(3) ウイルス

ウイルスの分離培養には生きた細胞や動物が必要である。検査材料中のウイルスを電子顕微鏡観察により直接検出する場合も多い。特に下痢便などのように細菌が多量に混入している材料中のウイルスの同定には電子顕微鏡観察が有用である。抗体の出現などによりウイルスが中和され分離培養が困難な場合もあるため，近年ではPCRあるいはRT-PCRによる遺伝子検出法が主流となっている。しかし，PCRでは予測されたウイルスしか検出できないうえ，変異ウイルスは検出できないなどの欠点もあるため，ウイルスの分離培養は，予想外のウイルスの存在，抗原性の変異，遺伝子の変異を知るうえで重要であり，できる限り実施すべきである。

①分離材料

臓器・組織の乳剤，糞便や拭い液はPBSや細胞培養液で希釈する。その際，真菌や細菌の増殖を抑止するために抗菌剤や抗真菌剤を加える。遠心後，除菌を目的として上清を450nmや200nm孔径のフィルターで濾過した後，分離を試みる。450nm孔径濾液にはマイコプラズマやクラミジアなどが混入する。200nmでもマイコプラズマの混入が起こる可能性があるとともに，ポックスウイルスなどの大型ウイルスが除去されることに留意する。混入物が多い場合は，孔径の小さなフィルターはすぐ詰まってしまうため，材料や目的とするウイルスを考慮してフィルターの孔径を選択する必要がある。ウイルスはフィルターに吸着しやすいので，フィルターで濾過する前のサンプルでも分離を試みるとよい。

②分離方法

培養細胞接種法：病原ウイルスの分離には，その宿主由来の細胞を用いるのが一般的である。通常，腎臓などからトリプシンなどの酵素で消化し培養した初代培養細胞が最も適している。初代培養細胞の入手が困難な場合は，サンプルが由来する動物と同じ動物由来株化細胞や同一組織由来株化細胞を利用する。たとえば，牛の肺からウイルスを分離する際は，牛腎臓由来の培養細胞であるMDBK細胞などを使用するとともに，他の動物種の肺由来の培養細胞などを用いる。乳剤を接種した後，細胞変性効果cytopathic effect(**CPE**)を観察するとともに，CPEが出現しない場合は細胞の赤血球吸着活性，培養上清の赤血球凝集活性，特異抗体を用いた蛍光抗体法による抗原の検出，PCRなどにより，ウイルスの感染を評価する。一般的に，臨床サンプルのウイルスは生体以外で増殖を開始するのに時間がかかるため，初代接種ではCPEが認められなくても数代の**盲継代**blind passageをする。培養は一般に37℃で行うが，呼吸器由来材料では33〜35℃も併用する。昆虫由来や魚類の細胞などの場合はそれぞれの細胞によって培養温度が15〜28℃などと異なる。また，静置培養では分離が困難な腸内ウイルスでは回転培養が用いられる。インフルエンザウイルスやパラミキソウイルスが疑われる場合には，トリプシン添加培地で培養する。

発育鶏卵接種法：ニューカッスル病ウイルスや鳥インフルエンザウイルスをはじめとする鶏感染性のウイルスは発育鶏卵をウイルス分離に使用する場合が多い。その際，卵黄中の移行抗体(IgY)の影響を受けることがあるので，鶏卵の選択には注意が必要である。ウイルスにより漿尿膜，卵黄嚢内接種など接種部位が異なる。哺乳類感染性のウイルスに使える場合もある。ウイルスの増殖は検卵による胚の生死の確認が最も有効である。漿尿膜に形成されたポックや，漿尿液中の赤血球凝集活性の有無で確認することもある。

実験動物接種法：マウスやモルモットなどがよく使用される。特に，乳のみマウスの脳内接種がよく

用いられている。脳内でウイルスが増殖した場合は比較的症状も出やすい。また，常在菌の混入が多い場合などは，実験動物を通過させて，常在菌を減らすことができる。実験動物の場合は，体温や体重，臨床症状の出現などでウイルス増殖を評価し，発症期に採材を試みる。

③分離ウイルスの同定

分離ウイルスの予測がつく場合は，それぞれのウイルスに特異的な検査法で行う。CPEの特徴，染色による細胞内の**封入体**inclusion bodyの有無などを観察する。電子顕微鏡観察によるウイルスの大きさや形態による粒子の特徴，孔径を異にするメンブランフィルター通過試験による大きさの推定，エーテル処理によるエンベロープの有無，DNA合成阻害剤（IUDR）存在下での増殖試験により，ゲノムがDNAかRNAかの確認などで同定を進めていく。近年では，次世代シークエンサーなどによるウイルス遺伝子の直接的解析なども利用されている。ある程度予測された段階では，PCRやシークエンサーよる遺伝子レベルでの確認や抗血清を用いた中和テストなどによる抗原レベルでの確認によりウイルスが同定される。

2）病原体とその構成成分の検出

近年は，PCRあるいはRT-PCRによる遺伝子検出が主体となってきている。

（1）顕微鏡観察

顕微鏡観察は病変部位から原虫，真菌，細菌を検出する際の基本となる。ウイルスの場合は封入体の形成部位によりある程度推測が可能である。顕微鏡観察は血液塗抹や病変部のスタンプをスライドガラスに固定後，染色して観察する。染色には血液塗抹などを含め**ギムザ染色**Giemsa stainが一般的に用いられる。細菌の染色はグラム染色や抗酸菌染色などが基本となるが，スピロヘータなどの場合は特殊な染色（**ワーチン・スタリー鍍銀染色**Warthin-Starry silver stainなど）も有用である。病変部材料の直接塗抹のグラム染色は診断的価値が高い。形態などの特徴により病原体の推測が可能な場合も多い。たとえば，炭疽菌などは血液中に大量に存在し，大型竹節状桿菌や莢膜構造を示すので顕微鏡観察は有効である。真菌感染症の場合は**グロコット染色**Grocott stain，**PAS染色**などが通常行われる。

（2）電子顕微鏡による観察

電子顕微鏡法はウイルスを直接観察できる確実な同定法である。科特有の形態をもっているウイルスの場合にはウイルス科の同定が可能である。ポックスウイルスはその典型である。さらに，分離が困難あるいは不可能なウイルスも電子顕微鏡で特定されてきた。例としてノロウイルスは以前「小型球形ウイルス」として特定されていた。

電子顕微鏡観察のためにウイルスは濃縮・精製した後にモリブデン酸やリンタングステン酸などで**ネガティブ染色**negative stainする。さらに特異性を高めるため，抗血清を用いてウイルスを凝集させて観察する方法，感度を高めるために金粒子で標識した抗体と反応させる方法，抗体を前もってグリッドに結合させた後ウイルスを反応させる方法などがある。

（3）遺伝子の検出

PCRまたは**RT-PCR**による病変部からの**遺伝子検出法**は，病原体の存在を証明する有効な診断法である。近年では，異なる病原体によって引き起こされる症状が類似する感染症の臨床検体から候補の病原体を一度に検出できる遺伝子検出法（multiplex PCR）などが報告されており，迅速性が高い。また，遺伝子量の定量も可能なreal-time PCR/RT-PCRを用いれば，病原体数の比較も可能である。さらに，検

出に特殊な機器を必要としないLAMP(Loop-Mediated Isothermal Amplification)法も臨床現場で可能になりつつある。

　遺伝子検査には，分離困難な病原体の遺伝子が検出できる，抗体が存在していても病原体遺伝子を検出できる，検出感度が高いなど数多くの利点がある。一方，病原体は変異しやすいために，遺伝子検出に用いるプライマー結合領域に変異が生じれば検出できなくなることもあるので注意する。また，検出感度が高いために，持続感染あるいは常在微生物を検出してしまい，本来の病原微生物を見逃す可能性もある。遺伝子検出は信頼性の高い検査法となりつつあるが，その実施と判定には注意を要する。

(4) 抗原の検出

　遺伝子検出とともに特異抗原の検出も確実な診断法の一つである。病変部塗抹標本，血液塗抹標本，あるいは凍結切片などを用いる。それらに病原体特異抗体を用いた間接蛍光抗体法や免疫組織化学染色法などを組み合わせて抗原を検出する。

　特殊な抗原検出法としては炭疽菌感染の血液あるいは脾臓の煮沸乳剤を用いたアスコリー反応がある。インフルエンザウイルス，ロタウイルス，犬ジステンパーウイルス，犬や猫のパルボウイルス，猫白血病ウイルスなどの検出にイムノクロマトグラフィーを用いたキットが市販されている。その他，ELISA(enzyme-linked immunosorbent assay)，ラテックス凝集反応，免疫拡散法(寒天ゲル内沈降反応)なども行われる。

3) 感染によって引き起こされる宿主の免疫反応検出

(1) 抗体の検出

　感染によって引き起こされる宿主の免疫反応の検出の多くは抗体の検出(血清診断)であるが，抗体検出だけでは感染の直接的な証明は難しい。新生動物の場合は母親からの移行抗体が存在したり，免疫寛容動物は抗体が存在しない可能性もある。馬伝染性貧血や猫免疫不全ウイルス，牛白血病ウイルスなどのレトロウイルス感染症では，抗体の検出が感染の直接的な証明となる。

　一般的には，急性期と回復期(おおよそ4週間後)の血清のペア血清検査を行い，回復期の抗体価が急性期のものと比べて4倍以上上昇しているものを，その期間中に感染があったと判断する。また，IgMは感染初期に出てくるため，IgM抗体の上昇を指標に感染期を判断する場合もある。たとえば，日本脳炎では2-メルカプトエタノール処理により赤血球凝集抑制(HI)抗体の抗体価が未処理のものと比較して4倍以上低下すればIgM抗体陽性と判断され，日本脳炎ウイルス感染の急性期と判定できる。

　抗体検出の標準的な検出方法は中和テストである。その他，HI反応，補体結合(CF)反応，沈降反応，凝集反応，間接蛍光抗体法，間接酵素抗体法，ELISA，ウェスタンブロット法，トキソプラズマ検出の色素試験 dye test なども実施される。

　図2-2に急性感染症発症動物における病原体数と抗体出現の模式図を示した。

(2) その他

　細胞性免疫反応を検出する方法として，*in vivo*での遅延型過敏反応を検出する結核のツベルクリン反応，ヨーネ病のヨーニン反応，鼻疽のマレイン反応など，*in vitro*では細胞傷害試験，マクロファージ遊走試験，リンパ球幼若化反応などがある。

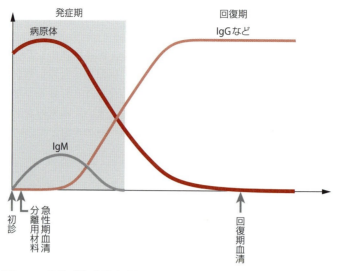

図2-2　急性感染症発症動物における病原体数と抗体出現の模式図
IgMの出現に次いでIgGが出現してくる。抗体が増加するにつれて病原体数も減少する。病原体分離用採材の採取は，可能な限り早期の治療前に行う。抗体検査は急性期血清と回復期血清のペア血清検査が基本である。IgM抗体の検出も感染の指標となる。

4. バイオハザード対策

> 到達目標：検査，診断における注意事項とバイオハザード対策に関する規則を説明できる。
> キーワード：バイオハザード，バイオセーフティー，バイオセーフティーレベル（BSL），感染症法，家畜伝染病予防法，無菌操作，三重包装

1) バイオハザードとバイオセーフティー

　検査，診断の際に重要な点は，常に「病原体」を取り扱っているという意識とその対策に必要な知識である。病原体，生体構成成分（核酸，タンパク質）および生物産生物質（毒素など）により人の健康に危害が及ぶことをバイオハザード（生物災害）と呼んでいる。感染症の検査および診断においてはバイオハザードへの安全対策が必要となる。この安全対策をバイオセーフティーと呼んでいる。病原体ごとのリスク評価に基づき，それぞれの病原体を扱うために必要とされるバイオセーフティーレベル（BSL）が定められている。病原体のリスク評価はWHOのガイドラインによりリスク群1（個体および地域社会へのリスクはない，ないし低い）からリスク群4（個体および地域社会へのリスクが高い）に分類されている。これらに対応する実験施設は基本実験室（BSL1，BSL2），封じ込め実験室（BSL3）および高度封じ込め実験室（BSL4）に分類される。

2) 病原体等を扱う際の安全管理規程と注意

　病原体を扱う事業所は「感染症の予防及び感染症の患者に対する医療に関する法律（感染症法）」および「家畜伝染病予防法」に基づき，病原体等安全管理規程を定めている。個々の病原体のBSLは各機

関ごとに定められ，国立感染症研究所・病原体等安全管理規程ないし動物衛生研究所微生物等取り扱い規程における病原体のレベル分類に基づいて対応しているのが一般的である。病原体を用いた動物実験では，実験動物および人へのリスク評価を行い，動物バイオセーフティーレベル（ABSL）が規程されている。

病原体の検査は適切に整備された施設内で実施し，分離同定を行う際はBSL2以上の実験室内で行うこと，白衣および手袋の着用，検査や診断終了後の手洗いなどが基本となる。これは，実施者を守り，かつ病原体を外部に持ち出さないためである。動物の感染症は時として人に伝播するため，常に感染する危険性があると考えて無菌操作で行う。また，病原体を拡散させないための安全な検査施設・機器ならびに十分な滅菌消毒を実施することが必要である。当然，病原体に関する法令は遵守する。

採材の際は，注射針などは血液が付着しているため注意する。未知の病原体が含まれている可能性のある検査材料はBSL2以上の施設内の安全キャビネット内で扱う。また，使用した器具は滅菌消毒し，使い捨て各種キットや血清材料などは，病原体が含まれている可能性もあるため，滅菌消毒して廃棄するか，医療廃棄物として廃棄する。

病原体を取り扱う際の一般的なリスク分類とその取り扱い目的，機器・実験施設を以下にまとめた。

3) 病原体のリスク群分類 （WHO実験室バイオセーフティー指針第3版）およびBSL

人および動物へのリスクを基準として，病原体を4つのリスク群に分類している。

リスク群1：人や動物に疾病を起こす見込みがない微生物。基本実験室-BSL1で取り扱う。
　　　　　使用目的は教育，研究。標準微生物学実験手技。実験室の安全機器は特にない（開放型実験台）。

リスク群2：人あるいは動物に感染すると疾病を起こしうるが，病原体等取扱者，地域社会，家畜や環境に対し，重大な健康被害を起こす見込みがない病原体。基本実験室-BSL2で取り扱う。
　　　　　使用目的は一般診断検査，研究。実験手技および運用は，標準微生物学実験手技と個人用曝露防止器具，バイオハザード標識標示。病原体の扱いは生物学用安全キャビネットで行う。

リスク群3：人あるいは動物に感染すると重篤な疾病を起こすが，通常の条件下では個体から個体へ感染が伝播する可能性が低い病原体。有効な治療法，予防法がある。封じ込め実験室-BSL3で取り扱う。
　　　　　使用目的は特殊診断検査，研究。
　　　　　実験手技および運用は，標準微生物学実験手技と専用個人用曝露防止器具，バイオハザード標識標示，立ち入り厳重制限，一方向性気流。病原体の取り扱いは全操作を生物学用安全キャビネットあるいは，その他の一次封じ込め装置を用いて行う。

リスク群4：人あるいは動物が感染すると重篤な疾病を引き起こし，感染個体から他の個体への伝播が直接または間接に容易に起こり得る病原体。通常，有効な治療法，予防法がない。高度封じ込め実験室-BSL4で取り扱う。
　　　　　使用目的は特殊病原体の取り扱い。
　　　　　実験手技及び運用は，標準微生物学実験手技と専用個人用曝露防止器具，バイオハザード標識標示，立ち入り厳重制限，一方向性気流，エアロックを通って入室，退出時シャワー，専用廃棄物処理。病原体の取り扱いは全操作をクラスIII生物学用安全キャビネットまたは，クラスII生物学用安全キャビネットに加え，両面オートクレーブ，吸排気はフィルター濾過する。

（前田　健）

演習問題（正答と解説は171頁）

問1. 病原微生物検出のための採材に際して必要な注意点で<u>誤っている</u>記述はどれか。
 a. 微生物分離用の採材は可能な限り無菌的に行う。
 b. 微生物分離用の採材は初診時の治療前に行う。
 c. 採材後は速やかに凍結する。
 d. 採材時の記録は詳細に行う。
 e. 病変部からだけではなく，全身から採材を行う場合もある。

問2. 感染症の診断について正しい記述はどれか。
 a. ウイルスの分離は困難なため実施しない。
 b. PCRは感度が高いので検査結果は確定診断となる。
 c. 抗体検査陽性は確定診断となる。
 d. 病原微生物分離は確定診断となる。
 e. 疫学情報，病原微生物診断，抗体検査などを総合的に判断して確定診断を行う。

問3. 病原微生物の検査と結果の解釈として正しい記述はどれか。
 a. 抗体検出の際は血漿を用いる。
 b. 無菌的でない材料を検査する際は動物通過法を実施することもある。
 c. 発育鶏卵接種法はほとんどの感染症に有効である。
 d. 真菌が分離されたら，病原体と確定できる。
 e. PCR陽性は生きた病原体の証明である。

問4. 病原体の輸送について<u>誤っている</u>記述はどれか。
 a. 三重包装で輸送する。
 b. ウイルスの輸送は−70℃が優れている。
 c. 検査材料はすべて凍結して輸送する。
 d. 病原体によっては輸送してはならないものもある。
 e. 細菌の輸送は，4℃あるいは−70℃で行う。

第3章　感染症の予防，治療

一般目標：感染症の予防および治療に関する知識および考え方を修得する。

感染症の予防は，感染源の除去，伝播経路の遮断，宿主抵抗性の増強で行われる。宿主抵抗性の増強には主にワクチンが用いられる。ワクチンは病原体の特徴，個体や集団における免疫状況を考慮し適切に接種する。細菌感染症の治療には，原因療法として抗菌薬が使用される。

感染症予防の原則

感染症の成立には3つの要因(感染源，伝播経路，感受性宿主)がすべて揃う必要があり，感染症の予防は，その3つの要因のいずれか一つでも排除することで可能となる。したがって3要因のそれぞれに以下のような対策が必要である。

感染源の除去：飼育環境の消毒，感染・保菌動物の摘発・淘汰や隔離(監視体制)
伝播経路の遮断：病原体の侵入阻止(立入り制限，更衣など)，新規導入動物の検疫，ベクターの駆除
宿主抵抗性の増強：免疫の付与［能動免疫(ワクチン接種)，受動免疫(免疫血清)］

感染症の予防は，個体，集団(施設)，さらに国際的なレベルで考える必要がある。個体レベルにおける予防は日常的な環境衛生対策ならびにワクチンの使用を主とする。集団レベルでは，感染の蔓延を予防する手段として飼育集団の健康状態の監視，飼育施設への外部からの新規導入動物の検疫，感染症発生時における飼育施設および自治体を単位とした摘発・淘汰(スタンピングアウト)が行われる。越境性動物疾病の蔓延を予防する手段として，輸入動物や畜産物に対する検疫が実施されている。これらは感染症の制御という側面も有する(感染症の制御は第4章を参照)。

1. 個体における感染症の予防

到達目標：個体における感染症の予防法を説明できる。
キーワード：予防接種，ワクチン，免疫持続期間，弱毒生ワクチン，不活化ワクチン，トキソイド，混合ワクチン，液性免疫，細胞性免疫，アジュバント，遺伝子欠損ワクチン，遺伝子組換えワクチン，DNAワクチン，移行抗体，副反応，母子免疫，免疫寛容，免疫不応答

1) 予防接種とワクチン

宿主の抵抗性を増強させる方法として，**予防接種** vaccination(ワクチネーション)がある。予防接種は特定の感染症を予防する目的で，病原体そのもの，あるいは病原微生物由来の物質を抗原として接種するもので，病気を体験させることなく，その感染症に対する免疫を付与するものである。予防接種において，能動免疫を付与するために投与する病原体などが**ワクチン** vaccineである。ワクチンは，感染

を阻止するもの(感染防御ワクチン)が理想的であるが,感染は防ぐことができないが症状が出ることを抑えるもの(発症予防ワクチン),症状を軽減したり増体率や産卵率の低下を抑制するもの(症状軽減ワクチン)など,その目的や効果は様々である。

ワクチンは,接種動物に感染を防御する免疫を長期間にわたって付与し,副反応がなく,低価格で安定して量産可能なものが理想である。ワクチンによって獲得した防御能は時間の経過とともに低下する。一般に,血液中の中和抗体価が,その感染症に対する防御能と相関することが多く,ワクチンの免疫持続の一つの指標になっている。生ワクチンは不活化ワクチンより免疫持続期間が長いが,ワクチンによっては有効な免疫レベルを維持するために,一定の期間をおいて,接種を繰り返す必要がある(基礎免疫後,数年ごとに追加接種など)。ワクチンの**免疫持続期間** duration of immunity(DOI)は,ワクチネーションプログラム決定の重要な要素となる。

動物用ワクチンは,動物用医薬品の中の生物学的製剤に分類されており,「医薬品医療機器等法(旧薬事法)」に基づいた品質,有効性および安全性の確保が図られている。わが国で使用される動物用ワクチンは原則として製造ロットごとに国家検定が実施される。さらに品質の安定性と均一性を確保するため,製造用のウイルス株,細菌株,細胞株などのシードについて規格を定め,製造工程の規格や検査,記録を実施するシードロットシステムが導入されている。ワクチンは農林水産省の承認を得て製造・市販が可能となる。動物用ワクチンとしては,牛,馬,豚,犬および猫などの哺乳動物や鶏の他,アユ,ブリおよびマダイなどの養殖魚類に対するワクチンが市販されている。

注　ワクチン:名前はvacca(雌牛)に由来し,初めてのワクチンとなったジェンナーの種痘にちなみ,後世にワクチンの概念を一般化したパスツールが命名。

2) ワクチンの種類

(1) 旧来から使用されているワクチン

これまで使われてきたワクチンは,**弱毒生ワクチン**(以下生ワクチン),**不活化ワクチン**(成分ワクチンを含む),**トキソイド**に大別される。また,これらのワクチンを単独で用いる場合を単味ワクチンと呼び,いくつかを混ぜ合わせて使うワクチンを**混合ワクチン**,多価ワクチンと呼ぶ。

①生ワクチン:弱毒化した病原体を増殖させた後,安定剤などとともに凍結乾燥または凍結したワクチンである。生ワクチンは継代培養などで偶然出現する弱毒株を使用しているものが多く,不活化ワクチンと比較してその開発は一般に容易ではない。弱毒化し過ぎると効果が弱くなり,弱毒化が不十分だと防御効果は高くてもワクチン株による発症のリスクが高くなる。しかし一度優れた生ワクチン株が開発されると,安価で免疫効果の高いワクチンの供給が可能になる。

生ワクチンの長所は,接種後,生きた病原体が体内で増殖するため自然感染に近い免疫が得られ,免疫持続期間が長いこと,**液性免疫**に加え**細胞性免疫**を誘導するため,免疫効果が高いことである。短所としては,生ワクチンは生きた微生物の製剤なので,不活化ワクチンと比べ不安定で(感染性が低下する)保存に注意を要すること,ワクチン株が接種された動物体内で強毒復帰する危険性があること,妊娠動物や免疫が低下している動物に接種できないこと,一般的に不活化ワクチンに比べて移行抗体の影響を受けやすいこと,製造工程に不活化の過程がないため迷入病原体混入のリスクがあることなどがあげられる。

生ワクチンには,宿主が異なることで弱毒となる性質を利用した異種生ワクチン(七面鳥ヘルペスウイルスを鶏マレック病のワクチンとして用いるなど),気道上部や体表リンパ節など低めの温度の組織で増殖して免疫を誘導しながら高温の深部体温となる肺などでは増殖ができず発症に至らないts(温度

感受性：temperature sensitive)株ワクチンなどもある。

　②不活化ワクチン(成分ワクチンを含む)：増殖させた病原体をホルマリンやβ-プロピオラクトンなどで不活化したものを抗原として用いるのが不活化ワクチンで，そのうち，増殖させた病原体の構成タンパク質の一部などを精製して抗原とするのが成分ワクチンである。通常はアジュバント注や安定剤が添加されている。

　不活化ワクチンの長所は，病原体が分離されれば培養して製造できるため，新しい感染症に対しても短期間で開発が可能なこと，病原体が不活化されているため安全性が高いこと，移行抗体の影響を受けにくいことなどである。一方短所は，生ワクチンと比較して，製造にあたっては抗原調整のため大量の微生物培養が必要なこと(費用がかかり，場合によっては危険度の高い病原体を大量に増やすリスクを伴う)，アジュバントを加える必要があること，複数回投与が必要なことから労力や費用また宿主への負担がかかること，免疫持続期間が短いことなどである。

注　アジュバント(免疫賦活剤)：不活化ワクチンは単独では十分な防御免疫を付与できないため，抗原性を増強するためにアジュバントadjuvant(ラテン語*adjuvale*「助ける」に由来する)が添加されている。接種局所に抗原を長期間残留させ，持続的に免疫細胞を刺激する，抗原を吸着して抗原提示細胞への取り込みを促進する，Toll様レセプター(TLR)を刺激して，免疫担当細胞を活性化することが主なメカニズムである。

---

　③トキソイド：病原菌の菌体外毒素exotoxinを不活化したもので，毒性を失っているが抗原性を保持しているために，毒素に対する中和抗体を産生させる。破傷風やボツリヌス症など，菌体外毒素が発症要因となる疾病の予防に有効である。

　④混合ワクチン，多価ワクチン：複数のワクチンを混合したのが混合ワクチンで，レプトスピラのように1つの感染症で異なる血清型(抗原型)が存在する場合にそれぞれの血清型から作られたワクチンを混合したものが多価ワクチンである。

　遺伝子組換えワクチンにおいては，ベクターとなるウイルスなどに複数の病原体防御抗原を組み込んだワクチンも多価ワクチンと呼ばれる。混合・多価ワクチンにより，接種の省力化，経費の節減などを図ることができる。

(2) 新しいワクチン

　遺伝子組換え技術を使用して新しく開発されたワクチンや研究開発中のものには，**遺伝子欠損ワクチン，遺伝子組換え(ベクター)ワクチン，DNAワクチン**，サブユニットワクチンなどがある。

　①遺伝子欠損ワクチン：病原性に関与する遺伝子を欠損させて弱毒化したワクチンである。

　ワクチン効果に影響を与えない抗原の遺伝子を欠損させることで，ワクチン接種動物においてはこの抗原に対する抗体がなく，また野外株の自然感染動物ではこの抗原に対する抗体を有するため，ワクチン接種動物と自然感染動物との違いを識別することができる(マーカーワクチン)。たとえば，オーエスキー病生ワクチンは，病原体であるヘルペスウイルスの病原性に関与するエンベロープ糖タンパク質(gE)を欠損させたマーカーワクチンである。

　②遺伝子組換えワクチン：安全性が高く，免疫効果も高い既存のワクチン株(親株)に，他の標的病原体の抗原遺伝子を組み込んだもので，安全性などは親株と同じで，挿入遺伝子から発現される抗原により標的病原体に対する免疫効果を発揮することを目的としたワクチンである。また，複数の病原体の抗原遺伝子を組み込んで，それらの免疫を同時に付与する多価ワクチンへの応用も期待される。

　遺伝子組換えワクチンの開発および製造には「カルタヘナ法(遺伝子組換え生物等の使用等の規制による生物の多様性の確保に関する法律)」に基づいた承認が必要である。獣医師の使用に際しては一般的なワクチンと同じ取り扱いとなる。マレック病ワクチンにニューカッスル病Fタンパク質を導入し発

現させたワクチンやカナリア痘ウイルスの弱毒株に狂犬病ウイルスやウエストナイルウイルス，あるいは猫白血病ウイルスの抗原遺伝子を挿入した遺伝子組換え生ワクチンが国内外で市販されている．

③**DNAワクチン**：ワクチン接種動物の細胞内で感染防御抗原を発現できるよう，適切なプロモーターおよびpolyAシグナルなどを付けたDNAを接種するワクチンである．細胞内で防御抗原タンパク質が合成されるため，MHCクラスIと会合して抗原提示される．不活化ワクチンで誘導される液性免疫に加え，通常は生ワクチンでしか誘導されない細胞性免疫も誘導され，感染性をもたない次世代のワクチンとして期待がもたれる．

現状では防御に十分な免疫を付与するためのDNAの作製に技術的な課題が多いが，海外では，ウエストナイルウイルスの*prM*および*E*遺伝子を組み込んだ馬用のDNAワクチンなどが認可されている．

④**サブユニットワクチン**：抗原タンパク質をコードする遺伝子のタンパク質発現系を構築して，抗原タンパク質を大量に作製し，ワクチンとして用いるものである．

実用化されているものとして，猫白血病ウイルス感染症のワクチンがある．有効成分となる抗原部位の純度が高く安全性は優れているものの，免疫原性は弱いことが多く，効果的なアジュバントの添加を必要とする．

⑤**粘膜ワクチン，経口ワクチン**：病原体の侵入経路として重要な粘膜での防御に働く分泌型IgAなどの粘膜免疫は，粘膜を刺激することによって，全身免疫とは異なった形で誘導されてくる．粘膜免疫の誘導を目的に，経鼻接種など粘膜からワクチンを接種する粘膜ワクチンが用いられる．

犬のケンネルコフや猫の3種混合ワクチンなどが実用化されている．試験的であるが，遺伝子組換えによって抗原タンパク質を発現させた組換え植物を「食べるワクチン」として給餌することもロタウイルスなどで行われており，経口ワクチンの開発も期待される．

3）ワクチンの投与方法

ワクチンは，動物の健康状態が接種に適当と判断された時に個々のワクチンに定められた投与量，接種経路に従って接種する．接種動物の生活環境，行動様式などのリスク評価の他，ワクチン接種歴，病原体の曝露歴などを予め確認し，適切にワクチンを接種する．

(1) 投与量，接種経路

投与量：不活化ワクチンは免疫を誘導するために必要な最低のタンパク質量，生ワクチンは最低の感染量を基に投与量を決めている．生ワクチンは体内で増殖するので不活化ワクチンに比して少量でよい．

接種経路：一般的には皮下および筋肉内注射が多い．省力化のため，無針注射器による経皮曝露，鶏ではニューカッスル病生ワクチンのように飲水や噴霧による経口や経鼻曝露がある．発育鶏卵内に接種する場合もある．水産用ワクチンでは，希釈したワクチン液に浸漬する方法もとられる．

(2) 接種の時期および計画

ワクチンの接種スケジュールは，その感染症がもたらす動物衛生および公衆衛生上の影響，感染しやすい年齢や感染症の季節性，用いるワクチンの特性（生ワクチン，不活化ワクチンなど）などを考慮し，最大の有効性が期待できるように作成される．

接種年齢：新生動物におけるワクチン効果は移行抗体の存在により影響される．この影響（干渉）を避けるため，移行抗体価が十分に低下した月齢ないし日齢に接種する．伴侶動物では複数回の接種により移行抗体の干渉を避けるワクチネーションプログラムが用いられている．

季節：ベクター(吸血節足動物など)媒介性感染症のように季節と関連する感染症については，ベクターの活動する時期または疾病の流行期前にワクチン接種を完了する．特に，牛ではイバラキ病や牛流行熱，アカバネ病やチュウザン病といった異常産関連疾病，豚での日本脳炎などはベクターであるヌカカや蚊の活動する夏に感染が広がることから，これらの予防接種においてはベクターの活動が活発になる前に完了する．

(3) 接種時および接種後の注意

複数のワクチンを同時に同じ部位に接種すると，干渉作用により，効果が抑制されるワクチンがある．たとえば，アカバネ病生ワクチンをイバラキ病または牛流行熱生ワクチンと同時に接種すると，アカバネ病生ワクチンの効果が抑制される．ワクチンの添付文書にはこれらのワクチンの同時接種を避けると記載されている．また，アジュバントが含まれているワクチンを食用動物に投与する場合は，アジュバントなど異物の消長成績を踏まえて，と畜場などへ出荷するまでの使用制限期間などが規則で設定されている．

ワクチン接種により，アナフィラキシーなど重篤な副反応がでることがある．副反応とは免疫の付与以外の反応をいう．副反応が疑われる有害事象は，農林水産大臣への報告が義務づけられている．接種後は観察を怠らずに，万一副反応が現れた場合には速やかに対処できるようにしておく．

また，不活化ワクチンはアジュバントを含んだ大量の抗原(異物)を接種するので，局所の疼痛，熱感などの他，頻回接種によるアレルギー反応にも注意する．特に猫では，同一部位への繰り返し接種により，注射部位における肉腫が他の動物に比べて高頻度で発生することが知られている．

4) ワクチン接種による動物の免疫反応

(1) ワクチンによる免疫誘導

生ワクチンは接種動物の体内で弱毒化された病原体が増殖することにより免疫を誘導する．一般に，液性免疫のみならず細胞性免疫も誘導できるとされている．

不活化ワクチンでは主に液性免疫が誘導される．細胞性免疫の誘導能は低い．

(2) 母子免疫の応用

母子免疫とは，妊娠期間中に胎盤を通じ，もしくは生まれてから初乳を介して受け取る免疫をいう．哺乳動物では，母子間の免疫グロブリン(Ig)の移行様式は動物の種(胎盤構造)によって，①胎内でIgが移行して，母子間の血清中のIgレベルは同等になる(人，サル，うさぎなど)，②Igの胎内での移行はなく，生後約48時間以内に初乳を介して移行する(牛などの有蹄類や豚，馬など)，③Igは胎内で一部移行し，生後，初乳を介して大部分が移行する(犬，猫など)の3つに分類される．たとえば，免疫機能が未熟なためワクチン接種による能動免疫を付与することが困難な新生子に好発する下痢(ロタウイルス感染症，コロナウイルス感染症，大腸菌性下痢症)などの感染症対策として，母動物にワクチンを投与し，乳汁により新生子に免疫(受動免疫)を付与する．

(3) 免疫寛容による免疫不応答

先天性あるいは後天性の免疫寛容を呈している動物はワクチン無応答のことがある．たとえば，牛ウイルス性下痢ウイルス(BVDV)が引き起こす免疫寛容による免疫不応答がある．BVDVが妊娠牛に感染した場合，感染時の胎齢によって，BVDVに対する特異的な免疫反応が欠如した免疫寛容の子牛が，BVDVに持続感染した状態で生まれてくる．このような牛では，感染している血清型のBVDVをワク

チンとして接種しても，全く反応しないばかりか，感染ウイルスを排出し，牛群内の感染源となる。ただし，異なる血清型BVDVや他の抗原には反応する。

2. 集団における感染症の予防

> 到達目標：集団における感染症の予防法を説明できる。
> キーワード：基本再生産数(R_0)，集団免疫率(H)，費用対効果，全面接種，包囲接種，防壁接種，備蓄ワクチン

1）集団免疫の考え方

　集団免疫は個々の動物の感染予防(個体免疫)に加えて，感染の流行から集団を防御するという考え方である。ワクチン接種により集団のワクチン接種率があがり感受性動物(の割合)が減少すれば病原体が伝播しにくくなり，ワクチンを接種していない個体にとっても，感染予防となる。

　集団免疫は，感染症撲滅の対策として地域や国内の産業動物を対象に行うものや，感染性や致死率が高く，公衆衛生上重要な感染症(たとえば狂犬病)が対象となる。飼育形態の集約化が進むにつれ，集団飼育におけるワクチネーションは，個体レベルより集団(群)レベルで捉えることが重要になる。

　病原体の伝播を考える上で基本となるのは，基本再生産数 basic reproduction number(R_0)である。基本再生産数は1頭の感染動物が周囲の免疫をもたない動物に感染させる二次感染動物の数で，R_0は病原体の感染力を示す。$R_0 < 1$であれば，流行は自然に消滅するのに対し，$R_0 > 1$であれば，流行は拡大する。

　ある集団においてどのくらいの割合の動物がその感染症に対する免疫を保有していれば，集団の中での感染が阻止されるかを示す集団免疫率(H)は，以下のように表される。

　　$H = (1 - 1/R_0) \times 100 (\%)$

　たとえば，$R_0 = 5$の感染力をもっている病原体に対しては，集団免疫率は$H = (1 - 1/5) \times 100 = 80\%$となり，集団免疫率が80％以上あれば，その感染症は流行しないことになる(図3-1)。したがって，その感染症の流行を阻止するには，免疫をもたない動物にワクチン接種を行い，集団免疫率よりも高い免疫率を付与する必要がある。

2）ワクチネーションプログラム

　集団における感染症予防にはワクチネーションプログラムが重要である。

(1) 感染環を考慮したワクチネーションプログラム

　ヨーロッパでは狂犬病を予防する目的で，遺伝子組換えワクチンあるいは弱毒性ワクチンをペレットに封入して野外に散布している(餌ワクチン bait vaccine)。野生動物，特にアカキツネに食させて経口免疫し，野生動物間の感染環を遮断することで，野生動物から犬や猫，そして最終的には人への狂犬病ウイルス伝播の減少という成果を得ている。

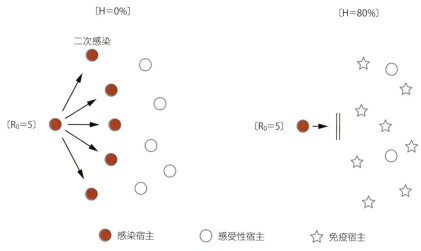

図3−1　基本再生産数と集団免疫率
$R_0 > 1$なら流行は拡大するが，$R_0 = 5$でも，Hが80％以上あれば流行を阻止できる。

(2) 費用対効果に基づくワクチネーションプログラム

　畜産動物用ワクチンの使用にあたっては，費用対効果を考慮する必要がある。ワクチン接種の費用，ワクチンを接種しなかった場合の感染症の流行（流行の状況）も念頭に，その感染症に罹るリスクがどの程度あるか，また感染した場合，乳牛の泌乳量や肉用動物の増体量低下，あるいは廃用などの損失がどの程度，見込まれるかなどを考慮したうえで，ワクチネーションプログラムを作成する。

　常在地ですべての動物に定期的な接種を行う全面接種，清浄地域における感染症発生時の緊急対策として蔓延防止のために発生地域の周囲の動物に接種を行う包囲接種（リングワクチネーション），清浄地域を汚染地域から守るために，境界地域の動物に接種を行う防壁接種などがある。

(3) 伴侶動物におけるワクチネーションプログラム

　わが国では，犬の飼育にあたっては，「狂犬病予防法」において狂犬病ワクチンを接種して登録することが定められている。その他，犬では犬パルボウイルス2型，犬ジステンパーウイルスおよび犬伝染性肝炎に対するワクチンを，猫では猫汎白血球減少症ウイルス，猫ヘルペスウイルス1型および猫カリシウイルスに対するワクチンをコアワクチン（必須ワクチン）として接種するワクチネーションプログラムが推奨されている。伴侶動物においては，動物の特性や飼育環境など，病原体への曝露リスクを個々の動物ごとに評価して，ワクチネーションプログラムが立てられる。たとえば，狩猟用の犬ではコアワクチンに加えて，毎年，ノンコアワクチンであるレプトスピラワクチンの追加接種が勧められる。

(4) 使用に際して法的規制のあるワクチンと備蓄ワクチン

　ワクチンの中には使用に際して法的な規制を受けるものがある。狂犬病不活化ワクチンは，「狂犬病予防法」に基づき，年1回の注射が義務付けられている。また，「家畜伝染病予防法」に定められている感染症にも，使用が規定されるものがある（牛肺疫ワクチンは原則として使用しないなど）。口蹄疫のように感染力が強く，国際的に畜産に大きな影響を与える越境性動物疾病のワクチン接種は，畜産物の輸出入にかかわる問題であり，国家レベルでの防疫手段の一つとして接種の是非を判断する必要がある。感染症防疫上重要な疾病については備蓄ワクチンが準備され，万一の時に使用できる体制を国家レベルで整えている。

3. 細菌感染症の治療

> **到達目標**：動物用抗菌薬の正しい使い方および薬剤耐性菌の出現とその防止法を説明できる。
> **キーワード**：動物用医薬品，抗生物質，合成抗菌薬，細胞壁合成阻害薬，代謝阻害薬，タンパク質合成阻害薬，核酸合成阻害薬，細胞膜傷害薬，EBM，抗菌スペクトル，薬剤感受性，体内動態，MIC，抗生物質誘導性エンドトキシンショック，薬剤耐性菌，併用療法，抗菌薬残留，適正使用，慎重使用

細菌感染症の治療には，原因療法と対症療法がある。ここでは原因療法としての抗菌薬[注]による細菌感染症の治療について解説する。

注　抗菌薬と抗菌剤：製剤化され動物に投与するものを製剤(抗菌剤)といい，その有効成分が薬物(抗菌薬)である。

動物用医薬品は，「専ら動物のために使用されることが目的とされている医薬品」と定義され，医薬品と同様に，医薬品医療機器等法によって規制されている。食用動物に投与する動物用医薬品は，最終的に食品として人が摂取した場合に人の健康への影響がないように「残留基準」と「休薬期間」が定められている［次頁 (2)抗菌薬の選択も参照］。

抗生物質は微生物が産生し，他の微生物の増殖や機能を抑制する。一部，天然由来のものを人工的に修飾した物質も含まれる。**合成抗菌薬**は抗生物質と同じ働きをするものを化学合成して作り出した物質である。動物用医薬品としての抗生物質や合成抗菌薬は，家畜の病気の予防や治療を目的とする。

1) 動物用抗菌薬の種類と作用機序

(1) 細胞壁合成阻害薬

細菌細胞にあって動物細胞にないものとして細胞壁がある。したがって，細胞壁を標的とした薬物は選択毒性[注]を示す。**細胞壁合成阻害薬**により細胞壁の合成が阻害されると，細菌の細胞壁は脆弱になり，細菌は死滅しやすくなる。細胞壁の合成阻害部位の違いによって，抗生物質はβ-ラクタム系，ホスホマイシン系，グリコペプチド系に分類される。

注　選択毒性：宿主細胞を傷害することなく，侵入してきた微生物に傷害を与えることを選択毒性といい，選択毒性をもつ化学物質を利用し，感染症の治療を行うことを化学療法という。

(2) 代謝阻害薬

細菌に特有な代謝を阻害する**代謝阻害薬**は宿主動物には影響を与えず，高い選択毒性を示す。たとえば，細菌は生命維持に不可欠な物質である葉酸(ビタミンB群の水溶性ビタミン)の合成系を有するが，哺乳動物は体内合成できず栄養素として葉酸を食物から得ている。そのため，葉酸合成阻害薬は細菌に対して高い選択毒性を示す。葉酸合成阻害薬はサルファ剤とトリメトプリムに代表されるが，両者の作用点は異なることから，2剤を併せたST合剤では相乗効果が発揮される。

(3) タンパク質合成阻害薬

細菌における翻訳を阻害する**タンパク質合成阻害薬**はリボソームを標的としている。細菌のリボソー

ムは70S型で，50Sと30Sサブユニットから構成されているが，動物のリボソームは80S型で，60Sと40Sサブユニットから構成されている。この違いから，タンパク質合成阻害薬は選択毒性を示す。アミノグリコシド系やテトラサイクリン系は30Sサブユニットに，マクロライド系やクロラムフェニコール系は50Sサブユニットに結合し，翻訳を阻害することでタンパク質合成を阻害する。

（4）核酸合成阻害薬

核酸合成阻害薬にはRNA合成を阻害するリファンピシンおよびDNA合成を阻害するキノロン系がある。リファンピシンは，細菌のRNAポリメラーゼに選択的に作用し，RNA合成を阻害して殺菌的に作用する。キノロン系（ナリジクス酸，フルオロキノロン系など）は，DNAの立体構造を変化させる酵素であるDNAジャイレースや，染色体の分配に関与する酵素であるトポイソメラーゼⅣに結合し，細菌のDNA複製を特異的に阻害する。

（5）細胞膜傷害薬

細胞膜を標的とする細胞膜傷害薬であるポリミキシンBやコリスチンなどがある。殺菌的に働く。

2）抗菌薬の使い方

経験だけに頼るのではなく，EBM（科学的根拠に基づく医療evidence based medicine）と効果の評価が求められる。

（1）抗菌薬使用の手順

抗菌薬は感染症と診断されてから，原因菌に効果がある抗菌スペクトルの狭い抗菌薬から使用を開始する。

臨床的に細菌感染症が疑われた場合には，原因微生物の菌種を同定するとともに，その病性を把握して対応する。

①病性の解明：問診により対象家畜の発症時期の推定，発熱や炎症などの臨床所見，また，感染が局所性か全身性であるかなどの病性や経過を把握する。必要に応じて血液，糞尿，乳汁，滲出物などを検査し，白血球数やCRP（C反応性タンパク質）などの炎症性タンパク質，γ-グロブリン値などから感染症かどうか，またその病性を推定する。周囲で同様の症状を示した患畜がいればその検査結果，日常的な感染症の発生事例など，疫学情報を収集する。

②特異的検査による病原体の特定：塗抹検査，培養検査，抗原検査，抗体検査，病原体の遺伝子検査などの特異的検査で，病原体を推定または同定する（第2章29頁 3. 実験室内診断 参照）。細菌検査は抗菌薬による治療の開始前に実施することが原則である。

③使用開始の決定：検査結果から細菌感染症と診断され，感染臓器が明らかな場合，あるいは症状が中等や重症である場合は抗菌薬を直ちに投与する。慢性感染症で治療の緊急度が高くない場合は，細菌検査や薬剤感受性試験を行い，有効な抗菌薬を選択する。

④投与中の評価：有効性や副作用の有無をみながら，必要に応じて，使用量や投与方法，あるいは抗菌薬そのものを見直す。

（2）抗菌薬の選択

抗菌薬は薬剤感受性，薬物の体内動態，副作用，投与方法，疾病の重症度，基礎疾患の有無，薬剤耐性菌，投与した時の経済効果，薬物残留などを基準に総合的に判断して選択する。

①**薬剤感受性**：抗菌薬を投与する前には薬剤感受性試験を行う。薬剤感受性とは抗菌薬によって病原体が死滅したり感染力を失うことである。薬剤感受性試験は抗菌薬に対する細菌の感受性を，試験管内で細菌と抗菌薬を直接作用させた結果をみるもので，希釈法と拡散法がある。抗菌薬の選択にあたって最も重要な試験である。

希釈法は，調べる薬物の2倍階段希釈を行い，どの希釈段階で菌の発育が阻止されるかを調べるもので，感受性の程度を **MIC**（最小発育阻止濃度minimum inhibitory concentration）で表す。拡散法は，細菌を寒天平板培地上に塗布し，その上に一定量の薬物を染み込ませた濾紙（感受性ディスク）をおいて培養し，細菌の発育阻止円の直径から感受性を測定する。

②**体内動態**：MICは試験管内での特定の培地条件下における指標であるのに対し，実際に薬物が効果を発揮するのは生体内であるため，組織への移行性の高い薬物と適切な投与法を選択することが重要である。また抗菌薬の殺菌作用は濃度依存型（血中濃度が高いほど薬効が発揮されるタイプ）と時間依存型（MIC以上の血中濃度の時間帯が長いほど薬効が高まるタイプ）に分類される。フルオロキノロン系などの濃度依存型抗菌薬は副作用が出ない範囲で，1回の投与量を最大にして投与回数を減らすことができ，血中濃度を高くして投与後短期間に病原菌を排除できれば耐性菌の出現も防止できる（⑤参照）。一方，β-ラクタム系などの時間依存型抗菌薬は，血中濃度が高くても効果が頭打ちになるため，MIC以上の血中濃度を維持するために，頻回投与する必要がある。

③**副作用**：薬物過敏症（ショック，溶血性貧血，蕁麻疹，接触性皮膚炎），腎臓や肝臓，消化管障害などがある。重篤な副作用として，ある種のβ-ラクタム系抗菌薬の投与により，グラム陰性菌が破壊されると細菌の表層を構成するエンドトキシンが菌体外に放出され，エンドトキシンショック（**抗生物質誘導性エンドトキシンショック**）を起こすことがある。

④**薬物間の相互作用**：多剤併用の際は，抗菌薬の作用を阻害したり，副作用を誘発する薬物との併用は避ける。

⑤**薬剤耐性菌**：抗菌薬に対する感受性が低く，高濃度の抗菌薬の存在下でも細菌が発育できることを薬剤耐性といい，その細菌を **薬剤耐性菌** という。原因菌が薬剤耐性菌であった場合，使用できる抗菌薬は限定される。特に多剤耐性菌の場合は注意する。まず，薬剤感受性試験を行い，既存の抗菌薬（第一次選択薬）で有効なものを選択する。第一次選択薬に感受性がない場合は，第二次選択薬として，フルオロキノロン系，第三世代セフェム系を選択する。ただしこれらの薬物は人の医療においても多く使われており，食用動物から薬剤耐性菌が人に伝達され薬物が効かなくなるという問題も起きている。動物用医薬品の使用に際しては耐性菌が出現しないよう，使用は慎重に，かつ短期間で終えるといった注意が必要である。なお，家畜における薬剤耐性菌の分布状況はJVARM（ジェーバーム）(Japanese Veterinary Antimicrobial Resistance Monitoring System)によりモニタリングされ，動物医薬品検査所ホームページで「家畜由来細菌の抗菌剤感受性調査」として，その概要が公表されている。

⑥**併用療法**：抗菌薬は単剤で投与するのが原則である。しかし，難治性の薬剤耐性菌感染症や重症の急性感染症では，抗菌スペクトルの拡大と抗菌力の増強を目的に，**併用療法** がとられることがある。異なる作用点を協調的に攻撃する抗菌薬を組み合わせる。

⑦**薬物残留**：食用動物における **抗菌薬残留** は人の健康に影響を与えるため，動物用医薬品の残留基準が定められている。食用動物への使用が認められた動物用医薬品では休薬期間が定められているので，その用法・用量を遵守する。

3）抗菌薬の慎重使用

動物用抗菌薬は，動物の健康を守り，安全な食品を安定して供給するために重要な役割を果たしてい

る.しかし,家畜や魚介類の養殖で大量の化学療法剤が使用され,薬剤耐性菌が出現して広がることが懸念されている.薬剤耐性菌の出現は,家畜における抗菌薬の治療効果の低下や消失をもたらすばかりでなく,耐性菌や耐性遺伝子がフードチェーンを介して食用動物から人に伝達され,人医療において抗菌薬が効かなくなるという公衆衛生上の問題もある.このような背景から,WHO,OIE,FAO,Codex委員会等の国際機関では耐性菌のモニタリング,慎重使用の推進,リスク評価の実施を勧告している.

薬剤耐性菌の対策として現場の獣医師に求められるのは,法令や用量・用法等に従って抗菌薬を使用する「適正使用」と,抗菌薬を使用すべきかどうかの判断を含めて,適正使用により最大の治療効果をあげ,薬剤耐性菌の出現を最小限に抑える「慎重使用」である.

わが国においては農林水産省が2013年12月24日に,獣医師及び生産者に対し,「畜産物生産における動物用抗菌性物質製剤の慎重使用に関する基本的な考え方」を公表した.加えて,飼養衛生管理による感染症の予防が薬剤耐性菌を制御するうえで重要であり,病性の把握と診断により原因菌を特定し,薬剤感受性試験に基づく抗菌剤の選択と使用を行い,耐性菌の分布や抗菌剤の流通量などの情報を共有すること等を記載した,獣医師向けの冊子「動物用抗菌剤の『責任ある慎重使用』を進めるために」を作成した.

(芳賀 猛)

演習問題(正答と解説は171頁)

問1. ワクチンについて正しい記述はどれか.
 a. 不活化ワクチンにはアジュバントは不要である.
 b. トキソイドは弱毒生ワクチンの一つである.
 c. ワクチンの効果は,被接種動物における移行抗体により影響される.
 d. ある集団においてワクチン接種率が上がっても,ワクチンを接種していない個体の感染予防にはならない.
 e. 感染症の常在地ですべての動物に定期的なワクチン接種を行うことを,包囲接種という.

問2. 細菌感染症の治療について誤っている記述はどれか.
 a. 抗生物質が宿主細胞に直接傷害を与える現象を抗生物質誘導性エンドトキシンショックという.
 b. 食用動物の抗菌薬残留は人の健康に影響を与えるため,動物医薬品の残留基準が定められている.
 c. 抗菌薬で細菌が死滅あるいは発育阻止される現象を,薬剤感受性という.
 d. 動物用抗菌薬は,動物の健康を守り,安全な畜産物を供給するための重要な薬である.
 e. 耐性菌出現を抑えるために,特に食用動物では抗菌薬の慎重使用が求められる.

口蹄疫の予防とワクチン

家畜の伝染性疾病の蔓延防止を図るための国際基準を設定しているOIEは，国・地域別に清浄度を示す口蹄疫のステータス認定を1996年から行っている。感染症の監視と移動制限の観点から，このステータスは畜産物の輸出入等に極めて大きな影響を及ぼす。日本はワクチン非接種清浄国(2016年1月現在)として清浄性を維持している。

英国や北米においては，ワクチン非接種，摘発・淘汰による清浄化対策がとられてきたが，ヨーロッパ大陸に口蹄疫が常在し，ワクチン接種による予防対策がとられた時代もあった。一方，ワクチン接種の継続にも費用がかかることから，1992年以降，ワクチンによる制圧が達成できたところで，ヨーロッパ連合(EU)はワクチン接種を禁止し，防疫の基本を摘発・淘汰方式に移行した。2001年に発生した英国での口蹄疫は，貿易上優位(汚染国からの畜産物輸入禁止と清浄国からの高品質な畜産物輸出)の観点から摘発・淘汰の基本に則りワクチンを使用せず，600万頭余に及ぶ家畜の処分を余儀なくされた。その検証から，ワクチンの防疫への積極的活用とワクチン接種動物を殺さずに済む対策の推進が提言された。

現在の口蹄疫ワクチンは，発症を防ぎウイルス排出量の抑制はできるものの，感染を完全に阻止するものではない。したがって口蹄疫ウイルスに曝露されたワクチン接種動物は，口蹄疫ウイルスが持続感染したキャリアーとなって新たな感染源となるリスクが生じる。また，ワクチン接種動物には抗口蹄疫ウイルス抗体が出現するために，従来の血液中の抗体の有無を調べる方法では，感染動物の摘発ができない。このため，清浄国においてワクチンの緊急接種が実施された場合，口蹄疫ワクチンを接種された動物は，清浄化確認のために殺処分が求められていた(殺すためのワクチンvaccine to kill)。しかし最近，口蹄疫ウイルスの非構造タンパク質non structural protein(NSP)を除去した(NSPフリー)ワクチンを不活化ワクチンとして使い，抗NSP抗体検出の有無で，感染動物とワクチン接種動物を識別するDIVA(differentiation of infection from vaccinated animal)の技術開発により，ワクチン接種動物を生かす道が開けてきた(生かすためのワクチンvaccine to live)。OIEでもDIVAを活用し，ワクチン接種動物を殺処分しなくても，清浄性が確認できれば，清浄国へ復帰できる条項を追加した。しかし，DIVAを活用した清浄国復帰に必要なサーベイランスの規模をどうするかなど，課題が残る。

家きんにおける高病原性鳥インフルエンザ(HPAI)ワクチン

HPAIワクチンは，海外では使用している国があるが，わが国では家きんへの使用が認められていない。感染を完全には防御できないHPAIワクチンを接種された家きんでは，HPAIウイルスが感染しても症状が現れにくく，感染動物を見逃してしまううえ，変異体の出現を誘発する可能性がある。インフルエンザウイルスはRNAゲノムをもち，もともと遺伝子変異が生じやすく，密飼いの中でより多くの複製の機会を与えられたウイルスは，ひとたびワクチンの免疫から逃れる「エスケープ変異体」が出現すると，ワクチンの選択圧の中で，ワクチンが効かないウイルスが広がる。このような観点から，わが国では家きんにおいてのHPAIワクチンは使用せず，摘発・淘汰による早期発見と防除が対策としてとられている。万一侵入発生し，摘発・淘汰方式が奏功せずに感染が拡大した場合に備え，緊急備蓄ワクチンが保管されている。

(芳賀　猛)

第4章 感染症の制御

一般目標：感染症の制御・制圧に必要な知識および考え方を修得する。

感染症の制御は個体，施設，地域集団および国家レベルで行われる。感染症の発生状況，症状の程度あるいは被害状況は病原因子，宿主および環境の各種要因により異なる。したがって，感染症の制御・制圧には，各感染症の特徴をよく理解し，感染源の排除，感染経路の遮断，宿主の感染防御能の強化を行うことが必要である。

1. 感染症の制御

到達目標：感染症制御の概略を説明できる。
キーワード：疾病監視，消毒，感染源除去，ベクター対策，オールイン・オールアウト，SPF動物，検疫，移動制限，輸出入制限，一貫飼育，バイオセキュリティ，HACCP，ワクチン

感染症のみならず家畜の疾病がもたらす経済的損失は動物の死亡および罹患による直接的損失およびそれ以外の間接的損失からなる。間接的損失には動物の価値低下による経済的損失（出荷停止による損失，風評被害などによる市場の喪失も含まれる），疾病予防，罹患動物の診断や治療に要する費用，さらには公衆衛生に伴う諸問題などが含まれる。

感染症の制御は個体，施設，地域集団および国家レベルで行われる。これら各レベルにおいて感染症成立の要因（第1章12頁 参照）を考慮し，対策を講じる。

個体レベルでの対策では衛生対策，ワクチン接種，感染症の早期発見と治療ないし隔離が行われる。

施設レベルでは集団としての外部からの移入動物に対する検疫，施設における衛生対策，日常的な動物の健康管理による感染症の早期発見，治療，隔離，淘汰が行われる。動物病院などの診療施設における院内感染の予防と対策も重要である。

地域レベルではサーベイランスとモニタリングによる疾病監視が行われる。また，感染症のまん延を防止するため必要のある時には，発生地を中心として一定の範囲内における動物および死体または感染を拡大させる恐れのある物品の移動の禁止や制限が行われる。

国家レベルでは，国内における重要な感染症の撲滅計画の策定と清浄化が行われる。越境性動物疾病に対しては検疫により国外からの感染症の侵入防止が行われるだけでなく，国家間での協調的な対策が必要となる（本章59頁 4. 越境性動物疾病 参照）。わが国では重要な感染症として，「家畜伝染病予防法」により監視伝染病および新疾病が指定され，発生状況の恒常的な監視，発生の届出を受けた防疫措置がとられている。

1）感染源対策

感染源には，感染動物，節足動物などのベクターおよび無生物媒介物（飼料，水，衣服など）があり，これらから病原体を減少させ，健康感受性動物への伝播を防止することを基本とする。実際に行われる

対策には消毒，感染動物の摘発など感染源の除去，ベクター対策が含まれる。

(1) 消　毒

　動物の飼育は，排泄物により微生物で汚染された飼育施設の消毒，日常的な動物管理者の手指の消毒，飼育動物の消毒(たとえば，搾乳牛における搾乳時の乳頭の消毒や外科手術の際の局所の消毒)は感染阻止にとって必須である。感染症発生時には病原体に汚染された動物舎や器具の消毒が感染症の防疫上きわめて重要となる。しかしながら，土壌や水系など飼育施設周辺の環境では消毒の効果は限定的であることに留意する必要がある。

　畜舎における新たな導入動物への感染防止をするため，オールイン・オールアウトが行われる。飼育舎からいったんすべての動物を退去させてから施設を消毒清掃し，一定期間空けた後にモニター動物を飼育し，清浄化を確認後に新たな動物を導入する。

　獣医・畜産領域で使用されている消毒薬としては，アルデヒド系消毒薬(グルタルアルデヒド)，ハロゲン系消毒薬(次亜塩素酸ナトリウム，さらし粉，ヨードホール)，アルコール系消毒薬(消毒用エタノール)，界面活性剤(逆性石鹸水)，アルカリ剤(生石灰，消石灰)などがある。

(2) 感染動物の摘発と感染源の除去

　飼育動物の日常的な健康管理による異常動物の発見が重要となる。異常を示す動物を発見した場合には適切な診断を行い，必要に応じて隔離することで飼育施設内でのまん延を防止する。鶏舎では，1日あたりの死亡率の監視が疾病発生の早期発見につながる。特定の感染症では法に基づき，同一飼育施設内の全飼育動物の殺処分が行われる。家畜の殺処分は経済的な損失を伴うが，他の飼育施設へのまん延防止に有効であり，家畜疾病の防疫では有効な措置である。

(3) ベクター対策

　殺虫剤の散布，防虫ネットなどによりベクター対策がとられるが，完全な排除はできない。節足動物の活動時期を考慮したワクチン接種などにより予防する。放牧では薬浴も用いられる。

(4) SPF動物

　SPF(specific pathogen free)動物とは特定の病原体を保有していない動物をいう(無菌動物ではない)。準無菌的閉鎖環境で飼育される。SPF動物は感染源対策のみならず，感染経路対策でもある。

　SPF豚は分娩直前の胎子を無菌的に摘出し，準無菌的閉鎖空間で育成した豚由来である。日本SPF豚協会が規制対象としている感染症はトキソプラズマ感染症，マイコプラズマ肺炎，萎縮性鼻炎，豚赤痢，オーエスキー病である。SPF豚農場認定制度がある。

2) 感染経路対策

　感染経路には直接接触感染および間接接触感染があり伝播様式ともいわれる。直接接触感染対策は感染源と感受性宿主の接触を防止することである。間接接触感染対策として環境や飼育用具などの消毒や節足動物の駆除が行われる。

(1) 検　疫

　検疫は飼育施設間，自治体間および国家間の感染経路対策として有用である。越境性動物疾病の侵入防止対策として輸出入検疫は重要な対策である。飼育施設として個別農場においては，外部からの新規導入動物に対して隔離けい留(検疫)などの対応がなされる。重要感染症発生時には家畜や関連物の移動制限が行われる。移動制限は発生農場からの一定の距離によりその程度が定められている。また，輸出入制限が国家レベルで実施される。

(2) 一貫飼育とマルチサイトプロダクション(システム)

　一貫飼育は，繁殖・育成・生産(肥育)を同一農場で行う飼育方法である。しかしながら集約度が高いため，いったん病原体の侵入を許すと，被害は大きくなる。そこで，大規模養豚場などでは，繁殖・離乳育成・肥育生産をそれぞれ個別の農場に分散することにより感染症の水平伝播を農場ごとに封じ込めるマルチサイトプロダクションを採用している。これは感染症拡散防止として有効である。

(3) バイオセキュリティ

　動物飼育施設注における**バイオセキュリティ**の目的は，病原体の侵入を阻止し，動物の健康と生産物の安全性を確保することである。飼育施設における人，動物，飼料，運搬車両，野生動物，水などの流れを制御することで病原体の飼育施設への侵入，伝播，まん延を防止する。

注　動物飼育施設：農場への病原体の侵入を防止するために，他の農場および幹線道路からなるべく隔離して設置する。農場周囲には防鳥ネット，フェンスなどを設け，出入口を限定して農場への立入を規制する。農場の出入口は2カ所以内に限定し，1カ所は導入動物や飼料搬入口などとし，他方は出荷専用とし，そこに車両用の消毒施設あるいは消毒場所を設け，動物舎とはできるだけ離れた農場の両極に配置する。農場内では，病原体が拡散しないように施設を管理区，飼養区および処理区の3区域に分けて配置する。管理区には管理棟(事務室，更衣室等)および搬入保管施設(飼料庫，資材庫等)などを設置する。

(4) HACCPによる衛生監視体制

　HACCP(危害分析重要度管理点)は食品の衛生品質管理システムであるが，動物の飼養管理にも応用される。HACCPを動物飼育に適用することで，感染源を容易に特定でき，系統的な感染症対策がなされるとともに，生産物の病原体汚染，薬物残留，医療器具(注射針)残留などの危害防止によって安全な生産物を供給できる。

3) 感受性宿主対策

　日頃の飼育動物の健康管理，ワクチンによる予防あるいは生物学的製剤投与による健康維持などが宿主対策として行われている。

(1) 発症前の対策

　衛生・飼養管理：動物の健康観察を毎日行う。注射針，人工授精用器具その他体液などが付着する物品を使用する際は，1頭ごとに交換または消毒をする。健康に悪影響を及ぼすような密飼いをしない。畜産用サプリメントとして，飼料に混ぜて与える栄養補助や健康補助のための補助飼料がある。シンバイオティクス(プロバイオティクスおよびプレバイオティクスの混合使用)は感染予防に一定の効果があるとされている。

　ワクチン接種：**ワクチン**接種は発症前の対策として，最も広く行われている(ワクチネーションプログラムについては第3章42頁　参照)。

(2) 発症後の対策

　治療と淘汰がある。治療するか淘汰するかは疾病の感染性や経済性などを考慮するとともに，法に従う。動物が特定症状を呈していることを発見した時は直ちに家畜保健衛生所に通報し，農場からの動物およびその死体，畜産物ならびに排泄物の出荷および移動を停止する。衛生管理エリア内物品を衛生管理エリア外に不用意に持ち出さない。動物が特定症状以外の異常で，死亡率の急激な上昇または同様の症状の増加が確認された場合，直ちに獣医師の診療または家畜保健衛生所の指導を受ける。当該動物が監視伝染病に罹患していないことが確認されるまでの間，農場からの動物の出荷および移動を停止する。

2. 感染症制御に関連する法規

> 到達目標【対象外】：感染症の制御に関連した法規について概略を説明できる。
> キーワード：家畜伝染病予防法，狂犬病予防法，感染症法，家畜伝染病，届出伝染病，監視伝染病，特定家畜伝染病防疫指針，新疾病，患畜，疑似患畜

わが国における感染症制御の基本となる法律には，「家畜伝染病予防法(家伝法)」「狂犬病予防法」「感染症の予防及び感染症の患者に対する医療に関する法律(感染症法)」がある。

1) 家畜伝染病予防法

家畜の伝染性疾病の発生を予防するとともにまん延を防止することを目的としている。「家畜伝染病予防法」において家畜伝染病(表4-1)および届出伝染病(表4-2)が規定され，この両者を総称して監視伝染病と呼ぶ。監視伝染病のうち，家畜伝染病の対象家畜は法第2条および政令第1条で，届出伝染病は省令第2条で定められている。特に総合的に発生の予防およびまん延の防止のための措置を講ずる必要のある家畜伝染病に関して特定家畜伝染病防疫指針[注]が公表されている。

また，すでに知られている家畜の伝染性疾病とその病状や治療の結果が明らかに異なる疾病を新疾病といい，新疾病の発生を認めた場合は遅滞なく知事に届け出ることが義務づけられている。

なお，「家畜伝染病予防法」では犬，猫，インコ，オウム，カナリアなどの伴侶動物，マウス，ラットなどの実験動物，動物園で飼育されている展示動物，さらに野生動物は一部を除き対象動物とはなっていない。しかし，これらの動物については「動物の愛護及び管理に関する法律(動物愛護管理法)」において適切な健康管理および疾病への対応をすることが定められており，感染症の予防や防疫は重要である。

注 牛疫，牛肺疫，口蹄疫，豚コレラ，アフリカ豚コレラ，高病原性鳥インフルエンザおよび低病原性鳥インフルエンザの7疾病が省令(施行規則第1条の3)で定められている。

(1) 家畜の伝染性疾病発生の予防

感染症の防疫にとって重要な早期発見および早期診断，さらに発生の迅速かつ正確な把握を行うため，獣医師または家畜の所有者(管理者)が講ずべき義務あるいは措置が定められている。これらには伝染性疾病についての届け出義務(法第4条)，新疾病についての届け出義務(法第4条の2)，監視伝染病の発生の状況等を把握するための検査等(法第5条)，注射，薬浴または投薬(法第6条)，消毒方法等の実施(法第9条)，および家畜集合施設についての制限(法第12条)がある。

(2) 家畜伝染病のまん延の防止

まん延を防止するための義務や対応が定められている。これらには患畜等[注](53頁)の届出義務(法第13条)，隔離の義務(法第14条)，通行の制限又は遮断(法第15条)，と殺の義務(法第16条)，患畜等の殺処分(法第17条)，死体の焼却等の義務(法第21条)，汚物物品の焼却等の義務(法第23条)，畜舎等の消毒の義務(法第25条)，消毒設備の設置場所を通行する者の消毒の義務(法第28条の2)，家畜等の移動の制限(法第32条)，家畜集合施設の開催等の制限(法第33条)，放牧等の制限(法第34条)がある。

表4-1 家畜伝染病（法定伝染病）と対象家畜
（平成26年6月法第69号，平成26年7月政令第269号）

伝染性疾病の種類	家畜の種類 （太字は法第2条で，細字は施行令第1条で指定されている家畜）
1. 牛疫[注1]	**牛，めん羊，山羊，豚，水牛**，鹿，いのしし
2. 牛肺疫	**牛，水牛**，鹿
3. 口蹄疫	**牛，めん羊，山羊，豚，水牛**，鹿，いのしし
4. 流行性脳炎[注2]	**牛，馬，めん羊，山羊，豚，水牛**，鹿，いのしし
5. 狂犬病	**牛，馬，めん羊，山羊，豚，水牛**，鹿，いのしし 上記の他，狂犬病予防法第2条および同施行令において，犬，猫，あらいぐま，きつね，スカンクが定められている。
6. 水胞性口炎	**牛，馬，豚，水牛**，鹿，いのしし
7. リフトバレー熱	**牛，めん羊，山羊，水牛**，鹿
8. 炭疽	**牛，馬，めん羊，山羊，豚，水牛**，鹿，いのしし
9. 出血性敗血症	**牛，めん羊，山羊，豚，水牛**，鹿，いのしし
10. ブルセラ病	
11. 結核病	**牛，山羊，水牛**，鹿
12. ヨーネ病	**牛，めん羊，山羊，水牛**，鹿
13. ピロプラズマ病 （対象[注3]は，バベシア・ビゲミナ，バベシア・ボービス，バベシア・エクイ[注4]，バベシア・カバリ，タイレリア・パルバ，タイレリア・アヌラタに限る）	**牛，馬，水牛**，鹿
14. アナプラズマ病 （対象[注3]は，アナプラズマ・マージナーレに限る）	**牛，水牛**，鹿
15. 伝達性海綿状脳症 〔対象は，牛海綿状脳症（BSE），羊・山羊のスクレイピー，慢性消耗病（CWD）〕	**牛，めん羊，山羊，水牛**，鹿
16. 鼻疽	**馬**
17. 馬伝染性貧血	
18. アフリカ馬疫	
19. 小反芻獣疫	**めん羊，山羊**
20. 豚コレラ	**豚**，いのしし
21. アフリカ豚コレラ	
22. 豚水胞病	
23. 家きんコレラ	**鶏，あひる，うずら，七面鳥**
24. 高病原性鳥インフルエンザ	**鶏，あひる，うずら**，きじ，だちょう，ほろほろ鳥，七面鳥
25. 低病原性鳥インフルエンザ	
26. ニューカッスル病 〔対象は，病原性の高いものとして農林水産省令で定めるもの（OIEコードにおける強毒型の判定基準に準拠）に限る[注5]〕	**鶏，あひる，うずら，七面鳥**
27. 家きんサルモネラ感染症 〔対象[注3]は，サルモネラ・エンテリカ（血清型がガリナルムであるものであって，生物型がプロラームまたはガリナルムであるものに限る）〕	
28. 腐蛆病	**蜜蜂**

注1～注5の説明は次頁 表4-2の上に記した。

注 **患畜等**：「患畜」と「疑似患畜」を指す。**患畜**とは，家畜伝染病（腐蛆病を除く）に罹っている家畜をいい，**疑似患畜**とは，患畜である疑いがある家畜および牛疫，牛肺疫，口蹄疫，狂犬病，豚コレラ，アフリカ豚コレラ，高病原性鳥インフルエンザまたは低病原性鳥インフルエンザの病原体に触れたため，または触れた疑いがあるため，患畜となるおそれがある家畜をいう（家畜伝染病予防法第2条2項）。

(表4-1の脚注)
- 注1　牛疫は2011年5月25日のOIE総会において，全加盟国を含む198の国・地域で清浄化されたとする評価案が決議され，世界から撲滅が宣言された。
- 注2　フラビウイルス科フラビウイルス属日本脳炎ウイルス，同じフラビウイルス属日本脳炎ウイルス群に属するウエストナイルウイルス，トガウイルス科アルファウイルス属の東部馬脳炎ウイルス，西部馬脳炎ウイルス，ベネズエラ馬脳炎ウイルスなど。
- 注3　対象病原体は家畜伝染病予防法施行規則で定められている。
- 注4　バベシア・エクイ：1998年にタイレリア属に分類が変更されている。
- 注5　
  1　鶏の初生ひなにおけるその病原体のICPI（脳内接種試験により得られた病原体の病原性の高さを表した指数をいう。以下同じ。）が0.7以上であるニューカッスル病
  2　次のいずれにも該当するニューカッスル病
    イ　その病原体のFタンパク質の113番目から116番目までのアミノ酸残基のうち3以上がアルギニン残基またはリジン残基であると推定されること。
    ロ　その病原体のFタンパク質の117番目のアミノ酸残基がフェニルアラニン残基であると推定されること。

表4-2　届出伝染病と対象家畜（家畜伝染病予防法施行規則：平成27年12月省令第83号）

伝染性疾病の種類	家畜の種類
1. ブルータング	牛，水牛，鹿，めん羊，山羊
2. アカバネ病	牛，水牛，めん羊，山羊
3. 悪性カタル熱	牛，水牛，鹿，めん羊
4. チュウザン病	牛，水牛，山羊
5. ランピースキン病	牛，水牛
6. 牛ウイルス性下痢・粘膜病	牛，水牛
7. 牛伝染性鼻気管炎	牛，水牛
8. 牛白血病	牛，水牛
9. アイノウイルス感染症	牛，水牛
10. イバラキ病	牛，水牛
11. 牛丘疹性口炎	牛，水牛
12. 牛流行熱	牛，水牛
13. 類鼻疽	牛，水牛，鹿，馬，めん羊，山羊，豚，いのしし
14. 破傷風	牛，水牛，鹿，馬
15. 気腫疽	牛，水牛，鹿，めん羊，山羊，豚，いのしし
16. レプトスピラ症 （対象は次の7血清型。ポモナ，カニコーラ，イクテロヘモリジア，グリポティフォーサ，ハージョ，オータムナーリス，オーストラーリスに限る）	牛，水牛，鹿，豚，いのしし，犬
17. サルモネラ症 （対象は次の4血清型。ダブリン，エンテリティディス，ティフィムリウム，コレラエスイスに限る）	牛，水牛，鹿，豚，いのしし，鶏，あひる，七面鳥，うずら
18. 牛カンピロバクター症	牛，水牛
19. トリパノソーマ病	牛，水牛，馬
20. トリコモナス病	牛，水牛，馬
21. ネオスポラ症	牛，水牛
22. 牛バエ幼虫症	牛，水牛
23. ニパウイルス感染症	馬，豚，いのしし
24. 馬インフルエンザ	馬
25. 馬ウイルス性動脈炎	馬
26. 馬鼻肺炎	馬
27. 馬モルビリウイルス肺炎	馬
28. 馬痘	馬
29. 野兎病	馬，めん羊，豚，いのしし，うさぎ
30. 馬伝染性子宮炎	馬
31. 馬パラチフス	馬
32. 仮性皮疽	馬

33. 伝染性膿疱性皮膚炎	鹿, めん羊, 山羊	
34. ナイロビ羊病	めん羊, 山羊	
35. 羊痘	めん羊	
36. マエディ・ビスナ		
37. 伝染性無乳症	めん羊, 山羊	
38. 流行性羊流産	めん羊	
39. トキソプラズマ病	めん羊, 山羊, 豚, いのしし	
40. 疥癬	めん羊	
41. 山羊痘	山羊	
42. 山羊関節炎・脳脊髄炎		
43. 山羊伝染性胸膜肺炎		
44. オーエスキー病	豚, いのしし	
45. 伝染性胃腸炎		
46. 豚エンテロウイルス性脳脊髄炎		
47. 豚繁殖・呼吸障害症候群		
48. 豚水疱疹		
49. 豚流行性下痢		
50. 萎縮性鼻炎		
51. 豚丹毒		
52. 豚赤痢		
53. 鳥インフルエンザ	鶏, あひる, 七面鳥, うずら	
54. 低病原性ニューカッスル病		
55. 鶏痘	鶏, うずら	
56. マレック病		
57. 伝染性気管支炎	鶏	
58. 伝染性喉頭気管炎		
59. 伝染性ファブリキウス嚢病		
60. 鶏白血病		
61. 鶏結核病	鶏, あひる, 七面鳥, うずら	
62. 鶏マイコプラズマ病	鶏, 七面鳥	
63. ロイコチトゾーン病	鶏	
64. あひる肝炎	あひる	
65. あひるウイルス性腸炎		
66. 兎ウイルス性出血病	うさぎ	
67. 兎粘液腫		
68. バロア病	蜜蜂	
69. チョーク病		
70. アカリンダニ症		
71. ノゼマ病		

(3) 輸出入検疫等

　国外からの感染症の侵入の予防ならびに国外への感染症の漏えいを防ぐための対応が定められている。これらには輸入禁止(法第36条), 輸入のための検査証明書の添付(法第37条), 輸入場所の制限(法第38条の1), 動物の輸入に関する届出等(法第38条の2), 輸入検査(法第40条), 輸出検査(法第45条)がある。

(4) 病原体の所持に関する措置

　監視伝染病の病原体を適正に扱い, 管理するため家畜伝染病病原体の所持の許可などについて法第46条の5～22で規定されている。

2）狂犬病予防法

　わが国における狂犬病の発生を予防するとともにまん延を防止し，撲滅することを目的としている。適用範囲は法第2条および同施行令で定められており，犬および猫その他の動物〔牛，馬，めん羊，山羊，豚，鶏およびあひる（牛等）を除く〕であって，狂犬病を人に感染させる恐れが高い動物として，あらいぐま，きつねおよびスカンク（これらを犬等と呼ぶ）となっている。

　通常措置として，登録（法第4条），予防注射（法第5条），抑留（法第6条）および輸出入検疫（法第7条）が定められている。

　狂犬病発生時の措置としては，届出義務（法第8条），隔離義務（法第9条），公示及びけい留命令等（法第10条），および殺害禁止（法第11条），死体の引き渡し（法第12条），検診及び予防注射（法第13条），病性鑑定のための措置（法第14条），移動の制限（法第15条），交通のしゃ断又は制限（法第16条），集合施設の禁止（法第17条），けい留されていない犬の抑留（法第18条の1），けい留されていない犬の薬殺（法第18条の2），厚生労働大臣の指示（法第19条）が定められている。

3）感染症の予防及び感染症の患者に対する医療に関する法律（感染症法）

　感染症の予防および感染症の患者に対する医療に関して必要な措置を定め，感染症の発生を予防するとともにまん延を防止することを目的としている。獣医療に関連する事項として以下がある。

(1) 獣医師の責務(法第5条の2)

　獣医師およびその他の獣医療関係者は，感染症の予防に協力するとともに，寄与するように努めなければならないとされている。

(2) 定義等(法第6条)

　この法律における「感染症」を一類感染症，二類感染症，三類感染症，四類感染症，五類感染症，指定感染症および新感染症として定めている（表4-3）。

(3) 獣医師の届出(法第13条，同施行令第5条)

　獣医師は，一類感染症，二類感染症，三類感染症，四類感染症または新型インフルエンザ等感染症のうち，エボラ出血熱，マールブルグ病など人に感染させるおそれが高い感染症として，これらの感染症に罹るか，罹っている疑いがある動物を診断した時，またこれらの感染症に罹った動物の死体を検案した時は，直ちに最寄りの保健所長を経由して都道府県知事に届け出ることが義務づけられている。獣医師が届け出る感染症と動物を表4-3にまとめた。

(4) 感染症の病原体を媒介する恐れのある動物の輸入に関する措置

　動物の輸入に関し，法第54条で輸入禁止，政令第13条で輸入禁止の指定動物，法第54条第1号の輸入禁止地域等を定める省令第1条において輸入の禁止地域が，法第55条で輸入検疫，政令第14条で輸入検疫の対象となる感染症，法第56条の2号，感染症の病原体を媒介する恐れのある動物の輸入に関する規則第11条で検査に基づく措置が規定されている。

表 4-3 感染症の定義(2016年2月現在)

(平成26年11月法第155号,平成28年2月政令第41号,平成27年9月省令第150号)

分 類	疾患名
一類感染症	1. エボラ出血熱,2. クリミア・コンゴ出血熱,3. 痘そう,4. 南米出血熱,5. ペスト,6. マールブルグ病,7. ラッサ熱
二類感染症	1. 急性灰白髄炎,2. 結核,3. ジフテリア,4. 重症急性呼吸器症候群(病原体がベータコロナウイルス属SARSコロナウイルスであるものに限る),5. 中東呼吸器症候群(病原体がベータコロナウイルス属MERSコロナウイルスであるものに限る。),6. 鳥インフルエンザ(病原体がインフルエンザウイルスA属インフルエンザAウイルスであってその血清亜型がH5N1またはH7N9であるものに限る:特定鳥インフルエンザ)。
三類感染症	1. コレラ,2. 細菌性赤痢,3. 腸管出血性大腸菌感染症,4. 腸チフス,5. パラチフス
四類感染症	1. E型肝炎,2. ウエストナイル熱(ウエストナイル脳炎を含む),3. A型肝炎,4. エキノコックス症,5. 黄熱,6. オウム病,7. オムスク出血熱,8. 回帰熱,9. キャサヌル森林病,10. Q熱,11. 狂犬病,12. コクシジオイデス症,13. サル痘,14. ジカウイルス感染症,15. 重症熱性血小板減少症候群(病原体がフレボウイルス属SFTSウイルスであるものに限る),16. 腎症候性出血熱,17. 西部ウマ脳炎,18. ダニ媒介脳炎,19. 炭疽,20. チクングニア熱,21. つつが虫病,22. デング熱,23. 東部ウマ脳炎,24. 鳥インフルエンザ(H5N1およびH7N9を除く),25. ニパウイルス感染症,26. 日本紅斑熱,27. 日本脳炎,28. ハンタウイルス肺症候群,29. Bウイルス病,30. 鼻疽,31. ブルセラ症,32. ベネズエラウマ脳炎,33. ヘンドラウイルス感染症,34. 発しんチフス,35. ボツリヌス症,36. マラリア,37. 野兎病,38. ライム病,39. リッサウイルス感染症,40. リフトバレー熱,41. 類鼻疽,42. レジオネラ症,43. レプトスピラ症,44. ロッキー山紅斑熱
五類感染症	1. インフルエンザ(鳥インフルエンザおよび新型インフルエンザ等感染症を除く),2. ウイルス性肝炎(E型肝炎およびA型肝炎を除く),3. クリプトスポリジウム症,4. 後天性免疫不全症候群,5. 性器クラミジア感染症,6. 梅毒,7. 麻しん,8. メチシリン耐性黄色ブドウ球菌感染症 1〜8の他,既に知られて感染性の疾病(四類感染症を除く)であって,1〜8と同程度に国民の健康に影響を与える恐れのあるものとして厚生労働省令で定める38疾病。
新型インフルエンザ等感染症	1. 新型インフルエンザ:新たに人から人に伝染する能力を有することとなったウイルスを病原体とするインフルエンザであって,一般に国民が当該感染症に対する免疫を獲得していないことから,当該感染症の全国的かつ急速なまん延により国民の生命および健康に重大な影響を与える恐れがあると認められるもの。 2. 再興型インフルエンザ:かつて世界的規模で流行したインフルエンザであってその後流行することなく長期間が経過しているものとして厚生労働大臣が定めるものが再興したものであって,一般に現在の国民の大部分が当該感染症に対する免疫を獲得していないことから,当該感染症の全国的かつ急速なまん延により国民の生命および健康に重大な影響を与える恐れがあると認められるもの。
指定感染症	既に知られている感染性の疾病(一類感染症,二類感染症,三類感染症および新型インフルエンザ等感染症を除く)であって,当該疾病のまん延により国民の生命および健康に重大な影響を与える恐れがあるものとして政令によって定めるもの。
新感染症	人から人に伝染すると認められる疾病であって,既に知られている感染性の疾病とその病状または治療の結果が明らかに異なるもので,当該疾病にかかった場合の病状の程度が重篤であり,かつ,当該疾病のまん延により国民の生命および健康に重大な影響を与える恐れがあるもの。
獣医師が届け出る感染症と動物	1. エボラ出血熱(サル),2. マールブルグ病(サル),3. ペスト(プレーリードッグ),4. 重症急性呼吸器症候群(SARS)のイタチアナグマ,タヌキおよびハクビシン,5. 細菌性赤痢(サル),6. ウエストナイル熱(鳥類),7. エキノコックス症(犬),8. 結核(サル),9. 鳥インフルエンザ(H5N1,H7N9)の鳥類,10. 新型インフルエンザ等感染症の鳥類,11. 中東呼吸器症候群(MERS)のヒトコブラクダ の 11 疾患およびそれぞれの動物

（5）特定病原体等

病原体等を適正に管理するために一種病原体等については所持等の禁止(法第56条の3～5，政令第15条)，二種病原体等については所持等の許可(法第56条の6～15，政令第16～19条)，三種病原体等については所持等の届出(法第56条の16，17，政令第20条)，四種病原体等については基準の遵守が定められている。また，病原体等に応じた施設基準，保管，使用，運搬，滅菌等の基準(厚生労働省令)の遵守，厚生労働大臣等による報告徴収，立入検査，厚生労働大臣による改善命令，改善命令違反等に対する罰則も定められている。

3. 感染症の撲滅

> 到達目標：感染症の制圧や撲滅方法を説明し，提案できる。
> キーワード：OIE，FAO，WHO，One World-One Health

1）家畜疾病撲滅対策の意義

感染症の撲滅とは，「国家レベルでみた場合，特定の国，地域で微生物封じ込め施設以外に，特定の病原体が存在しない状態である」とされている。国単位での清浄化に向けて，初めに飼育施設ないしは自治体を単位とした清浄化が行われ，最終的には地球規模での清浄化，すなわち撲滅となる。感染症の撲滅は多大な労力と費用を必要とするだけでなく，特定の条件が整っている場合に達成し得る。これまでと現在の撲滅を目標とした感染症は以下の条件を備えている。

①家畜衛生ないし公衆衛生の見地から撲滅が必要であり，撲滅によって得られる経済的利益が撲滅に要する経費を大きく上回ること。
②その感染症に確実な診断法とその実施体制が整っていること。
③移動制限や殺処分など強制措置を可能とする社会的環境，法制度および保証制度が整備されていること。
④その感染症について，疫学的特性がよくわかっており，有効な対策をとり得ること。

実際にはこれらの条件を備えた感染症は少なく，すべての感染症が撲滅可能とはいえない。特に，野生動物に感染が拡大している感染症はほぼ不可能である。しかし，感染症の制圧と撲滅に向けて，**OIE，FAO，WHO**が協力してその努力が続けられている。主として，OIEは動物衛生，FAOは食料確保，WHOでは公衆衛生領域を主導し，各機関による交流・情報交換が密に行われている。

これまでに人類が撲滅を達成した感染症は天然痘(1980年，WHO)および牛疫(2011年，OIE)である。

2）One World-One Health

OIEは，「より安全な世界のための獣医学教育の新展開」に関する勧告(2009年)において，動物の健康，人の健康は一つであり生態系の健全性の確保につながるとする新たな理念として「One World-One Health」を実行すべきである旨を提唱している。**One World-One Health**とは，動物と人およびそれを取り巻く環境(生態系)は相互につながっていると包括的に捉え，獣医療をはじめ関係する学術分野が「ひとつの健康」の概念を共有して課題解決にあたるべきとの考えであり，2004年に野生生物保全協会

（WSC）とロックフェラー大学が提唱した。

　One World-One Healthが提唱された背景には，①人の感染症の60％は動物由来，人の新興感染症の疾病の75％は動物関連，バイオテロリズムの80％は動物由来病原体であること，②人は，卵，肉，乳などの動物タンパク質を必要としていること，③食用動物の生産減少の20％以上は動物の感染症により誘発され，人の健康・栄養不足，食料安全保障の問題となっていることがあり，地域，国家レベルでの協力体制が必要とされている。そこで，OIE，FAOおよびWHOの連携による人獣共通感染症を含む主要動物疾病世界早期警戒システムGLEWS(Global Early Warning System for major animal diseases including zoonoses)，あるいはOIEとFAOとの連携による越境性感染症の防疫のための世界的枠組みGF-TADs(Global Framework for the progressive control of Transboundary Animal Diseases)などが構築された。

3）日本国内における特定家畜伝染病清浄化への取り組み

　わが国では家畜防疫対策要綱などに基づき家畜における防疫対策を推進してきた。これまでに，2007年に豚コレラの，2011年には口蹄疫の清浄化が達成された。牛海綿状脳症（BSE）はすでにOIEにより「無視できるBSEリスク」の国ステータスとなっている。2015年現在では，ヨーネ病およびオーエスキー病の清浄化計画が進行している。

（1）豚コレラの清浄化

　わが国において清浄化に成功した国内の動物感染症の一つに豚コレラがある。豚コレラは1888（明治21）年に北海道で初めて発生して以来，わが国の養豚産業に多大な被害をもたらしていた。1969（昭和44）年に弱毒生ワクチンが開発され，組織的な接種が行われたことにより発生が激減し，1993（平成5）年以降は発生がなくなった。そこで1995（平成7）年〜2007（平成19）年の10年超の清浄化活動が繰り広げられた。清浄化計画は3段階に分けて進行され，2007年にOIEに豚コレラ清浄国として報告した。

（2）口蹄疫の清浄化

　2010年の口蹄疫防疫について，宮崎県内だけで封じ込め，パンデミック（第1章23頁 参照）を未然に防ぎ，日本の早期清浄化対策が高い評価を得た。その防疫対策は県市町村の全面支援によって達成された偉業であった。2015年現在，日本は口蹄疫についてはワクチン非接種清浄国であるが，日本を取り囲む東アジアでは流行が続いている。引き続き厳重な検疫および防疫が必要である。

4. 越境性動物疾病

> 到達目標：越境性動物疾病について説明できる。
> キーワード：水際検疫

　感染性が高く，国境に関係なくきわめて急速にまん延する可能性のある動物感染症を越境性動物疾病transboundary animal diseasesと称する。歴史的に「海外悪性伝染病」の語が用いられていたが，現在は「越境性動物疾病」が用いられている。越境性動物疾病として病原性や世界における発生状況から口蹄疫，アフリカ豚コレラの重要度が高く，他にリフトバレー熱，牛肺疫，豚コレラ，高病原性鳥イン

フルエンザおよび小反芻獣疫などがあげられる。越境性動物疾病の侵入防止を考える際に重要なことは動物疾病の国際的伝播経路を理解することである。国際的伝播経路としては，畜産物の輸入や持ち込み，生きた家畜や卵の輸入や移動，さらに媒介節足動物の移動がある。畜産物の持ち込みによる侵入伝播はアフリカ豚コレラや豚コレラでよく知られている。

　生きた動物の移動では，陸続きの国間における反芻動物の移動，EUなど移動制限があまり厳しくない国間での家畜の移動があり，口蹄疫の発生において重要とされている。鳥類では特に家きんにおいて大量の雛や発育卵が世界中を移動しており，サルモネラ，ニューカッスル病ウイルスなどが空輸で持ち込まれる場合がある。節足動物は，病原体を保有する節足動物そのものが気流に乗って国境を越えたり，人や動物に付着して越境する場合がある。海外では国際線の飛行機機内の消毒が行われている。

　欧米では越境性動物疾病の侵入に対する緊急対応組織が構築されているが，わが国では立ち後れているのが現状である。越境性動物疾病の侵入防止は水際検疫の徹底が原則である。しかしながら，検疫の効果は限定的であり，常に越境性動物疾病が侵入する危険性があることを意識し，侵入した場合に備えて国内対応しておくことが重要である。

　越境性動物疾病の侵入に対しては，監視および発生時における緊急対応が重要となる。口蹄疫をはじめとする越境性動物疾病の国内侵入のリスクは依然高い。侵入した場合，一刻も早く発見し，速やかな対応措置を講じることにより封じ込めを行うことが重要である。

(末吉益雄)

演習問題(正答と解説は171頁)

問1．「家畜伝染病予防法」に定められている家畜伝染病の対象家畜には該当しない動物が含まれているのはどれか。
　a. 牛疫　　　　　———　牛，めん羊，山羊，豚
　b. 牛肺疫　　　　———　牛
　c. 口蹄疫　　　　———　牛，めん羊，山羊，豚
　d. 狂犬病　　　　———　牛，馬，めん羊，山羊，豚，犬，猫，あらいぐま，きつね，スカンク
　e. リフトバレー熱　———　牛，めん羊，山羊

問2．2015年現在，日本で防疫対策要領により清浄化が進められている監視伝染病はどれか。
　a. ニパウイルス感染症
　b. オーエスキー病
　c. 炭疽
　d. サルモネラ症
　e. 豚コレラ

各論

1. 病　名：監視伝染病やOIEのリストに含まれてない疾病の病名は，原則として動物の感染症（近代出版），日本獣医学会疾患名用語集（日本獣医学会HP）に記載されている場合はそれを優先し，新しいものは学術誌等で記載されているものを採用した。また，病原体がそのまま病名になっている疾病の英文表記はinfectionにした。
   1) 同一病原体が複数の動物種の病原となる場合，動物名と病名の間に の を入れた。
      例：豚の日本脳炎
   2) 1種類の宿主にのみ用いられる病名は の を入れない。
      例：牛伝染性鼻気管炎
   3) 同一病原体が複数の動物種の病原となる場合で，その疾病を1箇所にまとめて記述する場合は宿主名（宿主動物種）を入れない。
      例：口蹄疫（牛のウイルス病の項に収載するが，他の宿主についても記述する）
      なお，病名の後に上付きで示した（法）（届出）（人獣）はそれぞれ次の意味を示す。
         （法）　：家畜伝染病予防法に規定される家畜伝染病（俗称：法定伝染病）
         （届出）：家畜伝染病予防法に規定される届出伝染病
         （人獣）：人獣共通感染症：脊椎動物から人に伝播される病気と感染
2. 宿　主：家畜伝染病，届出伝染病の対象家畜は太字で示した。なお，家畜伝染病については法律で指定されているものと，政令で指定されているものの区別はしていない。この区別については第4章 53〜55頁 表4−1, 表4−2を参照。
   なお，宿主には「自然界において感染が確認されている人以外の主な動物種」をあげた。
3. 本文の下線：疾病のキーワードであることを示す。

第5章　牛，めん羊，山羊の家畜伝染病
（法定伝染病）

> 一般目標：牛，めん羊，山羊の家畜伝染病の病原，疫学，診断，予防および治療について学び，それぞれの感染症の特徴とその制御に関する知識を習得する。

> 到達目標：1) 牛，めん羊，山羊のウイルス性家畜伝染病（法定伝染病）を説明できる。
> 　　　　　2) 牛，めん羊，山羊の細菌性家畜伝染病（法定伝染病）を説明できる。
> 　　　　　3) 牛，めん羊，山羊の原虫およびプリオンによる家畜伝染病（法定伝染病）を説明できる。

1. 口蹄疫 (法) foot-and-mouth disease

水疱形成を主徴とする急性熱性伝染病。「口蹄疫防疫指針」に基づいて防疫。早期発見・速やかな初動防疫が重要。

宿　主　牛，水牛，豚，いのしし，めん羊，山羊，鹿。らくだ，象，カモシカ，レイヨウ，ハリネズミなどの家畜および野生偶蹄類ならびに野生げっ歯類。

病原体　*Picornavirales*，*Picornaviridae*，*Aphthovirus* の *Foot-and-mouth disease virus*（口蹄疫ウイルス）。交差免疫が成立しない O，A，C，Asia 1，SAT 1〜3 の 7 血清型。低温では pH 7〜9 で安定。

疫　学　分布：全世界に分布。近年では 2010 年に中国，韓国や日本で発生。特定疾病として OIE が発生状況を常に監視し，清浄性を認定している。

　　　　　伝播・感染様式：感染動物は水疱形成前からウイルス排出。接触により容易に感染が拡大。牛は高感受性。豚は低感受性だが，感染後のウイルス排出量は牛の 100〜2,000 倍。めん羊や山羊は伝播において重要な位置を占める。空気伝播がある。汚染家畜，汚染畜産物，汚染塵芥，風，人，鳥類などによる物理的伝播がある。汚染畜産物ではウイルスが長期間残存し，感染源となる。

診　断　臨床：潜伏期間は長くとも牛で 6 日，豚で 10 日，めん羊で 9 日。発熱，流涎，跛行などの症状がみられる。口，蹄および乳房周囲の皮膚や粘膜に水疱形成後，潰瘍やび爛。乳牛では発症前に泌乳量減少。
　　　　　＜類症鑑別＞　豚水疱病，水胞性口炎
　　　　　病理：水疱は有棘層に形成される。上皮細胞は基底層から剥離。二次感染がない場合には数週間で上皮は修復。幼若動物では心筋の変性壊死病変（虎斑心）がみられ致死率も高い。
　　　　　実験室内診断：病原診断として国際標準法の間接サンドイッチ ELISA があり，血清型も決定できる。ウイルス分離には牛腎臓細胞や甲状腺細胞などの初代培養細胞が感受性に優れる。キャリアー動物からのウイルス分離には咽頭拭い液（プロバング材料）を用いる。遺伝子診断として RT-PCR が利用される。血清診断は液層競合サンドイッチ ELISA，中和テスト。

予防・治療　病性鑑定は「口蹄疫に関する特定家畜伝染病防疫指針（口蹄疫防疫指針）」に基づいて実施。わが国では緊急用不活化ワクチンを備蓄。ワクチン接種牛やめん羊はキャリアーになる場合があり，その後の感染源となる可能性がある。2010 年のわが国での発生ではワクチン接種動物も殺処分された。

（福士秀人）

2. リフトバレー熱^{(法)(人獣)} Rift Valley fever

宿 主 牛，めん羊，山羊，水牛，鹿。ラクダ，野生反芻動物。

病原体 *Bunyaviridae, Phlebovirus*に属する*Rift Valley fever virus*（リフトバレー熱ウイルス）。

疫 学 分布：アフリカ。アラビア半島。

伝播・感染様式：流行地では野生反芻動物と吸血蚊間で循環。ある種の蚊では介卵感染が成立。ウイルスを保有する蚊の卵は環境で長期間残存。家畜では節足動物媒介性感染伝播。人は感染動物の血液，組織，分泌物，排泄物との接触により感染。

診 断 臨床：動物種により感受性および症状は異なる。羊および子牛は高感受性（致死率20～70%），牛，山羊，アフリカバッファロー，アジアロバおよび人では中等度感受性（致死率10%以下）。ラクダ，馬属，豚，犬，猫，猿類，うさぎおよびモルモットは抵抗性（不顕性感染）。

潜伏期は，子羊では12～96時間，他の動物では1～6日。症状は発熱，衰弱，腹痛，呼吸促迫，流産などから不顕性感染。

　　＜類症鑑別＞　ブルータング，エンテロトキセミア，牛流行熱，ウェッセルスブロン病，トリコモナス病，心水病，細菌性敗血症，牛疫，小反芻獣疫，炭疽

病理：肝臓の壊死。漿膜，リンパ節，皮下組織および腎臓などの点状ないし斑状出血。

組織学的には肝臓の凝固壊死。

実験室内診断：診断材料は血液，肝臓，脾臓，リンパ節，脳，流産胎子。ウイルス分離はハムスターやマウスおよび各種培養細胞への接種による。寒天ゲル内沈降反応。抗体検出は中和テスト，ELISA，HI反応。

予防・治療 流行地からの航空機におけるウイルス保有昆虫の排除。検疫。

（福士秀人）

3. 牛疫^{(法)(撲滅)} rinderpest

宿 主 牛，水牛，めん羊，山羊，豚，鹿，いのしし。野生偶蹄目。

病原体 *Mononegavirales, Paramyxoviridae, Paramyxovirinae, Morbillivirus*の*Rinderpest virus*（牛疫ウイルス）。

疫 学 分布：現在は存在しない（2011年に撲滅が宣言された）。

伝播・感染様式：発症牛の鼻汁，涙，唾液，尿，糞便や排泄物の飛沫吸入や発症牛との直接接触。

診 断 臨床：2～9日の潜伏期の後，発熱，粘膜の充血・点状出血，下痢，白血球減少症が起こり高致死率。

　　＜類症鑑別＞　口蹄疫，豚水胞病

病理：消化管粘膜の出血性変化，壊死，偽膜，び爛斑，潰瘍。組織病理学的にリンパ組織における細胞質内封入体および核内封入体を含む多核巨細胞が特徴的。極期には濾胞内の著しいリンパ球壊死。

実験室内診断：診断材料は血液，眼瞼ぬぐい液，死亡家畜の脾臓およびリンパ節。

RT-PCRによる遺伝子診断。中和テスト，間接血球凝集反応による血清診断。ELISAによる抗原検査。ウイルス分離。

予防・治療 緊急用ワクチンがある。「牛疫に関する特定家畜伝染病防疫指針」に従い防疫措置を講ずる。

（福士秀人）

4. 小反芻獣疫 ^(法) peste des petits ruminants

宿　主　めん羊，山羊，鹿。

病原体　*Mononegavirales, Paramyxoviridae, Paramyxovirinae, Morbillivirus* に属する *Peste-des-petits-ruminants virus*（小反芻獣疫ウイルス）。牛疫ウイルスに近縁。

疫　学　分布：西および中央アフリカ，中近東，インド。

　　　　　伝播・感染様式：感染動物の分泌物や排泄物との接触により伝播。
　　　　　　　山羊の致死率は高い。めん羊はやや低い。
　　　　　　　牛と豚は感染するが発症せず，伝播もしない。

診　断　臨床：発熱，食欲不振，流涙。鼻汁は水様から膿様に進行。口および鼻粘膜の充血とび爛。咳，下痢。急性型は4～7日，亜急性型は2～7週で死亡。回復することもある。
　　　　　　　＜類症鑑別＞　牛疫
　　　　　病理：肺の赤色化，消化管粘膜の充出血，び爛，潰瘍，結腸の点状出血。
　　　　　実験室内診断：CF反応や寒天ゲル内沈降反応による抗体検出。ウイルス分離。ELISAによる抗原検出。RT-PCRによる遺伝子検出。

予防・治療　発生国では弱毒生ワクチンを使用。わが国では発生国からの家畜輸入禁止および検疫が重要。
　　　　　　　二次感染を防止する治療は死亡率減少に役立つ。

　　　　　　　　　　　　　　　　　　　　　　　　　　　　　（福士秀人）

5. 水胞性口炎 ^(法)(人獣) vesicular stomatitis

宿　主　牛，水牛，馬，豚，鹿，いのしし。めん羊，山羊。

病原体　*Mononegavirales, Rhabdoviridae, Vesiculovirus* のVesicular stomatitis virus（水胞性口炎ウイルス）。New Jersey，IndianaおよびCocalの3血清型がある。

疫　学　分布：南北アメリカ大陸。

　　　　　伝播・感染様式：感染源は感染動物の水疱液，唾液，汚染環境。
　　　　　　　経鼻ないし経口感染。吸血昆虫による媒介。

診　断　臨床：潜伏期は2～8日。流涎，発熱，口腔粘膜および舌の水疱形成。豚では蹄部の水疱形成も認められる。多くの家畜が1～2週間程度で回復。
　　　　　　　＜類症鑑別＞　口蹄疫，豚水胞病
　　　　　病理：口腔粘膜，舌，蹄などの水疱。肥厚したマルピギー層における細胞間浮腫。上皮細胞の海綿化および角化。
　　　　　実験室内診断：診断材料は新鮮水疱。培養細胞（BHK-21，Veroなど）接種。中和テスト。

予防・治療　予防・治療法はない。二次感染に対する抗生物質治療。

　　　　　　　　　　　　　　　　　　　　　　　　　　　　　（福士秀人）

1. ヨーネ病^(法) Johne's disease

難治性の慢性肉芽腫性腸炎。定期的検査による感染牛の摘発・淘汰を行う。

病名同義語：パラ結核症 paratuberculosis

宿　主　牛，めん羊，山羊，水牛，鹿。ラマ，ラクダ，アルパカ，その他野生の反芻動物。

病原体　*Mycobacterium avium* subsp. *paratuberculosis*（ヨーネ菌）。*M. avium* の 1 亜種として分類されている。遅発育性とマイコバクチン発育要求性が特徴である。

疫　学　**分布**：世界各国で発生が認められる。北米，ヨーロッパ諸国における感染率が高い。わが国においては年間数百頭が摘発されている。

伝播・感染様式：ヨーネ菌を含む患畜の糞便および乳汁の摂取による経口感染。菌は回腸パイエル板のM細胞から侵入し，腸全体へと広がる。重症例では経胎盤感染もある。

　年齢により感受性に差があることが知られており，特に若齢動物で高く，6 カ月齢以下の子牛が感染すると将来発症する可能性が高い。野うさぎなどの野生動物を介した感染も重要視されている。

診　断　**臨床**：分娩 1 ～数週間後の下痢が発見の端緒となることがある。乳牛の発症年齢は 3 ～ 5 歳が多い。一方，授乳期間が数カ月と長く感染菌量が多いと推定される肉牛では，発症年齢がやや低い。急激な削痩，乳量低下，乳房萎縮，泌乳停止が認められる。2 ～ 3 週間の間欠性下痢から持続性下痢に変わり，数カ月から 1 年以内に衰弱死する。

　　＜類症鑑別＞　牛ウイルス性下痢・粘膜病，細菌性下痢，アミロイドーシス，肝蛭症

病理：感染初期には類上皮細胞肉芽腫が回腸下部の粘膜固有層とその周囲のリンパ節に限局。病勢進行とともに病巣は粘膜下織にび漫性に拡大。進行性病態症例では類上皮細胞内に多数のヨーネ菌の増殖を認める。腸管粘膜組織はび漫性の類上皮細胞肉芽腫の形成とリンパ流うっ滞により肥厚し，粘膜面は大脳表面のような皺を形成する。潰瘍および出血はみられない。

実験室内診断：糞便の塗抹染色によるヨーネ菌の直接検出。マイコバクチン添加ハロルド培地を用いた糞便からの分離培養。菌の発育速度は遅く，培養観察期間は 12 ～ 16 週を要する。発育コロニーからDNAを抽出し，PCRによる遺伝子診断が可能。

　抗体検査は，牛ではELISA，めん羊・山羊ではCF反応が用いられる。遅延型皮内反応のヨーニン反応がある。

予防・治療　定期的検査による感染および排菌牛の早期摘発と淘汰が防疫上重要。子牛を成牛の糞便と接触させないことが感染予防上効果的である。哺乳子牛と成牛群との接触遮断，使用管理器具の仕分け，子牛舎への出入りの際の衣服や靴の消毒を徹底する。患畜由来の子牛は感染の可能性が高いため淘汰対象とする。清浄牛の導入に努める。

　欧米では死菌および生菌ワクチンが市販されているが，発症阻止効果はあるものの持続感染や排菌の抑制効果は低い。化学療法による治療は困難である。

（度会雅久）

2. 炭疽 (法)(人獣) anthrax

宿　主　牛，馬，めん羊，山羊，豚，水牛，鹿，いのしし。
病原体　*Bacillus anthracis*（炭疽菌）。
疫　学　分布：世界各国で発生が認められる。日本での発生は牛で1991年と2000年。
　　　　　伝播・感染様式：土壌が汚染された場合，芽胞が土壌に長期間生存し，感染源となる。芽胞の侵入，直接接触あるいは芽胞が付着した飲水，牧草および飼料の摂食による感染，また皮膚や粘膜の創傷部位からの経皮感染。
診　断　臨床：牛，馬，めん羊，山羊などの高感受性動物では急性敗血症により急死。豚など低感受性動物では慢性経過をたどり，腸炎型，咽喉部に病変を作るアンギナ型，急性敗血症型に大別される。
　　　　　＜類症鑑別＞　クロストリジウム感染症，出血性敗血症，豚の増殖性腸炎，エンテロトキセミア
　　　　　病理：牛，馬，めん羊，山羊などでは皮下の浮腫，口腔，鼻腔および肛門などの天然孔からの出血。豚では腸壁の肥厚，リンパ節の腫大，出血。
　　　　　実験室内診断：血液塗抹の染色による莢膜をもつ大型桿菌の確認。分離菌株のファージテストによるγファージ感染性やペニシリン含有培地を用いたパールテストにおける菌体の球状化の確認。PCRによる標的遺伝子の増幅。アスコリーテストによる血液や臓器等の抽出物中の菌体由来抗原の検出。
予防・治療　無莢膜弱毒変異株の芽胞液を用いた生ワクチンがある。治療はしない。

（度会雅久）

3. 結核病 (法)(人獣) tuberculosis

宿　主　牛，山羊，水牛，鹿。めん羊，豚。
病原体　*Mycobacterium bovis*（牛型結核菌）。
疫　学　分布：世界各国で発生が認められる。日本では肉牛において散発的な集団発生が認められる。
　　　　　伝播・感染様式：病原体を含む感染動物の分泌物および排泄物の吸引による経気道感染の他，飛沫核感染，経口感染。
診　断　臨床：発咳，食欲不振，削痩などの栄養不良症状。多くは慢性経過をとり，予後不良。
　　　　　＜類症鑑別＞　非結核性抗酸菌症，放線菌症，アルカノバクテリウム・ピオゲネス感染症
　　　　　病理：感染臓器と付属リンパ節に初期結核病巣が形成される。妊娠個体では全身性粟粒結核となる。初期病変は滲出性炎であるが，慢性化すると増殖性の結核結節を形成する。
　　　　　実験室内診断：塗抹標本の抗酸染色。病巣部からの菌分離と同定。DNAを増幅するPCR，RNAを増幅するMTD法がある。ツベルクリン反応による生前診断。
予防・治療　わが国では陽性牛は殺処分。ツベルクリン陽性反応個体の摘発・淘汰が重要。生石灰の散布による牛舎の消毒を行う。治療はしない。

（度会雅久）

4. ブルセラ病 (法)(人獣) brucellosis

- **宿　主**　牛，めん羊，山羊，豚，水牛，鹿，いのしし。犬。
- **病原体**　ブルセラ属菌。*Brucella melitensis*(めん羊，山羊)，*B. abortus*(牛)，*B. suis*(豚)，*B. canis*(犬)など。
- **疫　学**　分布：世界各国で発生が認められる。特に地中海地域，アラビア湾地域，インド，中南米で多い。日本はほぼ清浄化されている。

　　　　　伝播・感染様式：経口，経皮，交尾，粘膜などすべての経路で感染する。乳汁にも菌が存在する。
- **診　断**　臨床：動物では流産，不妊，精巣炎，関節炎，膿瘍形成，乳房炎。人では発熱，関節痛，疲労。

　　　　　　　＜類症鑑別＞　他の感染性流産

　　　　　病理：脾臓，肝臓，リンパ節，胎盤，子宮，乳腺，精巣の結節性肉芽腫病変が特徴。

　　　　　実験室内診断：患畜材料からの菌分離と同定。血清診断として，急速凝集反応，試験管凝集反応，CF反応を行う。
- **予防・治療**　わが国では検疫と淘汰を行い，ワクチンは使用しない。治療はしない。

　　　（度会雅久）

(犬のブルセラ病は161頁に記した)

5. 牛の出血性敗血症 (法) hemorrhagic septicemia in cattle

- **宿　主**　牛，めん羊，山羊，豚，水牛，鹿，いのしし。
- **病原体**　*Pasteurella multocida*の莢膜抗原型BまたはE。
- **疫　学**　分布：東南アジア，中近東，アフリカ，中南米諸国。日本にはない。

　　　　　伝播・感染様式：経気道および経口感染。発症牛，保菌牛との接触，敷わら，床を介した感染。川や溜池などの水も重要な感染源となる。
- **診　断**　臨床：甚急性では突然死亡する。急性例では，発熱，元気消失，反芻停止，流涎，流涙，粘液様鼻汁，下顎や頚側の腫脹，咳，呼吸促迫，呼吸困難，横臥。数時間から2日間で死亡する。

　　　　　　　＜類症鑑別＞　炭疽，気腫疽，悪性水腫，ワラビ中毒

　　　　　病理：甚急性では著変なし。急性例では，下顎，頚部および胸前の皮下に膠様浸潤。胃壁，腸管の粘膜および漿膜，心膜に充血，点状出血が認められる。

　　　　　実験室内診断：血液または実質臓器の塗抹標本の染色。菌分離と血清型別。
- **予防・治療**　不活化ワクチンがある。的確な治療法はない。

　　　（度会雅久）

6. 牛肺疫^(法) contagious bovine pleuropneumonia

宿 主 牛，水牛，鹿。めん羊，山羊。
病原体 *Mycoplasma mycoides* subsp. *mycoides* SC type。
疫 学 分布：アフリカ，アジア，オーストラリア，中南米，南ヨーロッパ。日本での発生は1941年以降ない。
　　　　 伝播・感染様式：感染牛との接触，飛沫吸入による経気道感染。伝播力はきわめて高い。
診 断 臨床：急性では高熱，疼痛性の強い発咳，鼻汁漏出，呼吸困難，起立不能が認められ，死亡する。
　　　　 慢性では軽度の発咳。
　　　　　　＜類症鑑別＞ 出血性敗血症，牛マイコプラズマ肺炎，ヒストフィルス・ソムニ感染症，
　　　　　　　　　　　　 異物性肺炎，牛伝染性鼻気管炎，イバラキ病
　　　　 病理：胸膜肋膜肺炎。肺割面は大理石紋様が認められる。胸腔内に多量の胸水貯留。肺炎部に多形核白血球，単球およびリンパ球の浸潤。
　　　　 実験室内診断：肺や近傍リンパ節の圧片標本の蛍光抗体法によるマイコプラズマ抗原の検出。肺病変乳剤のPCR-RFLP解析。
　　　　 血清診断としてはCF反応，競合ELISAが用いられる。
予防・治療 検疫の徹底，および摘発・淘汰。治療はしない。

（度会雅久）

7. アナプラズマ病^(法) anaplasmosis

宿 主 牛，水牛，鹿。アメリカバイソン，エルク，ラクダ。
病原体 *Anaplasma marginale* によるものは家畜伝染病。近縁種の *A. centrale* は病原性が弱く，家畜(法定)伝染病の病原体に指定されていない。
疫 学 分布：ほぼ世界中の熱帯，亜熱帯および一部温帯に分布。
　　　　 伝播・感染様式：特定のマダニ，ヒメダニに感染した病原体がこれらの体内で増殖し，吸血により伝播される。病原体はマダニの経卵巣または経発育期伝播によりマダニ間で維持されている(生物学的伝播)。アブやサシバエ，あるいは蚊による機械的伝播もある。
診 断 臨床：溶血性貧血，発熱が主症状。元気消失，食欲低下，便秘，黄疸，脱水，呼吸数増加，流産，不妊。死亡することもある。
　　　　　　＜類症鑑別＞ バベシア病，タイレリア病，ヘモプラズマ病，レプトスピラ症，トリパノソーマ病
　　　　 病理：粘膜や皮膚，または皮下織の蒼白あるいは黄色化。脾臓腫大，胆嚢腫大が顕著。
　　　　 実験室内診断：末梢血液塗抹の染色(Giemsa染色またはアクリジン・オレンジ染色)。
　　　　 PCRで遺伝子解析。
　　　　 血清診断としてはCF反応が行われる。
予防・治療 予防は検疫の徹底，および摘発・淘汰。
　　　　　　 治療はテトラサイクリン系抗菌剤が有効。

（度会雅久）

1. ピロプラズマ病(法) piroplasmosis

1) 牛のタイレリア病 bovine theileriosis

病名同義語：熱帯タイレリア病(*T. annulata*)，東海岸熱(*T. parva*)

宿　　主　牛。
病原体　*Theileria annulata* および *T. parva* によるもの(タイレリア病)は家畜伝染病。*T. orientalis*。
疫　　学　分布：*T. annulata* は中近東から中国南部に至るユーラシア大陸，サハラ以北のアフリカ諸国。
　　　　　T. parva は東・南部アフリカ。*T. orientalis* は日本，韓国，中国，東南アジア。
　　　　伝播・感染様式：マダニの吸血により伝播。
診　　断　臨床：*T. annulata* は体表リンパ節腫大，発熱，貧血。死亡率は5〜90％。
　　　　　T. parva は体表リンパ節腫大，発熱，多量の気管分泌液排出による呼吸困難，死亡率は70％以上。
　　　　　T. orientalis は発熱，貧血，黄疸。
　　　　＜類症鑑別＞　*T. annulata* は熱性の各種細菌，ウイルス感染。
　　　　　　　　T. parva は牛肺疫，牛疫，悪性カタル熱。
　　　　　　　　T. orientalis はバベシア病，アナプラズマ病。
　　　　病理：*T. annulata* および *T. parva* は全身臓器にシゾント感染リンパ球浸潤。
　　　　実験室内診断：血液，リンパ節バイオプシーのGiemsa染色標本で原虫検出。PCRによる遺伝子診断。
予防・治療　ダニの駆除および抗ダニ剤の牛への塗布が予防法として重要。
　　　　治療には，*T. annulata* と *T. parva* 感染症ではテトラサイクリン系抗菌剤やナフトキノン製剤が用いられる。*T. orientalis* 感染症ではキノリン製剤やジアミジン製剤が有効。

2) 牛のバベシア病 bovine babesiosis

病名同義語：テキサス熱，ダニ熱(*B. bigemina*)

宿　　主　牛，水牛，鹿。
病原体　*Babesia bigemina* および *B. bovis* によるもの(バベシア病)は家畜伝染病。*B. divergens*，*B. ovata*。
疫　　学　分布：*B. bigemina*，*B. bovis* は中南米，中央・北アフリカ，オーストラリア東部，南部欧州，東南アジア。*B. divergens* は中央から北部欧州。*B. ovata* は日本，韓国。
　　　　伝播・感染様式：マダニの吸血により伝播。
診　　断　臨床：*B. bigemina* は発熱，貧血，血色素尿症。*B. bovis* は発熱，貧血，黄疸，血色素尿症，神経症状(脳バベシア)。*B. divergens* は発熱，貧血，黄疸，血色素尿症。*B. ovata* は病原性が低い。
　　　　＜類症鑑別＞　貧血，黄疸はアナプラズマ病。血色素尿症はレプトスピラ症，銅中毒。
　　　　　　　　脳バベシアは心水病，細菌性髄膜炎。
　　　　病理：貧血，黄疸に伴う所見。膀胱内に暗赤色血色素尿貯溜。脳性バベシアでは脳の充血。
　　　　実験室内診断：末梢血液塗抹Giemsa染色標本で赤血球内原虫検出。PCRによる遺伝子診断。
予防・治療　抗ダニ剤の牛体への塗布。*B. bigemina* と *B. bovis* は流行国で弱毒生ワクチンあり。
　　　　治療は抗原虫薬(キノリン製剤やジアミジン製剤)の投与。

(須永藤子)

(馬ピロプラズマ病は136頁に記した)

2. 伝達性海綿状脳症(法) transmissible spongiform encephalopathies

病名同義語：プリオン病

宿　主　牛，水牛［牛伝達性海綿状脳症 bovine spongiform encephalopathy(BSE)］，
　　　　　めん羊と山羊［スクレイピー scrapie］，鹿［慢性消耗病 chronic wasting disease(CWD)］。
病原体　プリオン(BSEプリオン，スクレイピープリオン，CWDプリオン)。
疫　学　分布：BSEはこれまで，ヨーロッパ諸国，北米，イスラエル，日本，ブラジルで感染牛が摘発されている。スクレイピーは，オーストラリア，ニュージーランドを除く世界各地で発生，CWDは北米および韓国で発生。
　　　　　伝播・感染様式：BSEプリオンに汚染された飼料の給餌。スクレイピーとCWDは自然状態下で，経口ルートで感染が成立。
診　断　臨床：運動失調，歩様異常，沈うつ，起立不能，過敏反応，掻痒症状(スクレイピー)。ひとたび発症すると，数週間から数カ月で亜急性に進行して致死。
　　　　　潜伏期は非常に長く，BSEで4〜8年程度，スクレイピーで2.5〜4年程度。
　　　　　病理：神経網および神経細胞の空胞変性，アストロサイトーシス，異常型プリオンタンパク質(PrP^{Sc})の蓄積。
　　　　　実験室内診断：ウエスタンブロット法，ELISA，免疫組織化学によるPrP^{Sc}の検出，HE染色による空胞変性の確認。
予防・治療　ワクチンおよび治療法はない。BSEは反芻動物由来飼料の給餌禁止(飼料規制)の遵守により予防可能。「牛海綿状脳症(BSE)に関する特定家畜伝染病防疫指針」に従い防疫措置を講ずる。

（堀内基広）

演習問題(正答と解説は171頁)
問1. 口蹄疫について正しい記述はどれか。
　a. 口蹄疫ウイルスには8つの血清型がある。
　b. わが国では過去に発生したことがない。
　c. ワクチンが存在しない。
　d. 馬では持続感染が成立する。
　e. 一般に豚は牛より低感受性だが，感染後のウイルス排出量は多い。
問2. 2011年に撲滅宣言が出された疾病はどれか。
　a. 口蹄疫
　b. リフトバレー熱
　c. 牛疫
　d. 小反芻獣疫
　e. 水胞性口炎
問3. ヨーネ病について正しい記述はどれか。
　a. 原因菌は *Mycobacterium avium* subsp. *paratuberculosis* である。
　b. ヨーネ病は北米，オーストラリアでは清浄化されている。
　c. 菌は回腸パイエル板のリンパ球に侵入し，腸全体へと広がる。
　d. 経胎盤感染はない。
　e. 年齢により感受性に差があり，特に3歳以上で高い。

問4. 炭疽について正しい記述はどれか。
  a. 原因菌は *Clostridium chauvoei* である。
  b. 牛では経過が急性である。
  c. 牛では腸炎を主徴とする。
  d. めん羊，山羊では慢性経過をたどる。
  e. 実験室内診断として，蛍光抗体法がある。

問5. 牛のタイレリア病およびバベシア病の病原体と類症鑑別が必要な疾病の組み合わせで正しいのはどれか。
  a. *T. annulata* ─── レプトスピラ症
  b. *T. parva* ─── 牛肺疫
  c. *T. orientalis* ─── アナプラズマ症
  d. *B. gibemina* ─── 悪性カタル熱
  e. *B. bovis* ─── 牛伝達性海綿状脳症

問6. 伝達性海綿状脳症の説明で正しいのはどれか。
  a. 潜伏期は数カ月である。
  b. 真菌が病原体である。
  c. ワクチンがある。
  d. 反芻動物由来飼料の給餌により伝播する。
  e. 血清抗体の検出により診断できる。

第6章 牛の届出伝染病

> 一般目標：牛の届出伝染病の病原，疫学，診断，予防および治療について学び，それぞれの感染症の特徴とその制御に関する知識を修得する。

> 到達目標：1）牛のウイルス性届出伝染病を説明できる。
> 　　　　　2）牛の細菌性届出伝染病を説明できる。
> 　　　　　3）牛の原虫および外部寄生虫性届出伝染病を説明できる。

1. 牛伝染性鼻気管炎（届出） infectious bovine rhinotracheitis（IBR）

牛ヘルペスウイルス1型感染による結膜炎，髄膜炎，膿疱性陰門腟炎，亀頭包皮炎などを示す熱性呼吸器病。回復後もウイルスは潜伏感染し，重要な感染源の一つとなる。

宿　主　牛，水牛。豚の自然感染例も報告されている。

病原体　*Herpesvirales, Herpesviridae, Alphaherpesvirinae, Varicellovirus* の *Bovine herpesvirus 1*：*Infectious bovine rhinotracheitis virus*（牛ヘルペスウイルス1型：牛伝染性鼻気管炎ウイルス）。

疫　学　分布：世界各国で発生。撲滅に成功している国もある。
　　　　　伝播・感染様式：感染牛の鼻汁，涙液あるいは生殖器の分泌物に汚染された埃，飛沫，エアロゾルの吸入，交配や汚染精液の人工授精によって感染。ウイルスは生涯にわたり三叉神経節あるいは腰・仙椎神経節に潜伏感染。輸送などのストレスによって再活性化。牛の放牧病，輸送熱として重要な疾病。

診　断　臨床：2～4日の潜伏期の後，漿液性鼻汁，流涎，発熱，食欲不振，元気消失などがみられ，数日以内に鼻汁および目やには粘液性から膿性となる。鼻腔粘膜の壊死病巣はしばしば膿疱化し潰瘍が形成される。開口呼吸も認められる。乳牛では突然乳量が低下する。妊娠牛では突然流産を起こすことがある。
　　　　　生殖器感染では膿疱性の陰門腟炎あるいは亀頭包皮炎を呈する。汚染精液の人工授精によって子宮内膜炎を起こすことがある。若齢牛では内臓諸臓器に限局性壊死性病変を伴った全身感染や髄膜炎，胃腸炎を起こす。
　　　　　＜類症鑑別＞　牛RSウイルス病，牛パラインフルエンザ，牛ウイルス性下痢・粘膜病など
　　　　　病理：呼吸器型はカタル性線維素性上部気道炎，時に気管支間質性肺炎が，生殖器型は陰門腟炎が，神経症状を呈した牛では非化膿性脳炎，三叉神経節炎，腰仙髄とその脊髄神経節の非化膿性炎がみられる。気道上皮細胞，陰門腟粘膜上皮細胞，神経節細胞に核内封入体がみられる。
　　　　　実験室内診断：病原診断は感染初期の鼻腔，腟および包皮の拭い液からのウイルス分離。分離材料は，剖検例では呼吸器粘膜，扁桃，肺および気管リンパ節を，流産胎子では肝臓，肺，脾臓，腎臓ならびに胎盤小葉を用いる。鼻腔，結膜および生殖器拭い液の塗抹標本の蛍光抗体法は迅速診断法として有用。PCRは精液の検査ならびに剖検後の潜伏感染の診断に有効。
　　　　　血清診断はペア血清を用いた中和テスト，ELISA，CF反応，寒天ゲル内沈降反応で特異抗体を検出。

予防・治療　各国で種々のワクチンが実用化されており，日本では，弱毒生ワクチンが用いられている。初乳の給与は初生牛の発症および重症化を防ぐためにきわめて重要。原因療法はなく，細菌の二次感染による気管支肺炎防止のため抗菌剤投与が有効。

（村上賢二）

2. 牛ウイルス性下痢・粘膜病 (届出) bovine viral diarrhoea-mucosal

牛ウイルス性下痢ウイルス1型または2型の持続感染によって，発育不良，下痢，呼吸器症状を示し，粘膜病を発症して斃死する。妊娠牛が感染すると奇形牛の出産，流産，不受胎などの繁殖障害を引き起こす。

宿主 牛，水牛。豚，めん羊，山羊，鹿，ヤク，ラマ，アルパカなどの家畜および野生動物。牛が最も感受性が高く，臨床症状は牛のみ。

病原体 *Flaviviridae*，*Pestivirus*のBovine viral diarrhoea virus 1, 2〔牛ウイルス性下痢ウイルス1型，2型（BVDV）〕。BVDV1と2の抗原性は異なるが，病原性の違いは認められない。培養細胞で細胞変性効果（CPE）を示す株（cp株）と示さない株（ncp株）が存在する。

疫学 分布：世界各地に分布。

伝播・感染様式：ウイルスは主に粘膜（口腔，鼻，消化管，生殖器）を介して感染し，唾液，鼻汁，糞便，尿，乳汁，精液など，あらゆる分泌物中に排出される。BVDVの伝播は高率に生じるが，通常，正常な動物では感染後2～3週間で産生される抗体によりウイルスは排除される。妊娠牛にncp株が感染すると免疫寛容が成立し，特異抗体をもたない持続感染牛が娩出されることがある。

持続感染牛は特徴のある臨床症状を示さない場合があり，摘発されることなく牛群内に潜伏し感染を広げる。粘膜病を伴わない本感染症の致死率は低い（0～20%）が，粘膜病発症牛は致死率90～100%と非常に高い。

診断 臨床：持続感染牛では，発育不良，下痢，呼吸器症状など。無症状の持続感染牛も多く，妊娠して持続感染子牛を娩出することもある。持続感染しているncp株がcp株に変異することで粘膜病を発症する。正常牛が感染した場合は，感染後2～3日に認められる白血球数減少を伴う一過性の発熱，時として膿性鼻汁と発咳を伴う軽度の呼吸器症状あるいは一過性の軟便・下痢便がみられる。

　　＜類症鑑別＞　牛伝染性鼻気管炎，牛流行熱など（呼吸器疾病），悪性カタル熱（粘膜病），
　　　　　　　　　アカバネ病など（異常子出産）

病理：粘膜病発症牛では，口腔から肛門までの消化管および呼吸器粘膜にび爛または潰瘍が認められる。病変は食道粘膜に高率に発現する。

実験室内診断：病原診断は血液や尿，あるいは臓器乳剤などからのウイルス分離。培養細胞を免疫染色またはcp株を重感染させた干渉法でncpウイルスを確認する。RT-PCRによる遺伝子診断も行われる。

持続感染牛は抗体陰性であるが，初乳を摂取すると，約2カ月齢までは移行抗体のために抗体陽性となることがある。バルク乳中の体細胞からもウイルス分離が可能であり，乳牛群の汚染監視に利用できる。

血清診断は中和テストによる抗体検出。

予防・治療 ワクチンによって呼吸器病を予防する。子宮内感染を完全に阻止できるワクチンはない。妊娠牛に生ワクチン接種は行わない（持続感染子牛が産生されることがある）。牛群から持続感染牛を摘発・淘汰する。持続感染牛に対する治療法はない。

（村上賢二）

3. アカバネ病(届出) Akabane disease

アカバネウイルス感染による関節弯曲症，内水頭症を示す先天異常子牛。流産胎子では非化膿性脳脊髄炎，母牛は無症状。ウイルス株により生後感染により子牛に脳脊髄炎。

宿　主　牛，水牛，めん羊，山羊。実験動物ではマウスとハムスターが感受性で，マウスでは脳炎，ハムスターでは胎子感染。

病原体　*Bunyaviridae*，*Orthobunyavirus* の *Akabane virus*（アカバネウイルス）。温度，有機溶媒，酸などに感受性。

疫　学　分布：アフリカ，中近東，アジアに広く分布。1998～99年の流行では，それまで発生報告のなかった北海道で初めて本病が発生した。現在も九州，中国地方を中心に散発的に発生。

伝播・感染様式：吸血昆虫，主としてヌカカを介して感染。日本ではウシヌカカが主要ベクター。

診　断　臨床：牛では，母獣はウイルスに感染しても一過性の白血球減少を示すのみで無症状。胎子は感染時の胎齢によって，内水頭症(水無脳症)，関節弯曲症，多発性筋炎を示す。体形異常は四肢，特に前肢の弯曲，斜頚，脊柱のＳ字状弯曲などが特徴。外見的に正常でも，盲目，虚弱，発育不良を示すこともある。

　　めん羊・山羊は牛に比べてウイルスに対する感受性が高い。感染胎子が非化膿性脳脊髄炎によって死亡すると流産や死産が，生存した場合は異常産が起こる。生後感染し非化膿性脳脊髄炎を起こすウイルス株がある。

　　＜類症鑑別＞　アイノウイルス感染症，チュウザン病など，流産・異常産を起こす疾病

病理：母獣には変化はほとんど認められない。流産胎子や体形異常子では，脊髄においては運動性の中枢をなす神経細胞の消失または減数。妊娠初期の流産胎子では，脳幹部における非化膿性脳脊髄炎，神経細胞の変性，囲管性細胞浸潤。胎齢が進んだものや新生子では，大脳底部を残してほぼすべてが欠損したものから，大脳内部にスポンジ状の空隙のあるもの，肉眼的には正常のものまで種々の程度の病変が認められる。躯幹筋では，横紋筋の形成不全による矮小筋症が特徴。

実験室内診断：病原診断は流産胎子の脳，筋肉の凍結切片や子牛の脳脊髄炎材料から蛍光抗体法による抗原証明。新鮮な流産胎子の臓器乳剤や脳脊髄炎病巣部からのウイルス分離。体形異常子はすでに抗体を保有しており，ウイルス分離は難しい。RT-PCRによる遺伝子診断も用いられる。

　　血清診断は，初乳未摂取の異常子血清から中和テストによって抗体を検出。HI反応も用いられる。

予防・治療　弱毒生ワクチンや牛異常産3種混合不活化ワクチンが用いられるが，生ワクチンは牛用であり，めん羊，山羊ではウイルス血症と胎子感染を引き起こす場合があるため使用不可。

　　本病は節足動物によって媒介されるため，ベクターの発生を抑えたり，畜舎内への侵入防止が重要。体形異常子の治療法はない。母獣は難産の場合を除けば治療の必要はない。

（村上賢二）

4. 牛白血病[届出] bovine leukosis

牛白血病ウイルス感染によるリンパ肉腫を主徴とする地方病型と，原因不明のリンパ肉腫の散発型（子牛型，胸腺型，皮膚型）がある。

病名同義語：牛リンパ肉腫 bovine lymphosarcoma

宿　主　牛，水牛。
　　　　　牛白血病ウイルスの実験感染では牛以外にめん羊，山羊にも感染が成立する。めん羊は感受性が高く短期間にリンパ肉腫を形成する。

病原体　地方病型は，*Retroviridae*, *Orthoretrovirinae*, *Deltaretrovirus* の *Bovine leukemia virus*（牛白血病ウイルス）。複数の遺伝子型があるが血清型の多型は知られていない。散発型は原因が不明。

疫　学　分布：ほぼ全世界に分布。北欧では清浄化した国もある。わが国では近年，届け出数が増加している。
　　　　　伝播・感染様式：地方病型は，注射器や手術器具，直腸検査用手袋の使い回し，自然状態下では夏季のアブによる機械的伝播。感染母牛の乳汁（初乳・常乳）を介した感染も起こるが，初乳には抗BLV抗体も含まれ感染を防御するため，通常，乳汁感染はそれほど多くはない。感染母牛の子宮内感染が3～4％程度ある。散発型は原因不明。

診　断　臨床：＜地方病型＞　多くの牛は長期間臨床的に無症状。感染牛の約3割が持続性リンパ球増多症を示す。感染牛の2～3％がB細胞性の白血病やリンパ肉腫を発症。発症牛では末梢血中に異型リンパ球が検出される。発症好発年齢は4～8歳。発症牛は体表リンパ節の腫脹の他，削痩，元気消失，乳量減少，眼球突出などの症状を示し，死の転帰をとる。
　　　　　＜散発型＞　子牛型は6カ月齢未満の子牛に好発し全身リンパ節の腫脹を伴う。胸腺型は6カ月齢～2歳未満の子牛に好発し，胸腺腫脹を特徴とするT細胞系腫瘍。皮膚型は2～3歳齢の牛に好発し体表の腫瘍性結節を特徴とする。

　　　　　　＜類症鑑別＞　リンパ組織過形成，肉芽腫性疾患（結核，放線菌，ヨーネ病など），腫瘍，脂肪壊死症，心嚢炎，代謝性疾患など

　　　　　病理：＜地方病型＞　全身リンパ節の腫大，全身臓器で腫瘍化したリンパ球の増殖による腫瘍形成がみられ，特に前胃，第四胃，子宮で顕著である。
　　　　　＜散発型＞　子牛型は地方病型に類似するが，主に肝臓，脾臓，腎臓，骨髄に腫瘍を認める。胸腺型では胸腺のTリンパ肉腫による腫大，皮膚型では体表ならびにリンパ節のTリンパ肉腫を認める。
　　　　　実験室内診断：地方病型では，ウイルス分離は末梢血リンパ球を牛胎子細胞などに接種して合胞体（シンシチウム）形成をみる。ただし，牛の末梢血白血球にはBLVの他，RSウイルス，牛免疫不全ウイルスのようにシンシチウムを形成するウイルスが感染していることがあるので注意が必要。通常，BLV抗体陽性牛からはウイルスが分離される。遺伝子診断はPCRでプロウイルスを検出する。血清診断は，寒天ゲル内沈降反応，ELISA，受身HA反応。
　　　　　散発型には病原学的および血清学的診断法はなく，臨床・病理学的に診断される。

予防・治療　地方病型では，汚染血液による伝播の阻止。感染牛は摘発・淘汰が最善。散発型に対する予防法はない。地方病型，散発型ともに治療法はない。

（村上賢二）

5. イバラキ病 ⁽届出⁾ Ibaraki disease

宿　主　牛，水牛。
病原体　*Reoviridae*, *Sedoreovirinae*, *Orbivirus* の *Epizootic hemorrhagic disease virus* に分類される *Ibaraki virus*（イバラキウイルス）。
疫　学　分布：日本，韓国，台湾。日本では九州，中国，四国，近畿地方。
　　　　　伝播・感染様式：吸血昆虫を介して感染。日本ではウシヌカカが主要なベクターである。
診　断　臨床：軽度の発熱。流涙，結膜充血，浮腫。粘稠性泡沫性流涎，水様および膿性鼻汁。鼻鏡や鼻腔内または口腔粘膜の充血とうっ血。舌や咽喉頭麻痺による嚥下障害。飲水不能による脱水症状。
　　　　　＜類症鑑別＞　ブルータング，牛流行熱。流産例ではチュウザン病と，アカバネ病
　　　　　病理：食道，咽喉頭および舌における石灰沈着を伴う筋細胞の硝子様変性と壊死。筋細胞の再生像も散見される。
　　　　　実験室内診断：HI反応，中和テストによる抗体検出。培養細胞や乳のみマウスを用いたウイルス分離，蛍光抗体法による抗原検出，RT-PCRによる遺伝子検出。
予防・治療　単味生ワクチン，牛流行熱との２種混合不活化ワクチン。ワクチン接種は７月までに終了。嚥下障害を起こさない限り予後は良好。嚥下障害牛に対しては水分補給あるいは輸液治療で脱水を防止する。

（村上賢二）

6. 牛流行熱 ⁽届出⁾ bovine ephemeral fever

宿　主　牛，水牛。鹿，ウシカモシカ。
病原体　*Mononegavirales*, *Rhabdoviridae*, *Ephemerovirus* の *Bovine ephemeral fever virus*（牛流行熱ウイルス）。
疫　学　分布：アジア，中近東，アフリカ，オーストラリアなど熱帯，亜熱帯地域や温帯地域の一部。
　　　　　伝播・感染様式：ウイルス血症を起こした動物を吸血した蚊，ヌカカを介して感染。
診　断　臨床：突発性の発熱（１〜２日で下降）。呼吸促迫。流涙，泡沫性流涎，鼻鏡乾燥。関節痛による跛行や起立不能。重症例では肺胞破裂，皮下気腫。
　　　　　＜類症鑑別＞　イバラキ病，牛RSウイルス病，牛パラインフルエンザなど発熱を伴う呼吸器疾病
　　　　　病理：急性肺気腫。上部気道粘膜の充出血。肺の間質性気腫。病理組織学的にカタル性肺炎を呈した閉塞性不全拡張症。漿液線維素性多発性関節骨膜炎，腱鞘炎，関節周囲炎，局所のリンパ節炎。
　　　　　実験室内診断：中和テストによる抗体検出。感受性培養細胞や乳のみマウスの脳内接種によるウイルス分離。RT-PCRによる遺伝子検出。
予防・治療　単味不活化ワクチン，イバラキ病との２種混合不活化ワクチン接種。
　　　　　治療法はない。

（村上賢二）

7. アイノウイルス感染症 (届出) Aino virus infection

宿　主　牛，水牛。めん羊，山羊。
病原体　*Bunyaviridae*, *Orthobunyavirus* の *Aino virus*（アイノウイルス）。
疫　学　分布：日本，アジア，オーストラリアに広く分布。
　　　　　伝播・感染様式：ウイルス血症を起こした動物を吸血したヌカカを介して感染。
診　断　臨床：成牛は無症状で耐過。妊娠牛は流産，死産。先天異常子牛は死産で分娩されることが多く，四肢の関節弯曲，斜頚，脊柱弯曲。生存の場合でも体形異常，起立不能，自力哺乳不能。
　　　　　病理：先天異常子：中枢神経系では水無脳症あるいは大脳皮質または髄質の空洞形成。小脳形成不全も高頻度に認められる。
　　　　　　組織学的には脊髄腹角神経細胞の減数と消失。関節弯曲を起こした部位の付随筋では矮小筋症と変性。
　　　　　　＜類症鑑別＞　アカバネ病，チュウザン病など，流産・異常産を起こす疾病
　　　　　実験室内診断：初乳未摂取の先天異常子血清から中和テストによる抗体検出。流産胎子からのウイルス分離。RT-PCRによる遺伝子検出。
予防・治療　アカバネ病，チュウザン病との3種混合不活化ワクチン。ワクチンはベクターの活動が活発になる前に接種する。先天異常子の治療法はない。母牛は難産の場合を除けば治療の必要はない。

（村上賢二）

8. チュウザン病 (届出) Chuzan disease

宿　主　牛，水牛，山羊。めん羊。
病原体　*Reoviridae*, *Sedoreovirinae*, *Orbivirus* の *Kasba virus*〔カスバ（チュウザン）ウイルス〕。
疫　学　分布：日本の他，韓国，台湾で発生しているが，その他の国での報告はない。
　　　　　伝播・感染様式：ウイルスはヌカカによって媒介され，ウシヌカカが日本での主要なベクター。
診　断　臨床：胎子感染によって先天異常が起こり，体形異常は示さないが起立不能，歩行困難，哺乳力欠如の他，間欠性のてんかん様発作や旋回運動などを示す。
　　　　　　＜類症鑑別＞　アカバネ病，アイノウイルス感染症など，流産・異常産を起こす疾病
　　　　　病理：水無脳症・小脳形成不全。
　　　　　実験室内診断：初乳未摂取の先天異常子牛の血清を用いて中和テスト，HI反応による抗体検出。
予防・治療　アカバネ病，アイノウイルス感染症との3種混合不活化ワクチンあり。妊娠前の母牛に接種。先天異常子牛の治療法はない。

（村上賢二）

9. 悪性カタル熱 ^(届出) malignant catarrhal fever (MCF)

宿　主　牛，水牛，鹿，めん羊。

病原体　*Herpesvirales, Herpesviridae, Gammaherpesvirinae, Macavirus* の *Alcelaphine herpesvirus 1*（ウシカモシカヘルペスウイルス 1 型）と *Ovine herpesvirus 2*（めん羊ヘルペスウイルス 2 型）。前者はウシカモシカ型（WA-MCF），後者はヒツジ随伴型（SA-MCF）の病原体。

疫　学　分布：WA-MCF（wildebeest-associated malignant catarrhal fever）はアフリカの牛，動物園の反芻動物。SA-MCF（sheep-associated malignant catarrhal fever）は世界中。

　　　　　伝播・感染様式：WA-MCF はウシカモシカでは胎盤を介して垂直感染し，新生動物の鼻汁，涙液，糞便に排出される。牛はウイルスに汚染されたエアロゾルの吸入により感染。
　　　　　SA-MCF はめん羊では母乳を介した垂直感染，牛では出産期の感染めん羊との濃厚接触による感染が疑われている。鹿類は高感受性。

診　断　臨床：発熱，鼻腔・口腔粘膜のび爛，角膜混濁，神経症状などを呈して短期間で死亡。
　　　　　＜類症鑑別＞　牛ウイルス性下痢・粘膜病，牛白血病，イバラキ病
　　　　　病理：リンパ節腫脹，全身粘膜の充出血およびび爛，潰瘍形成。全身性血管炎。リンパ組織の過形成と壊死。
　　　　　実験室内診断：PCR による遺伝子検出。蛍光抗体法による抗原検出。ELISA による抗体検出。WA-MCF はウイルス分離。SA-MCF は病原体が分離されてない。

予防・治療　ウシカモシカおよびめん羊との接触を避ける。ワクチンおよび治療法はない。

（村上賢二）

10. 牛丘疹性口炎 ^{(届出)(人獣)} bovine papular stomatitis

宿　主　牛，水牛。

病原体　主に *Poxviridae, Chordopoxvirinae, Parapoxvirus* の *Bovine papular stomatitis virus*（牛丘疹性口炎ウイルス）。

疫　学　分布：世界中。
　　　　　伝播・感染様式：体表の傷口から病変部や汚染物などに含まれたウイルスが侵入することで感染する。

診　断　臨床：主に口唇，歯齦，口腔，舌，乳頭などに発赤丘疹，結節を形成。痂皮を形成し，痂皮脱落後 1 カ月程度で治癒する。
　　　　　＜類症鑑別＞　口蹄疫，水胞性口炎，牛痘，牛乳頭炎，牛乳頭腫
　　　　　病理：病変部における有棘細胞の増生と空胞変性，細胞質内封入体。
　　　　　実験室内診断：寒天ゲル内沈降反応による抗体検出。PCR による遺伝子検出。電子顕微鏡によるウイルス粒子観察。病変部における封入体確認およびウイルス抗原検出。ウイルス分離は困難なことが多い。

予防・治療　早期発見，早期隔離。二次感染の防止が重要。
　　　　　治療法はない。予後は良好であるが再感染する。

（村上賢二）

11. ランピースキン病 ^(届出) lumpy skin disease

宿　主　牛，水牛。

病原体　*Poxviridae*，*Chordopoxvirinae*，*Capripoxvirus* の *Lumpy skin disease virus*（ランピースキン病ウイルス）。

疫　学　分布：アフリカ全域，マダガスカル，モーリシャス，中近東。

　　　　　伝播・感染様式：節足動物による機械的伝播が主な感染経路。雨期に河川地域や低地で発生する。発症牛の唾液で汚染された飼料や飲水を介しても感染する。

診　断　臨床：発熱，食欲不振，鼻汁，流涎，リンパ節炎とリンパ液の貯留による四肢，腹部および胸部の浮腫が認められる。発熱後に多数の硬い結節・発疹が体表や，口腔，鼻腔，生殖器粘膜などに現れる。二次感染により壊死，潰瘍に進行。

　　　　　＜類症鑑別＞　牛乳頭炎（偽ランピースキン病），牛丘疹性口炎，偽牛痘

　　　　　病理：病変部に核と同程度の大きさの細胞質内封入体が観察される。

　　　　　実験室内診断：牛または羊の初代培養細胞を用いたウイルス分離，PCRによる遺伝子検出，電子顕微鏡によるウイルス粒子の観察，抗原検出ELISAによる病原診断。中和テスト，蛍光抗体法，ELISAによる抗体検出。

予防・治療　発生国では弱毒生ワクチンを使用。有効な治療法はない。

　　　（村上賢二）

1. 牛のサルモネラ症 (届出)(人獣) salmonellosis in cattle

下痢，敗血症を主徴とした急性あるいは慢性の伝染性疾病。牛のサルモネラ症では S. Typhimurium, S. Dublin, S. Enteritidis の3血清型によるものが届出伝染病に指定。

宿　主　牛，水牛，鹿，豚，いのしし，鶏，あひる，七面鳥，うずら。

病原体　*Salmonella enterica* subsp. *enterica*　血清型 Typhimurium, Dublin, Enteritidis の他，各種血清型。

疫　学　分布：世界各国で発生。欧米諸国においては S. Typhimurium と S. Dublin によるサルモネラ症が多い。わが国でも全国的に発生。血清型の多様化と成牛型サルモネラ症が増加。

　　　　　伝播・感染様式：発症牛・保菌牛の糞便中に排出された菌の経口感染の他，子宮，結膜，呼吸器などからも侵入。牛以外の保菌動物，鳥類，衛生昆虫なども汚染拡大の要因。経口感染したサルモネラは小腸で増殖し，腸管粘膜上皮細胞に侵入，腸炎を誘発。さらに，マクロファージに貪食され，腸間膜リンパ節を経て，リンパ管から血行性に広がり，敗血症を誘発。

診　断　臨床：子牛の場合，腸炎型が多い。6カ月齢以下，特に1～4週齢で症状も激しく高い死亡率。発熱，悪臭のある黄色下痢便，粘血便。急性例では，敗血症により数日で死亡。回復後も保菌牛として排菌し他の子牛への感染源となる。

　　　　　成牛型サルモネラ症では，搾乳牛で発熱，下痢，泌乳量の低下を示し重症例では死に至る。妊娠牛の一部で流産がみられ，S. Dublin の感染は，妊娠後期の牛，特に黒毛和種に早産および流産を引き起こす。

　　　　　＜類症鑑別＞　牛大腸菌症，牛壊死性腸炎，牛コクシジウム症，牛ウイルス性下痢・粘膜病

　　　　　病理：小腸壁の菲薄化と充出血，腸内容は悪臭のある黄白色ないしは褐色の水様から泥状を示す。腸間膜リンパ節のうっ血，浮腫。肝臓の小壊死巣(チフス様結節)。

　　　　　実験室内診断：糞便または直腸拭い液，死亡あるいは淘汰牛では血液，主要臓器，腸内容物について菌分離。必要に応じて悪露，流産胎子，各種環境材料なども検査。選択培地としては DHL あるいは MLCB 寒天培地，増菌用培地としてハーナテトラチオン酸塩培地などを用いて培養。

　　　　　分離菌は，腸内細菌の同定法に従ってサルモネラと同定後，血清型別を実施。

　　　　　血清診断は菌体(O)抗原および鞭毛(H)抗原に対する凝集反応や，ELISA も開発されている。

予防・治療　保菌牛の導入の阻止。保菌牛の摘発・隔離。治療効果のないものについては淘汰。畜舎内外の清掃と消毒，ネズミ，ハエなどの定期的な駆除，畜舎環境の整備。S. Typhimurium と S. Dublin の不活化菌体を含む2価不活化ワクチンがある。

　　　　　抗菌剤による治療。菌の多剤耐性化が増加しており，十分に感受性を示す薬剤を選択し，注意して使用する。下痢による脱水症状の激しいものは輸液，整腸剤などの投与による対症療法を併用する。

　　(菊池直哉)

2. 気腫疽^(届出) blackleg

宿　主　牛，水牛，鹿，めん羊，山羊，豚，いのしし。

病原体　*Clostridium chauvoei*。グラム陽性偏性嫌気性桿菌。芽胞形成菌で偏在性の芽胞を形成し，スプーン状の形態を示す。

疫　学　分布：世界中の土壌に分布し，温暖な地方に汚染地帯を形成。散発的発生。

　　　　伝播・感染様式：経口・経皮感染。皮膚あるいは水や飼料を介して消化管粘膜から侵入，血流を介して筋肉に達して増殖，毒素を産生し病巣を形成。散発的発生。

診　断　臨床：突然の発熱から始まり，胸部，大腿部などの多肉部に冷性または熱性腫脹。無痛性で圧すると捻髪音。発症後12～24時間以内で死亡。

　　　　　<類症鑑別>　悪性水腫，炭疽，牛壊死性腸炎，硝酸塩中毒，急性鼓脹症，出血性敗血症

　　　　病理：病変部皮下組織に暗赤色の出血性膠様浸潤，ガス泡形成，酪酸臭，肝臓，脾臓および腎臓のスポンジ様変化。

　　　　実験室内診断：嫌気培養，直接塗抹。蛍光抗体法やPCRで迅速診断。

予防・治療　気腫疽不活化ワクチン，牛クロストリジウム感染症混合ワクチンがある。環境の整備や飼育環境の改善。感染初期にペニシリン投与。

（菊池直哉）

3. 牛カンピロバクター症^(届出) bovine genital campylobacteriosis

宿　主　牛，水牛。

病原体　*Campylobacter fetus* subsp. *venerealis*および*C. fetus* subsp. *fetus*。

疫　学　分布：全世界的に分布する。わが国では，東北・北海道で散発的に発生がみられる。

　　　　伝播・感染様式：*C. fetus* subsp. *venerealis*は生殖器に感染し，自然交配あるいは人工授精により伝播する。菌は感染雌牛から1カ月程度で消失し，その後，感染に抵抗性になるが，一部は保菌牛となる。雄牛では，陰茎の包皮腔に本菌が定着し，保菌牛となる。*C. fetus* subsp. *fetus*は牛の腸管内に存在し糞口感染により伝播する。妊娠個体では本菌が一時的に血液中に認められ胎盤に移行する。

診　断　臨床：受胎率の低下。不規則な発情。妊娠中期(4～7カ月)における流産。雄牛は無症状。

　　　　　<類症鑑別>　ブルセラ病，リステリア症，トリコモナス病，サルモネラ症，クラミジア症

　　　　病理：雌牛では軽度の子宮内膜炎がみられる。流産胎子では皮下組織の膠様浸潤，胸水および腹水の増量，漿膜面への線維素の付着がみられる。胎盤は自己融解が強い。胎盤小丘の黄色脆弱化。

　　　　実験室内診断：雄では包皮腔洗浄液や精液，雌からは悪露や腟粘液，流産胎子では第四胃内容を直接鏡検，微好気培養，蛍光抗体法。PCRによる分離菌の同定。腟粘液凝集反応。

予防・治療　種雄牛の定期的な細菌学的検査。包皮腔内洗浄，抗菌剤塗布。雌牛は子宮内洗浄と抗菌剤の投与。

（菊池直哉）

4. 牛のレプトスピラ症 (届出)(人獣) bovine leptospirosis

宿　主　牛，水牛，鹿，豚，いのしし，犬。

病原体　病原性レプトスピラ（*Leptospira interrogans* など）の血清型Pomona，Canicola，Icterohaemorrhagiae，Grippotyphosa，Hardjo，Autumnalis，Australisの7血清型による疾病が届出伝染病に指定。

疫　学　分布：世界各地。日本では発生数は少ないが全国的に抗体陽性牛が多い。
　　　　伝播・感染様式：感染するとレプトスピラ血症を起こし，その後腎尿細管に定着し尿中に排菌。汚染された地表水や湿った土壌あるいは敷わらや飼料に接触することにより，皮膚や粘膜から感染。尿中への排菌期間は数週間程度。ネズミなどのげっ歯類は一生涯排菌し，レゼルボアとして重要。

診　断　臨床：数日間の発熱後，元気消失，食欲の低下，結膜炎，貧血。重度の場合は黄疸，暗赤色〜黒色の血色素尿。泌乳量の減少あるいは無乳症，流産，死産，不妊。
　　　　　　＜類症鑑別＞　牛バベシア病，牛腎盂腎炎，産褥性血色素尿症，ワラビ中毒
　　　　病理：黄疸，出血。腎皮質に小白斑。腎糸球体および尿細管の変性と壊死，肝細胞の壊死，胆汁うっ滞。鍍銀染色により，腎尿細管上皮細胞内あるいは管腔内にレプトスピラが観察される。
　　　　実験室内診断：血液，尿を培養。PCRによる遺伝子診断。顕微鏡凝集反応による抗体検査。

予防・治療　げっ歯類や野生動物の制御。最近，血清型Hardjoの不活化菌体を含む不活化ワクチンが承認された。治療にはストレプトマイシンが最も効果的。

（菊池直哉）

（犬のレプトスピラ症は155頁に記した）

1. 牛のネオスポラ症 (届出) bovine neosporosis

宿　主　牛，水牛。めん羊，山羊，鹿。終宿主は犬。

病原体　*Neospora caninum*。

疫　学　分布：世界中に分布。
　　　　伝播・感染様式：感染犬糞便中のオーシストの経口摂取，タキゾイトの経胎盤感染。

診　断　臨床：主な症状は流産。胎子感染した子牛では生後2カ月までに神経症状，成長不良，起立困難などの症状を呈することがある。
　　　　　　＜類症鑑別＞　アカバネ病，牛ウイルス性下痢粘膜病，チュウザン病，牛伝染性鼻気管炎
　　　　病理：流産胎子に皮下の膠様浸潤，胸水および腹水の貯留が観察される。組織学的所見は流産胎子の非化膿性脳炎，肝炎，心筋炎，心膜炎，骨格筋炎，胎盤炎。流産胎子脳内にシストがみられる。
　　　　実験室内診断：免疫組織化学的検査による虫体検出。間接蛍光抗体法，ELISAおよびPCR。

予防・治療　ワクチンおよび治療薬はない。
　　　　予防は飼料や飲用水のオーシスト汚染防止。ネオスポラ抗体陽性牛の淘汰。

（井上　昇）

（犬のネオスポラ症は164頁に記した）

2. トリコモナス病（届出） trichomoniasis

宿　主　牛，水牛。
病原体　*Tritrichomonas foetus*。
疫　学　分布：世界中に分布。衛生管理の徹底した人工授精が普及した先進国での発生はまれ。
　　　　　伝播・感染様式：<u>交尾感染</u>。感染種雄由来汚染精液や消毒不十分な人工授精器具により感染。
診　断　臨床：繁殖障害。雌では腟炎，悪露の排出，流産。雄は通常無症状であるが，時に包皮炎を起こし，生殖器粘膜の充血，腫脹，膿様粘液の排出がみられる。
　　　　　　　＜類症鑑別＞　牛カンピロバクター症
　　　　　病理：<u>カタル性腟炎</u>。
　　　　　実験室内診断：顕微鏡検査による生殖器粘液，流産胎子胃内容，羊水および尿膜液からの虫体検出。
予防・治療　ワクチンはない。予防は種付け時と人工授精時の衛生管理，感染個体の淘汰。
　　　　　治療はアクリフラビン軟膏の塗布，5-ニトロイミダゾール誘導体の経口投与あるいは静脈内注射。感染雄牛の完治は難しいので淘汰する。

　　（井上　昇）

3. トリパノソーマ病（届出） trypanosomosis

病名同義語：ナガナ，スーラ

宿　主　牛，水牛，馬。ロバ，豚，いのしし，めん羊，山羊，鹿，ラクダなどの家畜と野生哺乳動物。
病原体　*Trypanosoma congolense*, *T. vivax*, *T. brucei*, *T. evansi*, *T. theileri*。
疫　学　分布：サハラ砂漠以南のアフリカ，中南米，中国，東南アジア，中央アジア，インド，中近東。
　　　　　日本には *T. theileri* のみ分布。
　　　　　伝播・感染様式：アフリカの *T. congolense*, *T. vivax*, *T. brucei* は<u>ツェツェバエ</u>による<u>生物学的伝播</u>。
　　　　　T. evansi と *T. theileri* はアブやサシバエによる<u>機械的伝播</u>。
診　断　臨床：間歇熱，貧血，悪液質，流産。ただし *T. theileri* は非病原性。
　　　　　　　＜類症鑑別＞　アナプラズマ病やピロプラズマ病など貧血を伴う疾病
　　　　　病理：貧血，血小板減少症，白血球減少症，播種性血管内凝固(DIC)，リンパ節および脾臓の腫大。
　　　　　実験室内診断：血液塗抹標本からの虫体検出，凝集反応，ELISAおよびPCR。
予防・治療　ワクチンはない。媒介昆虫の駆除による伝播阻止。
　　　　　治療はスラミン7〜10g静脈内注射，ジミナゼンアセチュレート3.5〜7mg/kgまたは塩化イソメタミジウム0.25〜0.5mg/kg筋肉内注射。
　　　　　予防には塩化イソメタミジウム0.5〜1mg/kg筋肉内注射。

　　（井上　昇）

4. 牛バエ幼虫症 ^{(届出)(人獣)} hypodermosis

宿　主　牛，水牛。馬。

病原体　双翅目ヒツジバエ科のウシバエ（*Hypoderma bovis*）およびキスジウシバエ（*H. lineatum*）。

疫　学　分布：両種ともに北半球に広く分布。わが国でも散発的な発生報告があるが常在はしていない。

伝播・感染様式：感染は成虫が宿主の被毛に産卵し，そこで孵化した1齢幼虫が皮膚内に穿入することにより起こる。穿入した幼虫は背部皮下に到達すると腫瘤を形成して数カ月間留まり，やがて脱出して土中で蛹になり，約1カ月で羽化して成虫となる。1世代は10カ月〜1年。

診　断　臨床：腫瘤の形成は牛に疼痛や痒みを与える。体内移行中の幼虫の脊髄内迷入による運動障害や，死滅幼虫によるアナフィラキシーショックが起こることがある。

病理：幼虫の寄生による背部皮膚病変（腫瘤孔，組織溶解など）が顕著にみられる。また，体内移行中の幼虫による組織の壊死がみられる。

実験室内診断：腫瘤から摘出した幼虫の形態学的同定。

予防・治療　腫瘤中の幼虫を注意深く摘出する。体内移行中の幼虫に対してはイベルメクチンなどのアベルメクチン系殺虫剤が有効。死滅虫体を体内に残すとアレルギー反応を起こす可能性がある。

（今井壯一）

演習問題(正答と解説は171頁)

問1. 免疫寛容により持続感染を起こす疾病はどれか。
  a. 牛伝染性鼻気管炎
  b. 牛ウイルス性下痢・粘膜病
  c. 牛白血病
  d. アカバネ病
  e. 牛流行熱

問2. 次のうち，嚥下障害を主訴とする疾病はどれか。
  a. アイノウイルス感染症
  b. チュウザン病
  c. 悪性カタル熱
  d. イバラキ病
  e. 牛丘疹性口炎

問3. 牛のサルモネラ症について正しい記述はどれか。
  a. 血清型Typhimuriumによるものは家畜伝染病である。
  b. 成牛は発症しない。
  c. 回復後も排菌する。
  d. 大腸壁が菲薄化する。
  e. 原因菌に薬剤耐性菌は少ない。

問4. 牛のレプトスピラ症について正しい記述はどれか。
  a. 国内で多発している。
  b. 病原菌は感染直後に腎臓に定着する。
  c. 主に経口的に感染する。
  d. 下痢を主徴とする。
  e. げっ歯類がレゼルボアである。

問5. 疾病名とその説明の組み合わせで正しいのはどれか。
  a. 牛のネオスポラ症　　　　　　　　　　――― 主な症状は下痢である。
  b. トリコモナス病　　　　　　　　　　　――― 交尾感染により伝播する。
  c. トリパノソーマ病(T. congolenseによるもの) ――― アブやサシバエにより機械的伝播する。
  d. トリパノソーマ病(T. evansiによるもの)　 ――― 成虫が宿主の被毛に産卵し感染する。
  e. 牛バエ幼虫症　　　　　　　　　　　　――― 主な症状は流産である。

第7章 牛の監視伝染病以外の感染症

一般目標：牛の監視伝染病以外の重要な感染症の病原，疫学，診断，予防および治療について学び，それらの感染症の特徴とその制御に関する知識を修得する。

到達目標：1) 牛の監視伝染病以外の重要なウイルス感染症を説明できる。
2) 牛の監視伝染病以外の重要な細菌病を説明できる。
3) 牛の監視伝染病以外の重要な真菌症，原虫病を説明できる。

1. 牛RSウイルス病 bovine respiratory syncytial virus infection

宿　主　牛，めん羊。

病原体　*Paramyxoviridae*, *Pneumovirus* の Bovine respiratory syncytial virus（牛RSウイルス）。

疫　学　分布：世界各地の牛飼育地帯で発生。日本では1968年に北海道で初発後全国的に流行。
　　　　　伝播・感染様式：発症牛の呼吸器排出物の飛沫核感染による。

診　断　臨床：2〜8日の潜伏期の後，発熱（39.5〜41.5℃の稽留熱），呼吸器症状（流涎，咳，鼻漏），流涙，泌乳量の低下。重症例では皮下気腫。若齢牛で重症となる。年間を通じ発症し冬季に重症例が多い。
　　　　　＜類症鑑別＞　牛伝染性鼻気管炎，牛パラインフルエンザ，牛のマイコプラズマ肺炎などの呼吸器疾病
　　　　　病理：間質性および肺胞性の肺気腫，肺の肝様変化，気管および気管支粘膜の充出血，気管内に粘性泡沫性粘液の貯留，気管粘膜上皮細胞に合胞体（シンシチウム）や細胞質内封入体形成。
　　　　　実験室内診断：病原診断は，牛由来培養細胞やVero細胞などを用い34℃回転培養でウイルス分離。蛍光抗体法で鼻粘膜細胞中の抗原検出。RT-PCRによる遺伝子検出など。
　　　　　血清診断は中和テスト，ELISAによる抗体検出。

予防・治療　他の牛呼吸器疾病も含んだ混合ワクチンが使用される。抗菌剤投与により二次感染を防ぐ。

（泉對　博）

2. 牛のロタウイルス病 rotavirus infection in cattle

宿　主　　牛，めん羊，山羊。

病原体　　*Reoviridae*, *Rotavirus* の *Rotavirus*（ロタウイルス）。抗原性の違いによりA〜Eの5群に大別されるが，A群が最も検出頻度が高い。由来動物ごとに動物種名を付けて区別されているが，種間伝播が起きている。

疫　学　　分布：A群ロタウイルスは世界中に分布。A群以外のロタウイルスは不明な点が多い。
　　　　　伝播・感染様式：糞便を介した経口感染。

診　断　　臨床：牛では，A群ロタウイルスは幼齢期の下痢に関与。突然の激しい黄色あるいは黄白色の水溶性下痢が数日間継続。B群およびC群ロタウイルスでは成牛の集団下痢と産乳量の低下が起こる。
　　　　　　　＜類症鑑別＞　牛コロナウイルス病，牛ウイルス性下痢・粘膜病，子牛の大腸菌症，
　　　　　　　　　　　　　　牛のサルモネラ症などの子牛に下痢を起こす疾病
　　　　　病理：病変は小腸に限局し，絨毛の萎縮と融合による小腸壁の菲薄化，絨毛上皮細胞の扁平化と剥離。
　　　　　実験室内診断：病原診断は電子顕微鏡による下痢便中のビリオンの観察，ラテックス凝集反応による抗原検出，RT-PCRによる遺伝子検出，MA104細胞を用いたウイルス分離。子牛の血清診断は移行抗体のため困難。

予防・治療　A群ロタウイルスは不活化ワクチンを使用。十分な初乳の給与（乳汁免疫）。脱水には補液療法。

（泉對　博）

3. 牛コロナウイルス病 bovine coronavirus infection

宿　主　　牛。

病原体　　*Coronaviridae*, *Betacoronavirus* の *Betacoronavirus 1*（Bovine coronavirus：牛コロナウイルス）。

疫　学　　分布：世界中で発生。年間を通じて発生するが冬季に多発する（冬季赤痢）。
　　　　　伝播・感染様式：糞便や呼吸器排出物を介した経口および経鼻感染。牛群内の伝播が速い。

診　断　　臨床：成牛では暗緑色，黒色の水溶性下痢が生じ，重症例では血液が混じる。成牛の下痢は2〜3日で回復。急激な泌乳量の減少。時に発咳，鼻汁漏出などの呼吸器症状を伴う。
　　　　　　　子牛では水溶性の下痢。
　　　　　　　＜類症鑑別＞　牛のロタウイルス病，牛ウイルス性下痢・粘膜病，各種細菌感染症などの
　　　　　　　　　　　　　　下痢を起こす疾病
　　　　　病理：感染初期は小腸壁の菲薄化と弛緩，組織所見としては小腸絨毛の粘膜上皮細胞の壊死・脱落による萎縮と融合，大腸粘膜表層部の萎縮。感染後期は腸管壁の浮腫と陰窩上皮細胞の再生と過形成による肥厚。冬期赤痢では粘膜面にうっ血や斑状ないし点状出血。
　　　　　実験室内診断：下痢便中のビリオンの観察，RT-PCRによる遺伝子検出，HRT-18細胞を用いたウイルス分離。中和テスト，HI反応によるペア血清の有意な抗体価の上昇を確認。

予防・治療　他の下痢疾病を含んだ混合不活化ワクチンの使用。出生直後の子牛に十分な初乳の給与。抗菌剤投与により二次感染を防ぐとともに脱水とアシドーシス改善を目的とした補液療法を行う。

（泉對　博）

4. 牛乳頭腫 bovine papillomatosis

宿　主　牛。BPV-1およびBPV-2は馬も感染する。

病原体　*Papillomaviridae*の*Bovine papillomavirus*（BPV：牛パピローマウイルス）。BPV-1,2は*Deltapapillomavirus*，BPV-3,4,6は*Xipapillomavirus*，BPV-5は*Epsilonpapillomavirus*に属する。

疫　学　分布：世界各地に分布。日本では全国的にすべての型が分布。年齢や性別に関係なく発生する。
　　　　　伝播・感染様式：病変部や病原体に汚染した器具，機材との接触感染および創傷感染。

診　断　臨床：BPV-1,2,5は皮膚にカリフラワー状の線維性乳頭腫を，BPV-3,6は皮膚，乳頭，消化器などに上皮性乳頭腫形成。BPV-4は消化管や膀胱に扁平上皮性乳頭腫を形成する。
　　　　　病理：線維性乳頭腫は上皮の基部に線維性組織の芯を形成し外側が角化する。上皮性乳頭腫は絨毛状，樹枝状の結合織を上皮細胞層が増殖して覆う。
　　　　　実験室内診断：電子顕微鏡によるビリオン観察，PCRによる遺伝子検出。

予防・治療　ワクチン，予防法はない。必要に応じて病変部の外科的切除。　　　　　　　　　　（泉對　博）

5. 牛アデノウイルス病 bovine adenovirus infection

宿　主　牛。

病原体　*Adenoviridae Mastadenovirus*に属する*Bovine adenovirus A*，*B*，*C*（1，3，10型），*Ovine adenovirus A*（2型），*Human adenovirus C*（9型），および*Atadenovirus*に属する*Bovine adenovirus D*（4，5，6，7，8型）。

疫　学　世界各地に分布し年間を通して発生。日本では7型の被害が大。鼻汁や糞便，尿を介した経口および経鼻感染。飼育環境の変化や長距離輸送直後に発症（輸送熱）。子牛で発症率が高く重症化する。

診　断　発熱を伴う鼻炎，気管支炎および肺炎などの呼吸器症状とカタル性腸炎による下痢を起こす。
　　　　　ウイルス分離には牛腎臓または精巣培養細胞を使用。中和テスト，HI反応で抗体価の有意な上昇を確認。

予防・治療　7型を含む呼吸器疾病ウイルスの混合ワクチンを使用。　　　　　　　　　　　　　（泉對　博）

6. 牛パラインフルエンザ parainfluenza in cattle

宿　主　牛。

病原体　*Paramixoviridae Respirovirus*の*Bovine parainfluenza virus 3*（牛パラインフルエンザウイルス3型）。

疫　学　日本を含め世界各地に分布。年間を通じて各地で発生。長距離輸送や放牧，集団飼育に際し多発する（輸送熱）。接触感染や飛沫感染により呼吸器を介して伝播する。

診　断　発熱，元気・食欲消失し，水溶性から膿性の鼻漏，発咳などの呼吸器症状を呈する。重症例では肺炎を起こし，前葉，中葉が肝様変化をする。
　　　　　ペア血清中の抗体上昇を中和テストやHI反応で確認。

予防・治療　他のウイルス性呼吸器病も含んだ混合ワクチンが使用されている。　　　　　　　（泉對　博）

7. 偽牛痘(人獣) pseudocowpox

- **宿　主**　牛。
- **病原体**　*Poxviridae*, *Chordopoxvirinae*, *Parapoxvirus*に属する*Pseudocowpox virus*（偽牛痘ウイルス）。
- **疫　学**　日本を含め世界中に分布。病変部が付着した器材や脱落した痂皮との接触により感染。
人は搾乳時に病変部に接触することで感染する（搾乳者結節）。
- **診　断**　乳頭，口腔，口唇部に丘疹，結節を形成。病変部は有棘細胞の増生と空胞変性，細胞質内封入体が観察される。
PCRによる遺伝子検出，電子顕微鏡によるビリオン検出。
- **予防・治療**　患畜を早期発見し隔離する。飼育施設の消毒。二次感染の防御。

（泉對　博）

8. ピートンウイルス感染症 Peaton virus infection

- **宿　主**　牛。
- **病原体**　*Bunyaviridae*, *Orthobunyavirus*のPeaton virus（ピートンウイルス）。
- **疫　学**　分布：1976年にオーストラリアで分離。アジア，オーストラリアに分布すると思われる。国内では九州，中国地方で伝播が確認されている。
伝播・感染様式：ヌカカによる生物学的伝播。
- **診　断**　臨床：母牛に異常はみられない。めん羊を用いた感染実験ではアカバネウイルスと同様な異常産が起こる。関与が疑われた牛の異常産では脊柱弯曲や四肢の屈曲などの著しい体形異常。
　　＜類症鑑別＞　アカバネ病，チュウザン病，アイノウイルス感染症
病理：大脳外套の菲薄化，神経細胞の石灰化や減少を伴う非化膿性脳炎，骨格筋線維の萎縮や消失。
実験室内診断：初乳未摂取の異常産胎子血清から抗体検出。流行が推定された期間に採取した母牛のペア血清を用いて中和テストによる抗体価の有意な上昇の確認。
- **予防・治療**　異常産を起こす他の節足動物媒介ウイルスを含んだ混合不活化ワクチンの使用。

（泉對　博）

9. サシュペリウイルス感染症 Sathuperi virus infection

- **宿　主**　牛，他の動物では未調査。
- **病原体**　*Bunyaviridae*, *Orthobunyavirus*の*Sathuperi virus*（サシュペリウイルス）。
- **疫　学**　アフリカ，アジア，オーストラリアに分布。未調査の地域が多い。
国内では九州，中国地方で発生が確認されている。ヌカカの媒介により感染。
- **診　断**　異常産との関係が強く疑われている。乳のみマウスの脳内接種やHmLu細胞を使用したウイルス分離。
RT-PCRによる遺伝子検出。ペア血清を用いた中和テストによる抗体価の有意な上昇の確認。
- **予防・治療**　ワクチンは未開発。

（泉對　博）

10. 牛トロウイルス病 bovine torovirus infection

宿　主　牛。

病原体　*Nidovirales*, *Coronaviridae*, *Torovirinae*, *Torovirus* の *Bovine torovirus*（牛トロウイルス）。

疫　学　本病は世界中に分布すると思われる。ヨーロッパ各国，北米，日本など調査を行った国で存在を確認。

診　断　下痢および呼吸器症状を起こす。下痢便の電子顕微鏡観察によるビリオンの検出。RT-PCRによる遺伝子検出。トリプシン添加HRT18細胞を使用したウイルス分離が行われるが困難。HI反応による抗体測定。

予防・治療　ワクチンは未開発。有効な抗菌剤の適切な投与により二次感染を防ぐ。

（泉對　博）

1. 乳房炎 mastitis

乳房が炎症を起こすことで乳量の低下と乳質の悪化をきたす。発症には宿主の生理や飼育環境など起因微生物以外の様々な要因も関与する。予防は適切な搾乳衛生管理と飼養管理が重要。

宿　主　牛，特に乳牛。

病原体　伝染性乳房炎の原因菌として *Staphylococcus aureus*（黄色ブドウ球菌），*Streptococcus agalactiae*，*Mycoplasma bovis*，*Corynebacterium bovis* など，環境性乳房炎の原因菌としては *Escherichia coli*，*Klebsiella pneumoniae* などの大腸菌群，*S. agalactiae* 以外のレンサ球菌群，腸球菌（*Enterococcus* spp.），コアグラーゼ陰性ブドウ球菌（CNS）などがある。

その他，真菌（*Aspergillus fumigatus*，*Cryptococcus neoformans*，*Candida* spp.，*Rhodotorula* spp.）や藻類（*Prototheca zopfii*）も原因となる。

疫　学　分布：乳牛の疾患のうちで最も多く，日本を含む世界各地で発生。新たな感染は乾乳初期と分娩直後に起こりやすく，伝染性乳房炎は乾乳初期に，環境性乳房炎は乾乳後期から分娩直後に感染し，臨床型乳房炎として分娩前後に発症することが多い。

伝播・感染様式：乳頭に付着した原因菌はそこで菌数を増やし，乳房内侵入の機会を増加させる。乳頭皮膚や乳頭口から乳頭管に侵入した菌はさらに乳頭管内で数を増やし，搾乳の失宜や搾乳機不備による乳汁の逆流で容易に乳房内に侵入する。

発症機序：乳頭口や乳頭の形状，遺伝的素因，年齢や乳期など発症には種々の宿主要因が関与する。また病原体やそれらが産生する毒素の種類は，障害の程度に重要な影響を与える。牛の生理に影響を与えるストレス（季節や気候，牛舎や牛床の構造など）や搾乳方法の失宜は易感染の原因となり，乳頭への障害を与える直接原因となる。

診　断　臨床：感染菌の種類や病原性，感染範囲によって，回復までの期間や回復状態は多様である。自然治癒するものから，長期の治療を要するもの，死に至るものなど様々な転帰をとる。

甚急性乳房炎では，病巣部が暗赤色または紫赤色に変化し，熱感，硬結がみられ，乳量は著しく減少する。

大腸菌性乳房炎はエンドトキシンとそれによって誘導されるサイトカインにより乳房の腫脹，熱感，播種性血管内凝固に伴う症状を呈し，短時間のうちに起立不能に陥り死亡する。

急性乳房炎では乳房の潮紅，熱感，腫脹，疼痛がみられるが，浮腫，硬結の度合いは症例により異なる。

潜在性乳房炎では乳汁や乳房に特徴的な異常はみられないが，乳汁中の体細胞数の増加がみられる。

実験室内診断：ストリップカップ法およびCMT（California Mastitis Test）変法などの乳汁の理化学的性状検査は早期発見に有効である。異常を認めた時は血液寒天培地を用いた起炎菌の分離と同定。大腸菌性乳房炎では，乳汁からの菌分離の他に血液および乳汁中のエンドトキシンを測定する。

予防・治療　予防：搾乳後の乳頭孔の消毒や正しい搾乳手順の励行，搾乳機器の適切な保守管理など搾乳衛生の徹底が基本である。牛舎環境の整備，良好な栄養管理による健康確保など危険因子の低減に努める。

治療：乳房内への抗菌剤注入が一般的。伝染性乳房炎では，隔離と経過観察により感染拡大を防止する。治療薬は起因菌の薬剤感受性を参考にして決定する。真菌性乳房炎では，細菌を対象とする抗菌剤投与は中止し，頻回搾乳やヨウ素剤などによる治療を行う。

（後藤義孝）

2. 牛のパスツレラ症 pasteurellosis in cattle

病名同義語：輸送熱 shipping fever

宿　主　牛。

病原体　*Pasteurella multocida*と*Mannheimia haemolytica*の単独または混合感染。*M. haemolytica*は11種ある血清型のうち1型と6型による感染が多い。

疫　学　分布：世界中。特に子牛で多発する。
　　　　　　*P. multocida*および*M. haemolytica*は健康牛の上部気道からも分離されるが，牛呼吸器病症候群として認識されている複合感染症の主因菌となる。輸送あるいは環境の急変などのストレス，牛パラインフルエンザウイルス3型(PI-3)や牛伝染性鼻気管炎(IBR)ウイルス感染は病気を悪化させる。

診　断　臨床：発熱，元気消失，膿様鼻汁，呼吸器症状。特に遠方からの輸送直後の子牛に発熱や呼吸器症状がみられた場合は本病を疑う。
　　　　　　＜類症鑑別＞　*Histophilus somni*感染による肺炎
　　　　　病理：*P. multocida*感染では線維素性または化膿性の気管支肺炎が，*M. haemolytica*感染では肺の水腫，多発性凝固壊死を伴う肺炎が顕著である。
　　　　　実験室内診断：発生状況，剖検所見に加え，病変部からの菌分離と同定により確定診断を行う。*P. multocida*は血液添加培地でよく発育するが非溶血性，*M. haemolytica*はβ溶血性を示す。

予防・治療　ストレスを避け，ワクチン(トキソイドおよび不活化ワクチン)を接種する。PI-3，IBRなどの混合感染が考えられる場合は，それらを予防するためのワクチン接種も有効である。

（後藤義孝）

3. ボツリヌス症 botulism

宿　主　牛。

病原体　*Clostridium botulinum* Ⅲ群(タンパク質非分解性菌)。毒素型はC型，D型。

疫　学　分布：オーストラリア，南アフリカ，南米。日本でも各地で発生がみられる。
　　　　　　飼料中の毒素を摂取して発症する食中毒型と，消化管内で増殖した菌が産生する毒素で発症する感染型とがある。日本での発生事例は多くないが，多頭飼育農家では被害が大きく問題となる。

診　断　臨床：発症時の体温は正常か低下，食欲廃絶，便秘気味となる。また，呼吸促迫，舌の下垂，流涎が認められる。発症後1～3日で呼吸麻痺により死亡。突然の死亡や起立不能となった状態で発見されることも多い。C型毒素では呼吸症状，D型毒素では後躯麻痺が強く出るといわれる。
　　　　　病理：剖検所見における病理学的変化はほとんどみられない。
　　　　　実験室内診断：検体からの菌分離とPCRによる毒素遺伝子の検出。マウスを用いた毒素保菌のバイオアッセイ bioassay(呼吸促迫や腹部陥没などの異常所見の確認)。毒素に対する特異抗体を用いた逆受け身凝集反応，酵素抗体法(ELISA)による毒素の検出など。

予防・治療　発症した場合の治療法はない。牛舎の消毒をはじめサイレージ，飼槽や水槽の清掃。適切な堆肥処理(石灰混和)などによる汚染拡大防止に努める。

（後藤義孝）

4. リステリア症 (人獣) listeriosis

宿　主　牛，めん羊，山羊，馬，豚，犬，鳥類，野生動物。

病原体　*Listeria monocytogenes*。血清型4bと1/2bが多い。マクロファージ内で増殖（細胞内寄生性）。

疫　学　分布：全世界的に発生。わが国では3～6月にかけて多発。牛は散発的に，めん羊は集団的に発生する傾向がある。菌は自然環境中に広く分布。

　　　　伝播・感染様式：汚染された牧草や飼料の摂取により感染。口腔より三叉神経を介して脳幹部に至る脳炎型と，腸管上皮細胞やM細胞を経由して血行性に伝播する敗血症型と流産型とがある。乳肉製品を介して人に感染し，公衆衛生上問題となる。

診　断　臨床：脳炎型が多く，斜頚平衡感覚の失調，旋回運動などの症状がみられる。流産は妊娠後期（牛では7カ月，めん羊では12週以降）にみられる。敗血症は幼若子牛や子羊でみられる。

　　　　病理：延髄，脳橋，大脳脚，小脳髄質などにミクログリアの増殖を伴う微小膿瘍がみられる。

　　　　実験室内診断：脳炎型では延髄と脳橋の境界部，流産の場合は胎子の胃内容や胎盤からそれぞれ菌を分離。

　　　　菌の同定や型別についてはPCR，パルスフィールド電気泳動法などを用いた遺伝子診断がある。

予防・治療　品質が劣化したサイレージの給餌を避けるなど，飼養管理に留意する。ストレスの軽減。
　　　　早期発見と適切な抗菌剤による治療。脳炎症例に対する治療効果はほとんど期待できない。

（後藤義孝）

5. 牛のヒストフィルス・ソムニ感染症
Histophilus somni infection in cattle

宿　主　牛，めん羊。

病原体　*Histophilus somni*。細胞付着性および毒性をもつグラム陰性非運動性多形性桿菌。

疫　学　分布：日本を含む世界各地で発生。髄膜脳脊髄炎は年間を通じて発生がみられるが，呼吸器疾患は晩秋から初冬にかけて多発。輸送や気候変動によるストレスが発症の引き金となる。流産や死産の原因となることもあり，菌は子宮内膜炎や腟炎から分離される。

診　断　臨床：髄膜脳脊髄炎では，発熱，元気消失，食欲不振がみられ，しばしば運動失調を認める。四肢麻痺，痙攣，起立不能，昏睡状態から死に至る。心筋炎を起こした場合は突然死。

　　　　＜類症鑑別＞　*Listeria*感染症による脳炎

　　　　病理：肉眼的には髄膜の充血と混濁，脳全般に散在する出血性壊死。組織学的には脳および髄膜における血管炎と血栓形成，うっ血ならびに出血，好中球浸潤（伝染性血栓塞栓性髄膜脳脊髄炎）。肺炎，心筋炎では，血栓形成と血管炎を伴う限局性壊死性病変がみられる。

　　　　実験室内診断：血液寒天培地を用いた菌分離，同定キットやPCRによる菌種同定。

予防・治療　脳脊髄炎や心筋炎を発症した牛では予後不良。髄膜脳脊髄炎の予防のために全菌体不活化ワクチンを接種。肺炎防止を目的とした*M. haemolytica*および*P. multocida*との混合ワクチン接種など。本菌は各種抗菌剤に感受性を示すが，髄膜脳脊髄炎発症牛では予後不良。

（後藤義孝）

6. 悪性水腫（人獣） malignant edema

宿　主　牛，馬，豚，めん羊。
病原体　*Clostridium septicum*，*C. novyi*，*C. perfringens*，*C. sordellii*。
疫　学　分布：世界中の土壌，動物の腸管内に分布する。
　　　　　伝播・感染様式：創傷感染。外科手術後や分娩後の消毒不十分により感染。
診　断　臨床：創傷部に熱性の浮腫と疼痛，さらにガスを発生し腫大。浮腫部の皮膚は壊死を起こし，冷感，無痛性になる。創傷部から血様漿液漏出。食欲減退・消失，歩行困難，横臥，呼吸困難。体表リンパ節の腫大。
　　　　　　＜類症鑑別＞　気腫疽，炭疽，エンテロトキセミア，硝酸塩中毒
　　　　　病理：皮下組織までの出血性浮腫性腫脹。肝臓および腎臓の浮腫。心臓の充出血，血様心嚢水貯留。リンパ節は出血性水腫性腫大。急性死亡例では天然孔からの出血。剖検での原因菌種決定は困難。
　　　　　実験室内診断：病変部位からの菌分離またはPCRによる病原体DNA検出。
予防・治療　予防には牛クロストリジウム感染症5種混合（アジュバント加）トキソイドが用いられる。感染初期ならばペニシリン系抗菌剤で治療。

　　　　　　　　　　　　　　　　　　　　　　　　　　　　　　　　　　　　　　　（関崎　勉）

7. エンテロトキセミア enterotoxemia

病名同義語：壊死性腸炎 necrotic enteritis

宿　主　牛，豚，めん羊，山羊，馬，鶏。
病原体　*Clostridium perfringens*。
疫　学　分布：土壌，下水，河川など自然界に広く分布。動物や人の腸管内にも存在。世界各地で散発的に発生。幼牛，豚で多い。
　　　　　伝播・感染様式：経口感染。常在菌として存在し，飼料の急変などで腸内細菌叢が影響を受けて発症すると考えられている。
診　断　臨床：衰弱，腹痛，振戦，出血性下痢，四肢の麻痺を呈し，食欲消失，発熱，粘膜のチアノーゼ，横臥，痙攣発作の後に死亡。多くは突然死として発見される。
　　　　　　慢性経過では間欠的または持続的な下痢。
　　　　　　＜類症鑑別＞　悪性水腫，気腫疽，炭疽，硝酸塩中毒
　　　　　病理：小腸粘膜の出血性壊死。小腸内容物に剥離組織片や半流動状血液粘膜と悪臭ガスの充満。腹部リンパ節の腫脹，出血，浮腫。肺・心外膜の点状出血。肝臓の退色。
　　　　　実験室内診断：病変部からの菌分離。
予防・治療　予防には牛クロストリジウム感染症5種混合（アジュバント加）トキソイドが用いられる。

　　　　　　　　　　　　　　　　　　　　　　　　　　　　　　　　　　　　　　　（関崎　勉）

8. 子牛の大腸菌症 calf colibacillosis

病名同義語：calf diarrhea, calf scour

- **宿　主**　牛（子牛）。
- **病原体**　易熱性腸管毒素 heat-labile enterotoxin（LT）または耐熱性腸管毒素 heat-stable enterotoxin（ST）を産生する腸管毒素原性大腸菌 enterotoxigenic *Escherichia coli*（ETEC），腸管接着因子（*eaeA*遺伝子産物）を産生する腸管病原性大腸菌 enteropathogenic *E. coli*（EPEC）および志賀毒素産生性大腸菌 Shigatoxin-producing *E. coli*（STEC）。
- **疫　学**　分布：世界中の牛生産国で発生。
  伝播・感染様式：経口感染。
- **診　断**　臨床：ETEC感染は生後3日齢までの灰白色〜黄白色の水様性下痢。EPEC感染およびSTEC感染は，通常不顕性に経過するが，時に，2〜8週齢で食欲低下，軟便，粘液便，水様性下痢。
  <類症鑑別>　牛のサルモネラ症，牛コロナウイルス病，牛のロタウイルス病，
  　　　　　　牛のコクシジウム病，牛のクリプトスポリジウム症
  病理：ETEC感染では小腸粘膜上皮の多量の菌塊付着。EPEC感染およびSTEC感染では微絨毛破壊と菌粘着をみる腸管上皮接着微絨毛消滅 attaching and effacing病変（AE病変）。
  実験室内診断：菌分離と毒素検出，または毒素遺伝子や*eaeA*遺伝子のPCRによる検出。
- **予防・治療**　ETECは不活化ワクチンがある。補液と抗菌剤による治療。

（関崎　勉）

9. 壊死桿菌症 necrobacillosis

- **宿　主**　牛，豚。
- **病原体**　*Fusobacterium necrophorum* subsp. *necrophorum*，*F. necrophorum* subsp. *funduliforme*。
- **疫　学**　分布：土壌，および動物の腸管内に分布。世界中で発生。
  伝播・感染様式：経口感染。ルーメンパラケラトーシスや第一胃炎から胃粘膜バリアー傷害により，門脈経路で肝臓に菌が到達し肝膿瘍を形成する。蹄部の創傷感染により趾間腐爛を起こす。
- **診　断**　臨床：肝膿瘍では症状なし。趾間腐爛では局所の化膿と組織壊死による跛行。
  <類症鑑別>　他の細菌による膿瘍，蹄炎
  病理：肝臓に硬い膿瘍膜に囲まれた膿瘍形成。膿瘍内部は悪臭のあるクリーム様膿瘍。
  実験室内診断：膿瘍の直接鏡検で特徴的桿菌を観察。市販の変法FM培地またはGAM培地で嫌気培養による菌分離。市販の簡易同定キット，ガスクロマトグラフィーによる代謝産物の分析，PCRで遺伝子診断。
- **予防・治療**　ワクチンはない。粗飼料を多給し濃厚飼料を控え，給餌改善によるルーメンパラケラトーシスや第一胃炎の発症を予防。蹄部を傷つける堅い床面の改善。
  治療は抗菌剤投与，蹄部壊死・潰瘍部位の除去，患部を消毒し包帯して二次感染を防ぐ。

（関崎　勉）

10. クレブシエラ感染症 Klebsiella infection

宿　主　　牛，馬，豚。
病原体　　*Klebsiella pneumoniae*。
疫　学　　分布：動物や人の常在菌。環境中に広く分布。
　　　　　伝播・感染様式：衛生不良な敷料からの乳頭汚染と乳房への上行性感染。敷料におがくずや熟成不良な戻し堆肥を使用すると感染することがある。他に子馬の敗血症，牝馬の子宮炎，豚の乳房炎を起こす。
診　断　　臨床：甚急性乳房炎，急性乳房炎。内毒素による全身性炎症反応症候群 systemic inflammatory response syndrome（SIRS）による多臓器不全など敗血症に似た重篤な症状を呈する。
　　　　　　＜類症鑑別＞　他の細菌による乳房炎，敗血症
　　　　　実験室内診断：菌分離。
予防・治療　　ワクチンはない。畜舎床の清掃と消石灰による消毒。抗菌剤による治療後も乳量の低下や完治しないことが多い。多剤耐性菌が治療を妨げることもある。

（関崎　勉）

11. 細菌性腎盂腎炎 bovine pyelonephritis

宿　主　　牛。
病原体　　牛の尿路コリネバクテリア *Corynebacterium renale*，*C. cystitidis*，*C. pilosum*。
疫　学　　雌成牛に感染。菌は雌牛の外陰部や腟前庭に分布。妊娠や分娩が誘因となり，上行性に膀胱，さらに上行して尿管炎・腎盂腎炎を起こす。
診　断　　血尿，タンパク尿，頻回排尿，発熱，食欲不振，乳量低下。尿管の片側あるいは両側拡張，腎腫大。腎盂は拡張し多量の膿や結石が貯留する。
　　　　　尿からの菌分離。*C. renale* のみが *Staphylococcus aureus* との CAMP（Christie, Atkins, Munch-Peterson）反応陽性。
予防・治療　　早期に摘発し隔離。ペニシリンやストレプトマイシンなど抗菌剤の1週間以上連続投与。

（菊池直哉）

12. 牛の放線菌症 actinomycosis in cattle

宿　主　　牛，豚。
病原体　　*Actinomyces bovis*。分枝状，菌糸状発育するグラム陽性嫌気性菌。
疫　学　　菌は動物の体表や消化管内に常在し，口腔粘膜損傷部から侵入，膿瘍性肉芽腫を形成する。
診　断　　骨組織の侵襲による顔貌の変形。病巣部中の硫黄顆粒や菌糸，棍棒体によるロゼッタ形成の確認。病巣部からの菌の分離と遺伝子解析による同定。
　　　　　　＜類症鑑別＞　アクチノバチルス症
予防・治療　　鋭利な金属片や粗剛な茎や尖鋭な芒を含んだ飼料など，口腔内損傷の原因となる飼料を避ける。発症初期には外科的処置や抗菌剤による治療が可能。

（後藤義孝）

13. ヘモプラズマ病（エペリスロゾーン病）
hemoplasmosis (eperythrozoonosis)

- **宿　主**　牛，山羊，めん羊，豚，犬，猫。
- **病原体**　<u>血液寄生性マイコプラズマ</u>　*Mycoplasma wenyonii*（牛），*M. ovis*（山羊，めん羊），*M. haemosuis*（豚）
- **疫　学**　日本を含む世界各地。血液を介して感染する。<u>吸血性節足動物</u>によって媒介される。
- **診　断**　牛は通常無症状。めん羊では発熱，抑うつ，貧血。豚では発熱，貧血，黄疸。溶血性貧血に関連した全身性黄疸，脾腫。ギムザ染色またはアクリジン・オレンジ染色を施した末梢血塗抹標本での菌体確認。末梢血DNAを用いたPCRによる診断が可能。
- **予防・治療**　テトラサイクリン系抗菌剤による治療が一般的だが，完全な病原体除去は困難。

（後藤義孝）

14. コクシエラ症（Q熱）^{（人獣）}　coxiellosis (Q fever)

- **宿　主**　牛，豚，馬，めん羊，山羊，犬，猫，各種野生動物。
- **病原体**　*Coxiella burnetii*。レジオネラ目コクシエラ科の<u>細胞内寄生菌</u>。
- **疫　学**　世界各国に存在。ダニ－野生動物－ダニの感染環に人や家畜が入り込み感染。家畜は保菌動物として乳汁や糞便に菌を排出する。
- **診　断**　妊娠動物では流産，死産。感染母牛では繁殖障害。流産胎子では脾臓，肝臓および腎臓に肉芽腫性または壊死性小病変。発育鶏卵，サル腎細胞への検査材料接種による菌分離。PCRによる遺伝子診断。
- **予防・治療**　テトラサイクリン系抗菌剤による治療。

（後藤義孝）

1. 牛の皮膚糸状菌症（人獣） dermatophytosis in cattle

宿　主　牛。
病原体　*Trichophyton verrucosum*。
疫　学　分布：世界各地。
　　　　　伝播・感染様式：感染牛との接触感染および分節分生子が付着したスタンチョン，飼槽枠，鉄柵等を介する間接接触による伝播。
診　断　臨床：主に頭部，顔面部および頚部の皮膚の脱毛，落節，痂皮および肥厚が特徴である。痒みのためスタンチョン，飼槽枠，鉄柵に病変部をこすりつける。
　　　　　　　＜類症鑑別＞　ウイルス性，細菌性および寄生虫性皮膚炎
　　　　　病原診断：病変部から被毛，落屑を10～20%のKOH溶液に10分間浸してから検鏡。感染毛包周辺部に球形の分節分生子が多数認められる。
　　　　　　病変部位の被毛，落屑を，チアミンおよびイノシトール添加サブローブドウ糖寒天培地またはブレインハートインフュージョン培地を用いて37℃で培養し，菌を同定。
予防・治療　病変部に抗真菌薬を塗布。汚染器具の消毒。海外ではワクチンがあるが，日本では未認可。

（加納　塁）

2. アスペルギルス症（人獣） aspergillosis

宿　主　牛。哺乳類，鳥類，は虫類，両生類にも幅広く感染する。
病原体　糸状菌の*Aspergillus*属による日和見感染症。最も頻繁に分離されるのは*A. fumigatus*で，その他*A. flavus*, *A. nidulans*, *A. niger*, *A. terreus*, *A. versicolors*などの感染もある。
疫　学　分布：自然および屋内環境中に遍在し，空気中，水中，わら，刈り草，干し草，腐敗した植物，穀物，湿気を含んだ塵埃などに豊富に存在する。
　　　　　伝播・感染様式：生育した菌糸から多数の分生子を飛散させる。空気中に飛散した分生子を吸入する経気道感染による呼吸器感染が多い。
診　断　臨床：発熱，咳を伴う慢性気管支炎，肺炎。宿主の免疫が低下して播種すると，消化器感染や胎盤へ感染して死産，流産も引き起こす。
　　　　　　　＜類症鑑別＞　他の感染性の気管支炎，肺炎
　　　　　病理：病巣の組織をPAS染色やグロコット染色し，肉芽腫内に隔壁を有する糸状菌を確認する。
　　　　　　肺組織の場合には*Aspergillus*に特徴的である頂嚢に多数の分生子が認められることもある。
　　　　　病原診断：生検試料を直接鏡検して隔壁を有する分岐している菌糸を確認する。
予防・治療　抗真菌薬の長期投与の他，日和見感染を防ぐ。経済効果に見合う治療法はない。

（加納　塁）

3. カンジダ症 candidiasis

宿　主　牛，豚，家きん。
病原体　*Candida albicans*。
疫　学　本菌は自然界に普遍的に存在。動物の体表，口腔，呼吸器，生殖器，消化器に常在。
診　断　動物種により症状は多様。口内炎，胃腸炎，肺炎など。粘膜感染でムーコル症や細菌感染に類似。病変部は菌体により灰白色。出血性病変，発赤，腫脹潰瘍，白濁粘膜像など。
予防・治療　軽症は消毒剤や抗真菌薬で治療しやすい。多くが続発性感染であることを考慮する必要がある。

（福士秀人）

4. ムーコル症 mucormycosis

宿　主　牛，豚。
病原体　*Mucor racemosus*，*Absidia corymbifera*，*Rhizopus microsporus*，*R. oryzae* など。
疫　学　本菌は土壌，発酵飼料，乾燥，わら類，床敷などに存在。呼吸器や消化器を介し，肺，肝臓などに感染。
診　断　消化器感染を主とする日和見感染症。感染初期は無症状。進行に伴い元気低下，食欲不振から削痩。急性では致死性。牛では前胃，第四胃粘膜に発症。潰瘍形成。豚では肉芽腫。
生前診断は困難。病変部での真菌確認。分離同定。
予防・治療　飼育環境の衛生管理，基礎疾患の改善。早期治療では抗真菌薬が有効。

（福士秀人）

5. 牛のクリプトスポリジウム症 bovine cryptosporidiosis

宿　主　牛，他の哺乳類。
病原体　*Cryptosporidium parvum*。小腸から大腸の粘膜上皮細胞の微絨毛内に寄生。
疫　学　世界中に分布。日本にもある。オーシストの経口感染。
診　断　1〜3週齢の子牛が黄白色から黄灰色の下痢便を排泄。食欲不振，脱水。
糞便中のオーシスト（直径4〜6μm）検出。
　　　　　＜類症鑑別＞　コクシジウム病
予防・治療　有効な予防薬および治療薬はない。対症療法として輸液。発症牛の隔離。

（須永藤子）

6. 牛のコクシジウム病 bovine coccidiosis

宿　主　牛，水牛，コブウシ。
病原体　病原性が強い*Eimeria bovis*，*E. zuernii*，中等度の*E. alabamensis*，*E. auburnensis*および*E. ellipsoidalis*。
疫　学　世界中に分布。オーシストの経口感染。幼若な個体ほどリスクが高い。
診　断　*E. bovis*，*E. zuernii*の感染ではカタル性腸炎を起こし粘液や血液を混じた下痢便を排泄。
　　　　　食欲不振，衰弱。
　　　　　糞便中のオーシスト検出。
　　　　　　　＜類症鑑別＞　クリプトスポリジウム症
予防・治療　発症防止にはトリアジン誘導体を含む経口剤。治療にはサルファ剤や葉酸拮抗剤との合剤。

（須永藤子）

演習問題（正答と解説は171頁）

問1. 次の疾病のうち，伝播に節足動物などのベクターの関与がない疾病はどれか。
　a. ピートンウイルス感染症
　b. アカバネ病
　c. サシュペリウイルス感染症
　d. チュウザン病
　e. 牛RSウイルス病

問2. 小腸に病変が限局する感染症はどれか。
　a. 牛コロナウイルス病
　b. 牛RSウイルス病
　c. 牛のロタウイルス病
　d. 牛ウイルス性下痢・粘膜病
　e. 偽牛痘

問3. 牛コロナウイルス病について誤っている記述はどれか。
　a. 牛コロナウイルスは*Nidovirales*，*Coronaviridae*，*Betacoronavirus*に属するBovine coronavirus（牛コロナウイルス）である。
　b. 糞便や呼吸器の排出物等の飛沫に含まれるウイルスの吸入により感染する。
　c. 牛コロナウイルス病は人獣共通感染症である。
　d. 感染の予防には出生直後の子牛に初乳を十分与える。
　e. 治療は補液療法も重要となる。

問4. 牛の乳房炎について誤っている記述はどれか。
　a. 甚急性乳房炎では病巣部の冷感，柔軟がみられる。
　b. 大腸菌性乳房炎では，エンドトキシンとそれにより誘導されたサイトカインにより播種性血管内凝固がみられる。
　c. 予防は搾乳後の乳頭孔の消毒や，搾乳機器の衛生の徹底が基本である。
　d. 急性乳房炎では乳房の潮紅，熱感，腫脹，疼痛がみられる。
　e. 潜在性乳房炎では乳房に著変はないが，乳汁中に体細胞数の増加がある。

問5. 毒素が原因となる疾病はどれか。
   a. ブルセラ病
   b. ボツリヌス症
   c. 壊死桿菌症
   d. 牛のマイコプラズマ病
   e. Q熱

問6. 牛のパスツレラ症について正しい記述はどれか。
   a. *Pasteurella multocida* と *Histophilus somni* の単独または混合感染である。
   b. 多発しているのはアフリカとアジアである。
   c. 多発性の凝固壊死を伴った間質性肺炎が特徴である。
   d. 無症状のまま死亡する。
   e. 予防ワクチンがある。

問7. 疾病と病原体の組み合わせで正しいのはどれか。
   a. 牛の皮膚糸状菌症およびアスペルギルス症 ——— 真菌
   b. カンジダ症 ——— 細菌
   c. ムーコル症 ——— ウイルス
   d. 牛のクリプトスポリジウム症 ——— 真菌
   e. 牛のコクシジウム症 ——— 細菌

第8章　めん羊，山羊の届出伝染病

> **一般目標**：めん羊，山羊の届出伝染病の病原，疫学，診断，予防および治療について学び，それぞれの感染症の特徴とその制御に関する知識を修得する。

> **到達目標**：1) めん羊，山羊のウイルス性届出伝染病を説明できる。
> 　　　　　　 2) めん羊，山羊の細菌性あるいは外部寄生虫性届出伝染病を説明できる。

1. ブルータング（届出）bluetongue

宿　主　めん羊，山羊，牛，水牛，鹿。

病原体　*Reoviridae*，*Sedoreovirinae*，*Orbivirus* に属する *Bluetongue virus*（ブルータングウイルス）。

疫　学　分布：アフリカ，ヨーロッパ，中近東，アジア，北米・中米・南米，オーストラリアなど。日本でも散発的に発生がみられる。

　　　　　伝播・感染様式：多種類のヌカカによって媒介される。

診　断　臨床：発熱，鼻汁漏出，口腔および鼻粘膜や舌のチアノーゼ，咽喉頭・食道麻痺による嚥下障害などがみられる。流産，死産や大脳欠損などの先天性異常がみられる。

　　　　　＜類症鑑別＞　めん羊では伝染性膿疱性皮膚炎，口蹄疫，小反芻獣疫。牛ではイバラキ病

　　　　　病理：食道，咽喉頭，舌などの横紋筋の硝子様変性，断裂および消失と同部位における線維芽細胞の増殖，リンパ球の浸潤。

　　　　　実験室内診断：発症時のヘパリン加血液を洗浄後，凍結融解し10～11日齢発育鶏卵の静脈内へ接種することによりウイルスが分離される。BHK-21，HmLu-1およびVero細胞でもウイルス分離が可能。RT-PCRも診断に利用される。

　　　　　血清診断法としては，寒天ゲル内沈降反応や競合ELISAが用いられる。

予防・治療　生ワクチンや不活化ワクチンが使用されている国や地域がある。治療法はない。

（苅和宏明）

2. 伝染性膿疱性皮膚炎 (届出)(人獣) contagious pustular dermatitis

宿　主　めん羊，山羊，鹿。ニホンカモシカ。
病原体　*Poxviridae*，*Chordopoxvirinae*，*Parapoxvirus* に属する *Orf virus*（オルフウイルス）。
疫　学　分布：日本を含め世界中に分布。
　　　　伝播・感染様式：伝播様式は主として接触感染である。罹患率は高いが致死率は1〜2%である。痂皮や病変部が付着した器具，飼育施設は長期間にわたり感染源となる。
　　　　人では発症動物に直接接触する機会の多い獣医師や羊飼いなどが感染する。
診　断　臨床：口唇部，口腔，顔面，乳頭，蹄間部，まれに外陰部などに発赤丘疹，結節を形成する。膿瘍，潰瘍まで進行することもある。
　　　　人では，病変部に接触した手指や顔面に同様の病変が現れる。
　　　　　＜類症鑑別＞　口蹄疫
　　　　病理：病変部における有棘細胞の増生と空胞変性，および細胞質内封入体が観察される。
　　　　実験室内診断：PCRによる遺伝子検出，電子顕微鏡によるウイルス粒子の観察，病変部の細胞質内封入体の確認とウイルス抗原の検出。寒天ゲル内沈降反応，ELISA，間接蛍光抗体法により抗体検出。
予防・治療　早期発見，早期隔離が重要。
　　　　治療法はないが予後は良好。ただし，再感染がある。

（苅和宏明）

3. ナイロビ羊病 (届出)(人獣) Nairobi sheep disease

宿　主　めん羊，山羊。
病原体　*Bunyaviridae*，*Nairovirus* に属する Nairobi sheep disease virus（ナイロビ羊病ウイルス）。
疫　学　分布：東アフリカで発生。インド，スリランカでは血清学的に近似のGanjam virusが分布している。
　　　　伝播・感染様式：マダニ（*Rhipicephalus appendiculatus* など）がベクターとなって家畜にウイルスを媒介。病原巣動物は不明。
診　断　臨床：高熱，元気消失，粘血便を伴う下痢。リンパ節の肥大や白血球の減少がみられる。妊娠動物に感染すると流産が起こる。
　　　　人の感染は非常にまれであり，感染しても軽症。
　　　　　＜類症鑑別＞　小反芻獣疫，リフトバレー熱，心水病
　　　　病理：第四胃，回盲部，結腸，直腸などに出血性腸炎。回盲部，結腸，直腸にはシマウマ縞がしばしば現れる。また，胆嚢の肥大や出血もみられる。
　　　　実験室内診断：血液，腸間膜リンパ節，もしくは脾臓乳剤を乳のみマウスへ脳内接種するか，BHK-21細胞に接種することによりウイルスを分離する。抗体検出は間接蛍光抗体法による。
予防・治療　抗体を保有しない動物の流行地への導入の制限。マダニの非流行地への持ち込みの防止。

（苅和宏明）

4. 羊痘 (届出) sheep pox
山羊痘 (届出) goat pox

宿　主　羊痘の届出対象はめん羊，山羊痘の届出対象は山羊。

病原体　*Poxviridae*, *Chordopoxvirinae*, *Capripoxvirus* に属する Sheeppox virus（羊痘ウイルス）およびGoatpox virus（山羊痘ウイルス）。両ウイルスはきわめて近縁。

疫　学　分布：中央および北アフリカ，中近東からインドにかけて流行。両疾患とも日本での発生報告はない。

　　　　伝播・感染様式：主な伝播様式は病変組織との直接接触や汚染された環境下での経口・経鼻感染，もしくは皮膚の傷を介しての感染である。昆虫による機械的伝播や汚染器具による人為的伝播も起こる。

診　断　臨床：感染力は強く，若齢の動物で篤重な症状を示す。軽症の場合は無毛部の皮膚に充血した発疹や丘疹が限局的に出現。重症の場合は病変が全身の皮膚，呼吸器粘膜，消化器粘膜に広がり，結節や痘蓋を形成。粘膜部では丘疹は潰瘍化し，粘液性の滲出液を排出し，鼻炎，結膜炎，呼吸困難を起こす。

　　　　＜類症鑑別＞　伝染性膿疱性皮膚炎，口蹄疫

　　　　病理：皮膚に特徴のある丘疹が生じ，病変組織に細胞質内封入体が観察される。

　　　　実験室内診断：電子顕微鏡による病変組織中のウイルス粒子検出や，免疫染色によるウイルス抗原検出。抗体検出は中和テスト，間接蛍光抗体法，ウエスタンブロット法およびELISAによる。

予防・治療　常在地では生および不活化ワクチンが使用されている。

（苅和宏明）

5. マエディ・ビスナ (届出) maedi-visna

宿　主　めん羊。山羊。

病原体　*Retroviridae*, *Orthoretrovirinae*, *Lentivirus* に属する *Visna/maedi virus*（ビスナ/マエディウイルス）。

疫　学　分布：オーストラリア，ニュージーランドを除く，世界各国に分布。日本でも2012年に発生。

　　　　伝播・感染様式：呼吸器から発生した飛沫の吸入，乳汁を介した母子感染。

診　断　臨床：進行性のめん羊の疾病で，遅発性感染症のため潜伏期間は2～3年またはそれ以上。マエディ型では進行性肺炎を発症して呼吸困難を起こす。ビスナ型では慢性脳脊髄炎による歩行異常がみられ，後肢麻痺が起こり最終的に起立不能となる。

　　　　＜類症鑑別＞　羊肺腺腫，スクレイピー，類鼻疽

　　　　病理：マエディ型では肺が腫脹し，周辺リンパ節も腫大。肺，リンパ節および乳腺組織にリンパ球浸潤。ビスナ型では脳組織の白質の脱髄が特徴的。脱髄部分や，脳および脊髄の髄膜にリンパ球浸潤がみられる。

　　　　実験室内診断：ウイルス分離は効率が悪い。PCRによる遺伝子検出。寒天ゲル内沈降反応やELISAによる抗体検出。

予防・治療　抗体陽性動物の摘発・淘汰が重要。ワクチンや治療法はない。

（苅和宏明）

6. 山羊関節炎・脳脊髄炎 ^(届出) caprine arthritis-encephalomyelitis

宿　主　山羊。めん羊。

病原体　*Retroviridae*，*Orthoretrovirinae*，*Lentivirus* に属する *Caprine arthritis-encephalitis virus*（山羊関節炎・脳脊髄炎ウイルス）。

疫　学　**分布**：世界各国に分布。日本でも 2002 年に発生が認められた。

　　　　　伝播・感染様式：乳汁を介した母子感染が主な伝播様式。飛沫による呼吸器感染もある。

診　断　**臨床**：成獣では慢性的な関節炎が最も一般的。患部の腫脹や関節痛が徐々に進行し，最終的には起立不能となる。乳房炎の発症もある。新生子や幼若山羊では脳脊髄炎や肺炎を発症することがある。

　　　　　　　　＜類症鑑別＞　山羊伝染性胸膜肺炎，伝染性無乳症

　　　　　病理：幼若山羊の脳脊髄炎では白質に限局した囲管性の単核性細胞浸潤と脱髄が，成山羊の関節炎では非化膿性増殖性関節炎が特徴的病変。

　　　　　実験室内診断：発症動物の関節液，乳汁，末梢血白血球からのウイルス分離や PCR による遺伝子検出。寒天ゲル内沈降反応や ELISA による抗体検出。

予防・治療　摘発・淘汰や隔離飼育。感染母獣から子山羊への経乳感染の防止。

　　　　　　　治療法はない。

　　　　　　　　　　　　　　　　　　　　　　　　　　　　　　　　　　　　　　　（苅和宏明）

1. 野兎病 (届)(人獣) tularemia

宿　主	めん羊，豚，いのしし，馬，うさぎ。牛，人を含むその他の哺乳類，鳥類，は虫類および両生類。
病原体	*Francisella tularensis*（亜種により病原性に差があり，アジアにみられる *F. tularensis* subsp. *holarctica* は低病原性)。
疫　学	分布：日本，アジア，北米，ヨーロッパ。 伝播・感染様式：感染動物との直接接触，マダニ類などの吸血。汚染水や汚染飼料の摂取。
診　断	臨床：家畜では不顕性感染。臨床症状はまれ。猫は発熱などの臨床症状を示すが，犬は不顕性感染。 病理：猫の剖検例では肝臓や脾臓の腫大。脾臓，肝臓，肺の白色点状壊死。リンパ節の腫大，多発性線維素性壊死肺炎。 実験室内診断：血清を用いた試験管内凝集反応，ELISA。確定診断は血液，肝臓，脾臓からの病原細菌分離。スタンプ標本の蛍光抗体染色。PCR。
予防・治療	感染の疑いのある動物との接触を避ける。フルオロキノロン系，テトラサイクリン系などを成分とする抗菌剤により治療。

（福士秀人）

2. 山羊伝染性胸膜肺炎 (届出) contagious caprine pleuropneumonia (CCPP)

宿　主	山羊。
病原体	*Mycoplasma capricolum* subsp. *capricolum*。
疫　学	アフリカ，中近東，西アジアに分布。日本では未確認。直接接触や飛沫の吸入(経気道感染)。
診　断	潜伏期は6日から2週間。咳および呼吸促迫を主徴とする。関節炎も観察される。急性経過をとり，予後は不良。病原体検索では胸部ないし関節部からの本菌の分離同定により診断。
予防・治療	ケニアでは不活化ワクチンを使用。テトラサイクリン系，マクロライド系やフルオロキノロン系抗菌剤を早期に治療，最低5日は投与。常在国からの山羊の輸入を避ける。

（福士秀人）

3. 伝染性無乳症 (届出) contagious agalactia

宿　主	めん羊，山羊。
病原体	*Mycoplasma agalactiae*，*M. capricolum* subsp. *capricolum*，*M. mycoides* subsp. *mycoides* LC type，*M. mycoides* subsp. *capri*，*M. putrefaciens*。
疫　学	世界各国に分布。日本での発生は1991年，2004年。 汚染乳汁，エアゾルの摂取と吸入，接触により伝播。
診　断	慢性経過で倦怠，食欲不振，乳房炎となり泌乳量が漸減し閉乳。起因菌によっては山羊伝染性胸膜肺炎と同症状。病原体は乳腺細胞周囲に観察される。乳汁からの病原体分離は有意義。
予防・治療	海外ではワクチンを使用。完治は困難。発症個体は早期淘汰が望ましい。

（福士秀人）

4. 流行性羊流産 ^{(届出)(人獣)} enzootic ovine abortion (enzootic abortion of ewes)

宿　主　めん羊。
病原体　*Chlamydia abortus*。偏性細胞内寄生菌。
疫　学　英国，ヨーロッパなど。日本での発生報告はない。流産および死産胎子，胎盤，子宮分泌液が感染源。
診　断　妊娠めん羊は発熱程度。感染後50～90日で胎盤炎により流産。胎盤絨毛膜の浮腫と壊死。胎盤，胎子肝臓などからの遺伝子検出により診断。
予防・治療　ヨーロッパでは生ワクチンが実用化されている。

（福士秀人）

5. 疥癬 ^(届出) psoroptic mange of sheep

宿　主　めん羊。牛，馬，ロバ。
病原体　ダニ亜綱無気門目キュウセンヒゼンダニ科の*Psoroptes ovis*（ヒツジキュウセンヒゼンダニ）。
疫　学　分布：世界的に分布がみられるが，わが国での発生はない。
　　　　　伝播・感染様式：感染は主に宿主間の直接接触によるが，宿主から離脱したダニからの寄生もある。ダニ寄生による強い痒覚と自己損傷に起因する脱毛が主症状で，特にめん羊では全身に広がる。
診　断　臨床：強い痒覚のため，体を畜舎壁など堅いものにこすりつけ，口で患部を噛むことにより，重症例では体の4分の3に及ぶ部位に脱毛が起こる。症状が進行すると，削痩，貧血，浮腫などがみられる。
　　　　　＜類症鑑別＞　ショクヒヒゼンダニ類（*Chorioptes*属）の寄生による疥癬
　　　　　病理：リンパ液の浸潤による水疱が生じ，中央部に痂皮が形成されるとともに，その周囲に湿潤な発赤部が広がる。
　　　　　実験室内診断：ダニの形態学的同定。
予防・治療　治療にはアベルメクチン系製剤（イベルメクチン，ドラメクチン，モキシデクチン）が用いられる。体重20～90kgのめん羊では，20～40μg/kg/日のイベルメクチンのルーメン内投与で良好な治療効果を示す。

（今井壯一）

演習問題（正答と解説は171頁）

問1. ヌカカの媒介によって感染するめん羊・山羊の感染症はどれか。
  a. マエディ・ビスナ
  b. 伝染性膿疱性皮膚炎
  c. 山羊関節炎・脳脊髄炎
  d. ブルータング
  e. ナイロビ羊病

問2. 山羊の口唇部に発赤丘疹がみられ，接触した人の手指に同様な症状が現れた。次のうち，疑われる感染症はどれか。
  a. マエディ・ビスナ
  b. 伝染性膿疱性皮膚炎
  c. 山羊関節炎・脳脊髄炎
  d. ブルータング
  e. ナイロビ羊病

問3. めん羊，山羊の届出伝染病について正しい記述はどれか。
  a. 野兎病における感染経路の一つは感染動物との直接接触である。
  b. 山羊伝染性胸膜肺炎は日本に常在化している。
  c. 伝染性無乳症にはペニシリン系薬が著効する。
  d. 流行性羊流産の病原体の分離に血液寒天を用いる。
  e. 疥癬の病原体はノミ類である。

第9章　豚の家畜伝染病（法定伝染病）

> **一般目標**：豚の家畜伝染病の病原，疫学，診断，予防および治療について学び，それぞれの感染症の特徴とその制御に関する知識を修得する。

> **到達目標**：豚のウイルス性家畜伝染病（法定伝染病）を説明できる。

1. 豚コレラ（法）　classical swine fever（欧），hog cholera（米）

豚およびいのししの熱性，敗血症性の疾病。強い伝染力と高い致死率が特徴。国内では2007年に撲滅を達成。

宿　主　豚，いのしし。

病原体　*Flaviviridae*，*Pestivirus*の*Classical swine fever virus*（豚コレラウイルス）。同属の牛ウイルス性下痢ウイルスおよびボーダー病ウイルスと中和テストで交差する。豚コレラウイルス感染細胞ではⅠ型インターフェロンの産生が抑制され，重感染させたニューカッスル病ウイルスのCPEが増強する（END法）。

疫　学　分布：アジア，アフリカ，南米，ヨーロッパの多くの国に分布。米国，カナダ，オーストラリア，ニュージーランド，スカンジナビア諸国では豚コレラの撲滅を達成。日本では，1969年に実用化された弱毒生ワクチンの接種により発生は激減し，1993年以降発生はない。2000年から段階的にワクチンを中止し，OIEから2007年に豚コレラ清浄国と認められた。

伝播・感染様式：感染豚は唾液，涙，尿，糞便中にウイルスを排出。経口および経鼻感染が主な感染経路。感染豚との直接接触，汚染した豚肉の非加熱給餌，汚染した精子の人工授精への使用，汚染した人・器具との接触など。野生いのししに豚コレラが蔓延している場合は，これらも感染源となる。

診　断　臨床：ウイルスは最初に扁桃で増殖。その後，リンパ流を介してリンパ組織，骨髄，血管内皮細胞で増殖後，ウイルス血症を起こし，全身臓器で増殖。臨床症状はウイルスの病原性により多様。

急性型では2〜6日の潜伏の後，高熱，食欲不振，元気消失，結膜炎，鼻漏，便秘後下痢，嘔吐，後躯麻痺，紫斑，白血球減少，血小板減少を示し，8〜20日の経過で死亡。

慢性型では経過が長く，食欲不振，発熱，白血球減少，下痢，皮膚炎，細菌の二次感染を起こし，ひね豚となるが死亡率は低い。胎子感染の場合，流産，死産が起こる。

＜類症鑑別＞　アフリカ豚コレラ，トキソプラズマ病，豚丹毒，豚繁殖・呼吸障害症候群，豚皮膚炎腎症症候群。豚における牛ウイルス性下痢ウイルスやボーダー病ウイルスの感染

病理：リンパ節，腎臓，膀胱の出血，脾臓の出血性梗塞，播種性血管内凝固（DIC）など敗血症の特徴を示す。呼吸器，消化器，泌尿器の炎症，囲管性細胞浸潤を特徴とする非化膿性脳炎も認められる。

実験室内診断：病原診断として扁桃，腎臓などの凍結切片から蛍光抗体法でウイルス抗原を検出。ウイルス分離には豚腎株化細胞を用いる。遺伝子診断としてRT-PCRが利用される。

血清診断ではスクリーニングを目的としたELISAと，確定試験としての中和テストが用いられる。

予防・治療　治療法はない。現在日本ではワクチンを用いず，摘発・淘汰を基本とする防疫体制。豚コレラが発生した場合，「豚コレラに関する特定家畜伝染病防疫指針」に基づいて，患畜および同居豚の殺処分，畜舎や車両の消毒，家畜の移動制限により蔓延を防止。早期発見および速やかな初動防疫が重要。

（迫田義博）

2. 豚の日本脳炎（流行性脳炎）^{(法)(人獣)}　Japanese encephalitis in swine

日本脳炎ウイルスの感染により妊娠豚が流産や死産，雄豚が造精機能障害を起こす疾病。人と馬の感染では脳炎を主症状とする。

宿　主　豚，牛，めん羊，山羊，馬，水牛，鹿，いのしし。鳥類。
病原体　*Flaviviridae*，*Flavivirus* の *Japanese encephalitis virus*（日本脳炎ウイルス）。
疫　学　分布：オーストラリアおよび東南アジアの広い地域に分布。日本では本州以南で流行し，北海道での流行はまれ。
　　　　伝播・感染様式：日本脳炎ウイルスは主にコガタアカイエカによって媒介される。感染豚は高力価のウイルス血症を引き起こし，吸血蚊を容易に有毒化するため，豚は本ウイルスの増幅動物として重要である。豚以外の家畜は感染してもウイルス血症が微弱なため，増幅動物とはならない。わが国では蚊の吸血活動が盛んになる春から秋にかけて豚と蚊の間に感染環が成立し，本症の流行が起こる。
診　断　臨床：蚊の吸血で豚の体内に侵入したウイルスは各臓器で増殖後，ウイルス血症を起こす。成豚はほとんど症状を示さないが，免疫のない妊娠豚に感染するとウイルスは胎盤に到達後，胎子に感染し異常産を引き起こす。死亡した胎子は分娩予定日まで子宮内に残るため，死産の形をとることが多い。豚は多胎のため，子宮内で徐々に感染が拡大し，ミイラ化胎子，黒子，白子などの死亡子豚と，痙攣，震え，旋回，麻痺などの神経症状を伴う異常子豚が一緒に娩出されることがある。また，経産豚は異常産を発症することは少ない。
　　　　雄豚が感染すると生殖器の炎症によって造精機能が低下し，繁殖障害が問題となる。
　　　　＜類症鑑別＞　豚繁殖・呼吸障害症候群，オーエスキー病，豚パルボウイルス病
　　　　病理：肉眼的に異常産胎子に脳室拡大や脳水腫。組織学的に非化膿性脳炎像。雄豚では精子数の減少，精子生存率の低下，精子の奇形などの造精機能障害が起こる。
　　　　実験室内診断：病原診断は新鮮胎子や異常子豚などの脳から，乳のみマウスの脳内接種や培養細胞を用いてウイルス分離。また，遺伝子診断としてRT-PCRが利用される。
　　　　血清診断は，異常胎子の体液中からウイルス特異抗体の検出や，ペア血清により母豚が妊娠中に抗体陽転したことの確認をする。
予防・治療　単味不活化および生ワクチン，豚パルボウイルス感染症との2種混合生ワクチン，これに豚ゲタウイルスを加えた3種混合生ワクチンが市販されている。春から秋にかけて種付けを予定している豚を対象にワクチン接種を行えば，日本脳炎による異常産は予防できる。その地域で推定される日本脳炎の流行開始時期までに確実な免疫を与えておくことが重要である。ワクチン接種率を毎年高い状態で保つことで，流行を最小に抑えることができる。有効な治療法はない。

　　　　　　　　　　　　　　　　　　　　　　　　　　　　　　　　　　　　　　　（迫田義博）

（馬の日本脳炎は134頁に記した）

3. アフリカ豚コレラ（法）African swine fever

豚の発熱と全身の出血性病変を主徴とする疾病。強い伝染力と高い致死率が特徴。

宿　主　豚，いのしし。

病原体　*Asfarviridae*，*Asfivirus* の *African swine fever virus*（アフリカ豚コレラウイルス）。

疫　学　分布：サハラ砂漠以南のアフリカ，イタリアのサルジニア島，ロシア，グルジア，アゼルバイジャン，アルメニア。日本での発生はない。過去には中南米やヨーロッパで発生したことがある。

伝播・感染様式：本ウイルスの自然宿主はサハラ砂漠以南のアフリカ大陸に生息するイボイノシシなどの野生いのししとダニである。

　ダニ間では交尾および介卵感染で独自の感染環を形成している。このウイルスが豚に伝播し，致死率100％に達する本病の発生が認められるようになった。感染豚の血液や排泄物には多量のウイルスが含まれるため，豚の間では接触感染が成立する。アフリカ以外での発生は加熱処理が不十分な汚染肉を含む厨芥の給餌が原因と考えられている。

診　断　臨床：臨床的に豚コレラと区別できないので，その鑑別には実験室内診断が必要。本病が新たに侵入した地域では，感染豚は急性型の症状を示し，食欲不振，発熱，白血球減少，皮膚の出血ならびに全身のチアノーゼなどが認められ，7日前後の経過でほぼ100％死亡する。しかし，常在化すると次第に症状は軽くなり，死亡率も5〜10％程度に低下する。回復する豚も多くなるが，これらの多くがウイルスのキャリアーとなる。慢性型では肺炎を主徴とする呼吸器の病変，流産，関節炎ならびに皮膚の潰瘍が認められる。

　　　＜類症鑑別＞　豚コレラ，豚丹毒，急性敗血症型サルモネラ症

病理：脾臓の腫大や出血性梗塞，腎臓，心臓，肺およびリンパ節の出血が顕著。脳では囲管性細胞浸潤を認める。慢性型では，気管，肺，リンパ節および脾臓の病変が認められ，線維素を伴う心膜炎，胸膜炎，胸膜の胸壁への癒着ならびに結節性間質性肺炎を認める。

実験室内診断：病原診断として，豚の末梢血白血球を用いた赤血球吸着試験やウイルス分離，蛍光抗体法，遺伝子診断としてPCRがある。赤血球吸着試験は，アフリカ豚コレラウイルスが単球やマクロファージに感染後，豚赤血球を吸着する現象を診断に利用した方法で，特異性，感度の点で優れている。蛍光抗体法では脾臓，腎臓，肺およびリンパ節などの塗抹標本や凍結切片からウイルス抗原を検出する。PCRやリアルタイムPCRは，感度と特異性に優れ，診断法として有用である。

　血清診断は間接蛍光抗体法，ELISA，ウエスタンブロット法が用いられる。感染動物にはウイルス中和作用をもつ抗体が産生されない。

予防・治療　有効なワクチンはない。治療法もない。清浄国では本病の侵入防止を徹底する。

　本病が発生した場合は，「アフリカ豚コレラに関する特定家畜伝染病防疫指針」に基づいて，患畜および同居豚の殺処分，畜舎や車両の消毒，家畜の移動制限により蔓延を防止。早期発見および速やかな初動防疫が重要。

（迫田義博）

4. 豚水胞病^(法) swine vesicular disease

宿　主　豚，いのしし。

病原体　*Picornavirales*, *Picornaviridae*, *Enterovirus* の Swine vesicular disease virus（豚水胞病ウイルス）。人のコクサッキーウイルスB5と遺伝子構造が酷似し，抗原性が交差。

疫　学　分布：イタリアで常在化。ポルトガルでも2007年に発生。過去にはアジアでも報告あり。

　　　　　伝播・感染様式：感染豚の水疱には大量のウイルスが含まれ感染源となる。汚染した豚肉の非加熱給餌なども原因となる。

診　断　臨床：臨床的に口蹄疫や水胞性口炎と区別できないので，その鑑別には実験室内診断が必要。2～7日の潜伏期間の後，蹄や舌，鼻に水疱が形成。疼痛により跛行を示す。発熱は一過性。ウイルスの病原性は株により大きく異なり，不顕性感染豚は汚染源となるが，その摘発は困難。

　　　　　＜類症鑑別＞　口蹄疫，水胞性口炎，豚水疱疹

　　　　　病理：水疱は破れ，潰瘍やび爛となるが，細菌の二次感染がなければ2～3週間程度で治癒。

　　　　　実験室内診断：ELISAによる抗原検出，ウイルス分離，RT-PCRによる口蹄疫との類症鑑別。

予防・治療　有効なワクチン，治療法はない。摘発・淘汰。発生国からの畜産物の輸入禁止および検疫が重要。

　　　（迫田義博）

演習問題（正答と解説は171頁）

問1．国内の豚に常在している疾病はどれか。
　a．口蹄疫
　b．日本脳炎
　c．アフリカ豚コレラ
　d．豚コレラ
　e．豚水胞病

問2．アフリカ豚コレラについて正しい記述はどれか。
　a．アフリカ以外ではサルジニア島，コーカサス地域，ロシアで発生がみられる。
　b．ダニによって媒介され接触感染はない。
　c．中和テストにより多数の血清型に分けられている。
　d．常在地では生ワクチンが使用されている。
　e．病原体はRNAを遺伝子とする大型ウイルス（直径約200 nm）である。

第10章 豚の届出伝染病

> **一般目標**：豚の届出伝染病の病原，疫学，診断，予防および治療について学び，それぞれの感染症の特徴とその制御に関する知識を修得する。

> **到達目標**：1) 豚のウイルス性届出伝染病を説明できる。
> 2) 豚の細菌性あるいは原虫性届出伝染病を説明できる。

1. オーエスキー病 (届出) Aujeszky's disease

運動失調や痙攣などの神経症状，妊娠豚は流産を起こす。「オーエスキー病防疫対策要領」に基づいて防疫。

病名同義語：仮性狂犬病 pseudorabies

宿　主　豚，いのしし。牛，めん羊，山羊などの家畜，犬，猫など。

病原体　*Herpesvirales, Herpesviridae, Alphaherpesvirinae, Varicellovirus* の *Suid herpesvirus 1*（豚ヘルペスウイルス1型）。

疫　学　分布：世界各地に分布。日本でも一時期，発生地域が北海道を除く全国に拡大したが，現在は東北，関東，九州地方の一部に限局している。

　　　伝播・感染様式：主体は感染豚の鼻汁や唾液から排出されたウイルスを含むエアロゾルの経気道感染で，感染豚との接触により容易に伝播する。汚染飼料の摂取，交尾や人工授精，経胎盤感染による伝播もある。感染耐過した豚ではウイルスは三叉神経節に潜伏感染し，輸送や分娩などのストレスによりウイルスが再活性化して排出され，感染源になる。それらの肉または内臓の摂取により感染する場合が多い。

診　断　臨床：若齢豚ほど重篤な症状を示す。3週齢以下の哺乳豚では，発熱・虚弱・食欲減退，運動失調や痙攣などの神経症状が認められるが，明らかな臨床症状を示さずに急死することがある。妊娠豚が感染すると，高率に流産，死産が起こる。成豚は症状は軽く発熱あるいは鼻水などの症状が一過性に認められる程度で，神経症状が認められるのはまれである。豚以外の感受性動物の多くは特徴的な掻痒症や痙攣，運動失調などの神経症状を示し急性経過で死亡する。

　　　＜類症鑑別＞　豚コレラ，豚繁殖・呼吸障害症候群，トキソプラズマ病，豚の日本脳炎，豚パルボウイルス病，豚マイコプラズマ肺炎，豚胸膜性肺炎，グレーサー病など

　　　病理：若齢豚では咽頭粘膜，扁桃，リンパ節，肺，肝臓および副腎に巣状壊死が観察されることがある。病変は神経系に限局し，組織学的には非化膿性髄膜脳炎と神経節神経炎が観察され，神経細胞とグリア細胞に好酸性核内封入体を認める。

　　　豚以外の感受性動物では，掻痒部皮下の出血性浮腫や非化膿性脳髄膜炎が観察される。

　　　実験室内診断：病原診断は，扁桃，脳，鼻汁からウイルス抗原の検出またはウイルス分離を行う。ウイルス分離では各種培養細胞に核内封入体を伴った明瞭な細胞変性効果が認められる。

　　　血清診断はラテックス凝集反応，ELISA，中和テストなどが行われる。ワクチン抗体と自然感染抗体の識別可能なELISAも開発されている。

予防・治療　野外流行株との識別が可能なマーカーを付けた豚用の生ワクチンが，発生または浸潤している地域でのみ使用が許可されている（農林水産省畜産局長通達：オーエスキー病防疫対策要領）。

　　　有効な治療法はない。

（田原口智士）

2. 豚流行性下痢 (届出) porcine epidemic diarrhea

水様性下痢を主徴とする急性疾病で哺乳豚では死亡率が高い。伝染性胃腸炎と酷似した症状を示す。

宿 主 豚，いのしし。

病原体 *Nidovirales*，*Coronaviridae*，*Coronavirinae*，*Alphacoronavirus*に属する*Porcine epidemic diarrhea virus*（豚流行性下痢ウイルス）。血清型は単一。

疫 学 分布：イギリス，フランスなどヨーロッパの一部の国や，日本，韓国，中国などアジアの国々で発生が確認されている。米国やオーストラリアは清浄国。

伝播・感染様式：ウイルスは糞便とともに排泄され，糞便やそれによる汚染飼料・器具などを介して経口的に感染する。冬季の発生が多い。

本疾病は様々な発生形態をとり，あらゆる日齢の豚で起こる場合や，離乳後豚のみで下痢が起こる場合もある。このような発生形態の違いは，農場におけるウイルスの常在化に起因すると考えられている。伝染性胃腸炎と比較して，豚群内での伝播速度は遅い。

診 断 臨床：症状は伝染性胃腸炎と酷似する。水様性下痢が特徴的であり，時に嘔吐もみられる。1週齢以内の哺乳豚では下痢による脱水が顕著であり，数日の経過で死亡することが多く，死亡率は100％に達する場合もある。日齢の進んだ豚では死亡率は低いが，体重減少や発育障害が起こり，母豚では泌乳減少や停止により哺乳豚死亡の要因となる。

＜類症鑑別＞ 伝染性胃腸炎，ロタウイルス病，サルモネラ症，豚赤痢，豚大腸菌症など，下痢を主徴とする疾病

病理：肉眼的には下痢による脱水と小腸壁の顕著な菲薄化が認められる。下痢の発生初期には胃内には摂取した乳の未消化凝固物が貯留する。

組織学的には小腸粘膜上皮細胞の扁平化，空胞化などの変性，壊死や小腸絨毛の萎縮（正常の1/3〜1/7くらいになる）が観察される。

実験室内診断：伝染性胃腸炎と酷似した症状を示すので，特異抗体を用いた実験室内診断が不可欠。

病原診断は発症初期の糞便を材料とする。免疫電子顕微鏡によるウイルス粒子の観察，感染小腸材料を用いた蛍光抗体法や免疫組織化学染色によるウイルス抗原の検出，RT-PCRによるウイルス遺伝子検出や，Vero細胞などを用いたウイルス分離。

血清学的診断はペア血清を用いた中和テストによる抗体価上昇の確認。

予防・治療 母豚用生ワクチンがあり，母子免疫による子豚の発症防御。衛生管理強化によるウイルスの侵入・伝播防止も重要。

（大橋和彦）

3. 伝染性胃腸炎 (届出) transmissible gastroenteritis

伝播力が強く，激しい水様性下痢や嘔吐，および脱水を主徴とする急性疾病。流行型と常在型の発生形態がある。幼齢豚では高致死率を示す。

宿　主　豚，いのしし。

病原体　*Nidovirales*，*Coronaviridae*，*Coronavirinae*，*Alphacoronavirus*に属する*Transmissible gastroenteritis virus*（伝染性胃腸炎ウイルス）。血清型は単一。

　　　豚に呼吸器症状を引き起こす豚呼吸器型コロナウイルスは，本ウイルスのスパイクタンパク遺伝子の一部が欠失して生じたウイルスである。

疫　学　分布：日本を含む世界各地に広く分布。近年，米国，ヨーロッパ，日本などではその発生が減少している。

　　　伝播・感染様式：ウイルスは糞便とともに大量に排泄され，糞便やそれによる汚染飼料や器具などを介して経口・経鼻的に感染する。また本疾病から回復した豚も長期間ウイルスを保持してキャリアとなる。晩秋～早春の発生が多い。本ウイルスはキャリア状態にある豚の導入により持ち込まれる場合が多く，清浄農場に侵入した場合は，本ウイルスは伝播力が強く爆発的に発生し，若齢豚ほど重篤となる。流行は1～2カ月で終息することが多い（流行型）。

　　　一方，大規模農場では，感受性の子豚が連続的に生産されることや母豚からの乳汁免疫が限られた期間のみ有効であることなどから，離乳子豚に依存した連鎖的感染環が成立して持続的に発生する場合がある（常在型）。

診　断　臨床：流行型では，年齢を問わず発症率は100％に近く，激しい水様性下痢と一部で嘔吐がみられる。幼齢豚ほど重篤な症状となり，2週齢までの哺乳豚では，脱水と代謝性アシドーシスで致死率はほぼ100％である。下痢便には凝乳塊が混ざることが多い。

　　　離乳豚では致死率は低いが発育不良となり，日齢の進んだ豚では，4～7日程度で回復するが，母豚では泌乳減少・停止による哺乳豚死亡の要因となる。常在型でも，哺乳・離乳豚で下痢・嘔吐がみられるが，流行型よりも軽症で，致死率は10～20％以下である。

　　　＜類症鑑別＞　豚流行性下痢，ロタウイルス病，サルモネラ症，豚赤痢，豚大腸菌症など，下痢を主徴とする疾病

　　　病理：哺乳豚では下痢による脱水と小腸壁の顕著な菲薄化，胃の膨満や未消化凝乳塊の貯留が認められる。

　　　組織学的には，カタル性腸炎が特徴的であり，小腸粘膜上皮細胞の扁平化，空胞化などの変性，壊死および脱落や小腸絨毛の顕著な萎縮が観察される。その他に胃粘膜血管の充血や上皮細胞の壊死などもみられることがある。

　　　実験室内診断：病原診断は発症初期の糞便を材料とし，免疫電子顕微鏡によるウイルス粒子の観察，感染小腸材料を用いた蛍光抗体法および免疫組織化学染色によるウイルス抗原の検出，RT-PCRによるウイルス遺伝子検出や，CPK細胞（豚腎由来株化細胞）などを用いたウイルス分離を行う。

　　　血清診断はペア血清を用いた中和テストによる抗体価上昇の確認。

予防・治療　母豚用生および不活化ワクチンがあり，母子免疫（乳汁免疫）による子豚の発症防御。衛生管理強化によるウイルスの侵入・伝播防止も重要。

（大橋和彦）

4. 豚繁殖・呼吸障害症候群（届出）
porcine reproductive and respiratory syndrome

異常産などの繁殖障害や，特徴的な腹式呼吸を伴う呼吸障害を主徴とする症候群疾病。発生形態には流行型と常在型がある。

宿 主 豚，いのしし。

病原体 Nidovirales, Arteriviridae, Arterivirus に属する Porcine reproductive and respiratory syndrome virus（豚繁殖・呼吸障害症候群ウイルス）。遺伝学・抗原的にヨーロッパ型（1型）と北米型（2型）があり，それぞれで遺伝学的多様性がみられ，病原性に違いがある。

疫 学 分布：日本を含む世界各地に広く分布。日本でも60〜80％の農場で本ウイルス陽性。オーストラリア，ニュージーランドや一部ヨーロッパの国々は清浄国である。

伝播・感染様式：ウイルスは感染豚の鼻汁，唾液，精液，糞便，異常産胎子とともに排出され，経口・経鼻感染するが，他に創傷を介した接触感染や経胎盤感染，交尾感染もある。感染豚は回復後もウイルスを長期間保持するので，不顕性感染豚とともに感染源として重要である。

ウイルス陰性農場で発生した場合は流産，死産を主とする繁殖障害がみられ，その後新生豚の死亡や呼吸障害が発生することが多い（流行型）。ウイルスが常在化した農場では，離乳後豚を中心に呼吸障害やそれに伴う発育不全が継続して発生する（常在型）。

診 断 臨床：異常産は，妊娠後期の胎子感染によるもので，流産，黒子や白子の死産がみられる。虚弱子の出産も多く，開脚姿勢や震えなどがみられ，衰弱して高率に死亡する。母豚の受胎率低下もみられる。呼吸障害は若齢豚ほど重篤になり，呼吸促迫，鼻炎，腹式呼吸（ヘコヘコ）の他，眼瞼浮腫や結膜炎，下痢，嘔吐などがみられ，細菌などの二次感染は病態を悪化させ致死率が高くなり，発育不全（ひね豚）などを引き起こす。離乳子豚で被害が大きく，種雄豚では精子機能低下もみられる。成豚では無症状または軽症で回復することが多い。

＜類症鑑別＞　豚コレラ，オーエスキー病，日本脳炎，豚パルボウイルス病，レプトスピラ症，豚サーコウイルス関連感染症，豚インフルエンザなど

病理：異常産子には特徴的な病変はない。呼吸障害では，全葉性の間質性肺炎がみられ，肺全域の黄褐色〜赤色硬化やリンパ節の腫大が観察される。

実験室内診断：繁殖障害では白子や虚弱子豚由来肺などの組織や母豚の血清を，呼吸障害では肺や血清を材料とする。病原診断はRT-PCRによる病変組織中のウイルス遺伝子検出，蛍光抗体法や免疫組織化学染色によるウイルス抗原の検出，MARC-145細胞（アフリカミドリザル腎由来細胞株）や豚の肺胞マクロファージを用いたウイルス分離を行う。

血清診断はペア血清を用いた間接蛍光抗体法やELISAによる抗体価上昇の確認。

予防・治療 母豚・子豚用の生ワクチンあり。ウイルス陰性農場では，衛生管理強化によるウイルスの侵入・伝播防止が重要であり，ウイルス陽性農場では離乳豚のオールイン・オールアウト管理などを行う。

（大橋和彦）

5. 豚エンテロウイルス性脳脊髄炎(届出)
porcine enterovirus encephalomyelitis

病名同義語：豚テシオウイルス性脳脊髄炎，Teschen病，Talfan病

宿　主　豚，いのしし。

病原体　*Picornavirales, Picornaviridae, Teschovirus*に属する*Porcine teschovirus*(豚テシオウイルス)および*Enterovirus*に属する*Porcine enterovirus*(豚エンテロウイルス)。多数の血清型がある。*P. teschovirus*血清型1に病原性が高い株あり。

疫　学　分布：世界各地に広く分布。

　　　　伝播・感染様式：糞便や汚染飼料や器具を介した経口・経鼻感染。不顕性感染豚も存在(感染源)。

診　断　臨床：神経症状を主徴とする。重篤な場合，月齢を問わず，発熱，元気消失，四肢麻痺，全身の痙攣，後弓反張，昏睡などにより，発症後3〜4日で死亡。致死率は70〜90％。近年は重篤例の発生は少なく，若齢豚で致死率の低い運動失調や後肢麻痺などが多い。

　　　　＜類症鑑別＞　日本脳炎，オーエスキー病，豚コレラ，豚血球凝集性脳脊髄炎

　　　　病理：囲管性細胞浸潤を特徴とする灰白質の非化膿性脳脊髄炎。

　　　　実験室内診断：発症豚の脳神経材料からウイルス分離。ペア血清で抗体価の上昇確認。

　　　　神経症状が認められること，非化膿性脳脊髄炎が観察されること，脳脊髄からウイルスが分離されることが確定診断の条件となっている。

予防・治療　ワクチンなし。特別な治療法はなく，対症療法を行う。

(大橋和彦)

6. ニパウイルス感染症(届出)(人獣)　Nipah virus infection

宿　主　豚，いのしし，馬。オオコウモリ。実験的には多くの動物が感染する。

病原体　*Mononegavirales, Paramyxoviridae, Paramyxovirinae, Henipavirus*に属する*Nipah virus*(ニパウイルス)。ヘンドラウイルスと類似。

疫　学　分布：1990年代後半にマレー半島で豚の呼吸器感染症として流行。

　　　　伝播・感染様式：感染豚の尿や鼻汁を介した接触感染。オオコウモリが自然宿主と考えられている。

診　断　臨床：発熱，食欲不振，発咳や鼻汁漏出など呼吸器症状が中心。時に痙攣などの神経症状も起こる。豚は罹患率は高いが致死率は低い(5％以下)。人では急性脳炎が多発する(致死率40％)。

　　　　＜類症鑑別＞　オーエスキー病，豚コレラ

　　　　病理：広範囲の出血を伴う間質性肺炎。好酸性細胞質内封入体と多核巨細胞形成を特徴とする気管支肺炎や髄膜炎。

　　　　実験室内診断：診断材料は肺や脳の乳剤。RT-PCRによるウイルス遺伝子検出やVero細胞を用いたウイルス分離(安全性を確保して行う)。ELISAや中和テストによる抗体検出。

予防・治療　ワクチンなし。感染動物との接触を避ける。

(大橋和彦)

7. 豚水疱疹^(届出) vesicular exanthema of swine

宿　主　豚，いのしし。海洋動物。

病原体　*Caliciviridae*，*Vesivirus* に属する *Vesicular exanthema of swine virus*（豚水疱疹ウイルス）。サンミゲルアシカウイルスと酷似。

疫　学　分布：過去に米国カリフォルニア州とアイスランドでのみ発生の報告。
　　　　　伝播・感染様式：汚染残飯の給餌や病豚および病豚由来汚染物との接触により感染。致死率は低い。

診　断　臨床：発熱を伴い，吻鼻およびその周辺部，口唇，口腔粘膜および舌，乳頭，蹄冠部およびその周辺部に水疱形成や水疱破裂によるび爛・潰瘍。致死率は低いが，発育障害を起こす。時に脳炎，心筋炎，妊娠豚では流産を伴う。
　　　　　　＜類症鑑別＞　口蹄疫，水胞性口炎，豚水胞病
　　　　　病理：表皮胚芽層におけるウイルス増殖による口唇，口腔部，鼻や蹄冠部の水疱。
　　　　　実験室内診断：水疱内容や水疱上皮を材料としたウイルス分離や電子顕微鏡による観察。中和テストによる抗体検出。

予防・治療　ワクチンなし。感染豚の隔離・淘汰および非加熱残飯給餌の禁止。

（大橋和彦）

1. 豚丹毒 (届出)(人獣) swine erysipelas

*Erysipelothrix*属菌(豚丹毒菌)の感染によって主として豚に起こる疾病で，敗血症，蕁麻疹，関節炎，リンパ節炎，心内膜炎を主徴とする。

宿　主　豚，いのしし。その他哺乳類，鳥類。

病原体　*Erysipelothrix rhusiopathiae*，*E. tonsillarum*および未分類の*Erysipelothrix*属菌。

疫　学　分布：世界各地の養豚地帯で発生。日本でも全国的に発生している。

　　　　伝播・感染様式：主として，経口感染。本菌は病豚の他，健康豚の扁桃，豚舎の敷料や糞便，畜舎周囲の土壌や汚水中にも存在する。

診　断　臨床：敗血症型では急性に経過し，高熱，食欲減退，跛行が認められ，耳，鼻，会陰部，胸・腹部などにび漫性の暗赤色から赤紫色の丘疹，黒紫色のチアノーゼがみられ，死亡する。

　　　　蕁麻疹型では急性あるいは亜急性に経過し，発熱，食欲減退が認められ，肩，背，尻，四肢外側，耳などに淡紅色から赤色の丸形から四角形の丘疹(菱形疹)が出現する。

　　　　関節炎型では慢性に経過し，主として後肢の関節周囲に肥厚・硬化がみられる。

　　　　心内膜炎型は慢性に経過し，多くが無症状で，食肉検査時に発見されることが多い。

　　　　　＜類症鑑別＞　豚コレラ，トキソプラズマ病，その他の原因による関節炎や心内膜炎

　　　　病理：敗血症型では，皮下のうっ血，心外膜の点状出血，脾臓の腫脹と点状出血，腎臓の点状出血がみられる。

　　　　蕁麻疹型では丘疹部において，血管拡大と白血球浸潤，出血，肉芽形成がある。

　　　　関節炎型では関節において，滑液増量，滑膜肥厚など増殖性の非化膿性炎がみられる。

　　　　心内膜炎型は，二尖弁あるいは三尖弁の基部にカリフラワー状の疣贅性腫瘤の形成がある。

　　　　実験室内診断：病原診断は菌の分離・同定。材料は，敗血症型では血液を，蕁麻疹型では丘疹部を，関節型の場合は関節腔液，心内膜炎型では弁膜病変部を供試する。関節腔液からの分離には増菌培養をする。選択培地により分離培養を行う。あるいはマウス接種法を実施する。

　　　　血清診断として，生菌発育凝集反応，アルカリ抽出抗原吸着ラテックス凝集反応，ELISAがある。

予防・治療　生ワクチンと不活化ワクチンが使用されている。

　　　　治療薬として，ペニシリン系抗菌剤がきわめて有効である。

　　(末吉益雄)

2. 萎縮性鼻炎 (届出) atrophic rhinitis

Bordetella bronchiseptica あるいは毒素産生性 *Pasteurella multocida* による上部気道感染症。鼻甲介の形成不全あるいは萎縮を主徴とする。

宿　主　豚，いのしし。
病原体　*Bordetella bronchiseptica* あるいは毒素産生性 *Pasteurella multocida*。
疫　学　分布：世界各地の養豚地帯で多発している。
　　　　伝播・感染様式：*B. bronchiseptica* の主要な伝播経路は接触感染および飛沫感染で，感染環は一部の繁殖母豚により維持される。生後間もない子豚に感染し，離乳後は同居豚間で急速に伝播する。本菌は鼻腔上皮に付着し，皮膚壊死毒を産生する。
　　　　毒素産生 *P. multocida* は，変性上皮に定着し，鼻甲介の萎縮を引き起こす。
診　断　臨床：くしゃみ，鼻汁の漏出，鼻づまりなどの急性カタル性鼻炎がみられる。鼻出血，流涙，アイパッチ，鼻骨，上顎骨，前頭骨の形成不全により顔面の変形(鼻曲がり)が誘発される。
　　　　＜類症鑑別＞　豚マイコプラズマ肺炎，豚パスツレラ症，豚インフルエンザ
　　　　病理：鼻甲介の形成不全あるいは萎縮が特徴的である。組織学的には，鼻粘膜のカタル性炎，鼻骨など骨組織の骨芽細胞の変性・壊死，類骨形成阻害，破骨細胞の増生に伴う骨融解像が観察される。
　　　　実験室内診断：病原診断は，鼻腔分泌液を血液寒天およびマッコンキー寒天培地に塗抹し，好気的培養で，*B. bronchiseptica* および *P. multocida* の分離を試みる。*Pasteurella* 属菌にはマッコンキー寒天培地に発育する種もあるが，*P. multocida* は発育しない。*P. multocida* については毒素産生能検査も必要である。
　　　　血清診断は，凝集反応で *B. bronchiseptica* 莢膜抗原に対する抗体の検出。*P. multocida* の感染については有効な方法がない。
予防・治療　飼育環境・管理の改善が基本。ワクチン(*B. bronchiseptica* および *P. multocida* の不活化菌体，トキソイド，感染防御抗原)を妊娠豚あるいは子豚に接種する。
　　　　治療薬として，サルファ剤，ST合剤，テトラサイクリン系抗菌剤，カナマイシンなどが使用されている。

〈末吉益雄〉

3. 豚のサルモネラ症 (届出)(人獣) salmonellosis in swine

Salmonella Choleraesuisによる敗血症あるいは*Salmonella* Typhimuriumによる下痢症を特徴とする疾病。

宿　　主	豚，いのしし。

病原体　*Salmonella enterica* subsp. *enterica* Choleraesuisおよび*S. enterica* subsp. *enterica* Typhimurium。

疫　学　分布：世界各地の養豚地帯で発生。S. Choleraesuisには硫化水素非産生性のCholeraesuis型（アメリカ型）と硫化水素産生性のKunzendorf型（ヨーロッパ型）の２つの生物型がある。現在では，米国を含めてKunzendorf型が主流となりつつあるが，日本では，両生物型による発生が散見されている。

　　　　伝播・感染様式：*S.* Choleraesuisでは発症豚や保菌豚の排泄物を介して感染する場合が多く，*S.* Typhimuriumの場合には汚染器具，飼育環境，ネズミなどベクターなどを介した感染もある。

診　断　臨床：敗血症型の急性経過では特徴的な症状のみられないまま１〜４日で死亡することがある。一般に，食欲不振，元気消失，40〜42℃の発熱，耳，四肢や下腹部のチアノーゼが認められる。その他，浅い湿性の咳，黄色下痢などを認めることもある。

　　　　腸炎型は水様性下痢から始まり，黄白〜黄褐色泥状下痢便，時に粘血便を排泄する。元気消失，食欲減退，臀部の汚れがみられる。下痢症状は２〜３日で同居豚に伝播し，なかには菌血症などを呈し死亡することもある。通常死亡率は低い。耐過しても，発育不良となり，いわゆる「ガリ」あるいは「ひね豚」となり，経済的価値がなくなる。また，症状が回復しても再感染が成立し，中には数カ月間にわたって間欠的な排菌を示す保菌豚となるものがある。

　　　　　＜類症鑑別＞　豚コレラ，豚赤痢，大腸菌症，腸腺腫症候群，豚鞭虫症，エンテロトキセミア，バランチジウム症

　　　　病理：敗血症型では，肉眼病変として肝臓の混濁腫脹，脾腫，咽頭や膀胱粘膜の点状出血，リンパ節の腫脹がみられ，組織病変として肝臓の巣状壊死，チフス結節様病変，カタル性肺炎がみられる。

　　　　腸炎型では壊死性腸炎がみられ，時に潰瘍を形成し，慢性例ではボタン状潰瘍。脾腫，腸間膜リンパ節の腫大，肝臓のチフス結節様病変などを認めることもある。

　　　　実験室内診断：死亡豚では臓器，腸間膜リンパ節，血液，腸内容物などから，発症豚では糞便および鼻腔スワブなどから原因菌を分離・同定する。選択培地にはDHL寒天培地を用い，増菌が必要な場合には，ハーナテトラチオン酸塩培地を使用。*S.* CholeraesuisのCholeraesuis型では，DHL上で，黒色集落を形成しないので要注意である。

　　　　分離菌の血清型別は市販の診断用血清を用いて，のせガラス凝集反応によりO型別を，試験管内凝集反応によりH型別を行う。補助的診断法として，サルモネラが共通に保有する*invA*遺伝子やSC，STが保有する*spvC*遺伝子のPCRによる検出を実施する。

　　　　血清診断として，*S.* Typhimuriumおよび*S.* Choleraesuis由来LPS抗原を用いたELISAにより群単位での抗体価の変動を調べることは，汚染状況の把握に有効である。

予防・治療　発症の誘因を排除し，良好な衛生管理と飼育管理を維持することが予防の基本である。治療には抗菌剤を用いるが，保菌化や多剤耐性株の出現があるため，また，肥育後期に発生することもあるため，休薬期間の遵守など慎重に使用する。

（末吉益雄）

4. 豚赤痢 (届出) swine dysentery

宿　主　豚，いのしし。
病原体　*Brachyspira hyodysenteriae*。
疫　学　分布：世界各地の養豚地帯で発生。発生は離乳後の肥育豚に多い。
　　　　　　伝播・感染様式：経口感染で伝播速度は緩やか。発症率は80％に及ぶこともある。一旦発生すると常在化しやすい。
診　断　臨床：粘血下痢便を排泄する赤痢症状が特徴的。下痢は，一般に5～10日間持続。
　　　　　　　　＜類症鑑別＞　豚結腸スピロヘータ症，サルモネラ症，豚鞭虫症，腸腺腫症候群，
　　　　　　　　　　　　　　　エンテロトキシミア，バランチジウム症
　　　　　　病理：大腸粘膜の出血。組織病変は粘膜表層の壊死と出血。陰窩腔の拡張，粘液の充満。
　　　　　　実験室内診断：腸内容物あるいは糞便の暗視野鏡検法で大型らせん菌の観察。確定診断には下痢便または粘膜病変部からの本菌の分離・同定が必要。血液を添加して調製するBJ寒天培地あるいはCVS寒天培地に形成された集落におけるβ溶血が分離の際に指標となる。糞便や病変部粘膜を材料としたPCRは補助的診断として利用される。血清診断法はない。
予防・治療　ワクチンはない。オールイン・オールアウト方式などを取り入れた飼養環境の改善。
　　　　　　有効な薬剤としては，リンコマイシン，バルネムリン，タイロシン，チアムリンなどの抗生物質などがある。

　　（末吉益雄）

5. 豚のトキソプラズマ病 (届出)(人獣) swine toxoplasmosis

宿　主　めん羊，山羊，豚，いのしし。ほとんどすべての哺乳類と鳥類。終宿主は猫科動物。
病原体　*Toxoplasma gondii*。
疫　学　分布：世界各地に分布。
　　　　　　伝播・感染様式：感染猫糞便中のオーシストの経口摂取，感染動物組織内シストの生食，タキゾイトの経胎盤感染。
診　断　臨床：稽留熱，顕著な腹式呼吸，耳介・鼻・下腹部・内股などの皮膚にうっ血性の紫赤斑。
　　　　　　　　＜類症鑑別＞　豚コレラ，豚丹毒
　　　　　　病理：リンパ節の腫大硬結，出血，壊死。肺の散在性白色壊死巣，水腫性肺炎，胸水貯留，肝臓の混濁腫脹と針頭～肝小葉大の出血および壊死巣。腎表面と割面に点状出血。腸粘膜肥厚や点～斑状出血。
　　　　　　実験室内診断：間接ラテックス凝集反応，病豚臓器生検標本からの虫体検出，色素試験。
予防・治療　ワクチンはない。予防は飼料や飲用水のシスト，オーシスト汚染の防止。急性感染期のタキゾイトにはサルファ剤20～100mg/kgを皮下あるいは筋肉内注射する。組織内のシストに有効な薬剤はない。

　　（井上　昇）

演習問題（正答と解説は171頁）

問1. 豚以外の動物が自然宿主である疾病はどれか。
   a. オーエスキー病
   b. 伝染性胃腸炎
   c. 豚繁殖・呼吸障害症候群
   d. 豚エンテロウイルス性脳脊髄炎
   e. ニパウイルス感染症

問2. オーエスキー病について正しい記述はどれか。
   a. 豚以外の動物は下痢を起こすことが多い。
   b. 成豚は，神経症状を呈して死亡することが多い。
   c. 妊娠豚は流産を起こす可能性がある。
   d. 国内では不活化ワクチンが使用されている。
   e. 蚊の発生する前に種付け予定の初産豚にワクチンを接種して防御する。

問3. 豚丹毒について正しい記述はどれか。
   a. 主に気道から感染する。
   b. 原因菌は健康豚の鼻腔に存在する。
   c. 急性期に発咳を認める。
   d. 滑液中に線維素が析出する。
   e. 予防のためワクチンが使用されている。

問4. 鼻甲介の萎縮を起こす上部気道感染症の原因菌の組み合わせはどれか。
   a. *Staphylococcus hyicus* ─── *Erysipelothrix rhusiopathiae*
   b. *Brachyspira hyodysenteriae* ─── *Haemophilus parasuis*
   c. *Actinobacillus pleuropneumoniae* ─── *Mycoplasma hyopneumoniae*
   d. *Streptococcus suis* ─── *Mycobacterium avium*
   e. *Bordetella bronchiseptica* ─── *Pasteurella multocida*

問5. 豚赤痢について正しい記述はどれか。
   a. 新生豚に好発する。
   b. 豚群に急速に拡散する。
   c. 病変は小腸に限局する。
   d. 原因菌はらせん菌である。
   e. 予防にワクチンが使用される。

第11章　豚の監視伝染病以外の感染症

> 一般目標：豚の監視伝染病以外の重要な感染症の病原，疫学，診断，予防および治療について学び，感染症の特徴とその制御に関する知識を修得する。

> 到達目標：1) 豚の監視伝染病以外の重要なウイルス性感染症を説明できる。
> 　　　　　2) 豚の監視伝染病以外の重要な細菌性感染症を説明できる。

1. 豚サーコウイルス感染症 porcine circovirus infection

病名同義語：離乳後多臓器性発育不良症候群（PMWS）

宿　主　豚，いのしし。

病原体　*Circoviridae*, *Circovirus* に属する *Porcine circovirus-2*（豚サーコウイルス2型）。

疫　学　分布：世界各地に広く分布しており，ほとんどすべての豚が抗体陽性。多くは不顕性に経過。
　　　　　伝播・感染様式：経口・経鼻感染。

診　断　臨床：本ウイルスは離乳後多臓器性発育不良症候群（PMWS），豚皮膚炎腎症候群（PDNS），豚呼吸器病症候群（PRDC），繁殖障害などを起こすが，PMWSが主体。
　　　　　PMWSは2～4カ月齢に好発し，元気消失と増体量の減少，削痩，被毛粗剛，呼吸困難を示す。時に黄疸，下痢，皮膚の蒼白などもみられる。
　　　　　PDNSでは1.5～4カ月齢の豚が主に後肢や会陰部皮膚に赤紫斑を示して急性経過で死亡。
　　　　　病理：PMWSでは全身リンパ節の腫大が顕著。リンパ濾胞でのリンパ球消失・組織球や多核巨細胞の浸潤。組織球の細胞質内に特徴的なぶどうの房状の好塩基性封入体。
　　　　　PDNSでは点状出血を伴う腎臓の腫大と糸球体腎炎。
　　　　　実験室内診断：特徴的病変。ウイルス検出。抗体はペア血清による抗体価上昇確認が必要。

予防・治療　母豚用および離乳子豚用の不活化ワクチンが市販されている。治療法はない。

（田島朋子）

2. 豚のロタウイルス病 rotavirus infection in swine

宿　主　豚。

病原体　*Reoviridae*に属する*Rotavirus*（ロタウイルス）。抗原性により，A群からG群に分類。豚ではA～CとE群のウイルスを分離。A群ロタウイルスが子豚の下痢の主要原因。

疫　学　分布：世界各地に分布。本ウイルスは豚集団に常在しており，経産豚はほとんどが抗体を保有している。

　　　　　伝播・感染様式：糞便を介した経口感染。

診　断　臨床：新生期から離乳期前後の子豚に多発。元気消失，食欲減退，黄色～灰白色の凝固乳を含む水様下痢が3～4日続く。時に嘔吐も認められる。脱水が進むと死亡。致死率は0～15％。季節には関係なく発生。

　　　　　日齢とともに発症率は下がり，離乳前後の豚では一過性の下痢に終わるが，*E. coli*などとの混合感染で重篤になる場合もある。

　　　　　病理：小腸絨毛の萎縮，融合や小腸絨毛先端部上皮細胞の扁平化と剥離。

　　　　　実験室内診断：A群ロタウイルスの場合は，人A群ロタウイルス検出用キットが利用可能。子豚では移行抗体をもつので，血清学的診断は困難。A群以外のウイルス分離は困難。

予防・治療　ワクチンはない。初乳による移行抗体で新生子期の感染を防ぐことが発症防止につながる。

（田島朋子）

3. 豚インフルエンザ （人獣） swine influenza

宿　主　豚。

病原体　*Orthomyxoviridae*，*Influenzavirus A*，*Influenza A virus*（インフルエンザAウイルス）。

疫　学　分布：血清亜型H1N1のウイルスが1930年に米国ではじめて報告され，以後豚の導入に伴って世界中に拡大（古典的豚インフルエンザ）。その他，散発的に人の季節性インフルエンザであるソ連風邪（H1N1）や香港風邪（H3N2）ウイルスも豚に侵入。2009年に出現し，世界中に広がった新型インフルエンザ（H1N1）ウイルスの豚への伝播も報告されている。

　　　　　伝播・感染様式：接触感染および飛沫感染。

診　断　臨床：食欲減退，元気喪失，鼻汁漏出，咳，喘ぎ呼吸，発熱などが主な症状。不顕性感染も多い。

　　　　　肺炎に進行すると，特に幼若豚で予後不良。

　　　　　病理：呼吸器粘膜上皮のカタル性炎症，咽頭粘膜の充血，気管支・気管内腔に粘液貯留。

　　　　　組織所見として気管支と細気管支上皮の変性壊死，細胞浸潤。病変部に無気肺，間質性肺炎および気腫を認める。

　　　　　実験室内診断：発熱時の鼻腔スワブを材料とし，培養細胞または発育鶏卵を用いたウイルス分離。

　　　　　血清診断にはHI反応や中和テストが用いられる。

予防・治療　対症療法と抗菌剤の使用は二次感染による重症化を防ぐ。わが国では予防にホルマリン不活化全粒子ワクチンが用いられている。

（伊藤壽啓）

4. 豚パルボウイルス病 porcine parvovirus infection

宿 主 豚，いのしし。

病原体 *Parvoviridae*，*Parvovirinae*，*Parvovirus* に属する *Porcine parvovirus*（豚パルボウイルス）。

疫 学 分布：世界中に分布。

伝播・感染様式：ウイルスは鼻汁・唾液・糞便・精液中に排出され，経口および経鼻感染する。環境中で長期生存可能。母豚が妊娠中に初感染すると異常産。

診 断 臨床：妊娠豚以外は症状を示さない。妊娠豚が初感染すると異常産。流産はまれで，胎内で死亡した胎子がほぼ分娩予定日に娩出。娩出子は白子，黒子，ミイラ胎子と様々で，虚弱子として生まれてくる個体もある。総産子数の減少もみられる。生残子豚は起立不能など虚弱症状で神経症状はなし。

<類症鑑別> 豚繁殖・呼吸障害症候群，オーエスキー病，日本脳炎

病理：死産胎子や虚弱子で，脳実質および軟膜の血管周囲に小円形細胞が増殖して細胞套を形成することがある。

実験室内診断：異常子の組織で抗原検出，PCRによる遺伝子検出。HI反応による抗体検出。

予防・治療 生ワクチン，不活化ワクチンが市販されている。

(田島朋子)

5. 豚サイトメガロウイルス感染症
porcine cytomegalovirus infection

病名同義語：封入体鼻炎

宿 主 豚。2013年に山口県において，いのししでの感染例が報告された。

病原体 *Herpesvirales*，*Herpesviridae*，*Betaherpesvirinae*，*Proboscivirus* に属する *Suid herpesvirus 2*（豚サイトメガロウイルス）。

疫 学 分布：世界各地に広く分布。近年，日本では胎子期や新生子期の感染を疑う症例の病性鑑定が増加。

伝播・感染様式：感染豚の鼻汁，尿，目やに，子宮頸部粘液などによる水平感染。垂直感染もあり。

診 断 臨床：先天的・出生前後に感染した新生豚では，明らかな症状を示さないまま死亡することもある。新生豚では，くしゃみ，呼吸異常，増体率の減少，鼻炎，肺炎。神経症状を呈することもある。日齢が進むと軽症，不顕性感染。

ウイルスに対する免疫レベルの低い妊娠豚が感染した場合，分娩予定日にミイラ胎子や死亡胎子とともに虚弱豚を娩出。母豚は嗜眠や食欲不振以外，明らかな臨床症状なし。

病理：鼻粘膜の腺上皮細胞に好塩基性核内封入体を形成。

実験室内診断：ウイルス分離は困難。臓器由来のDNAを用いたPCRやELISA，蛍光抗体法による抗体検査が可能であるが，感染率が高く潜伏感染するウイルスのため，確定診断には総合的な判断が必要。

予防・治療 ワクチンおよび治療法はない。初乳による移行抗体で新生子期の感染を防ぐことが発症防止につながる。

(田島朋子)

6. 豚エンテロウイルス感染症 porcine enterovirus infection

宿　主　豚，いのしし。

病原体　*Picornavirales，Picornaviridae，Teschovirus* に属する *Porcine teschovirus*（豚テシオウイルス）および *Enterovirus* に属する *Porcine enterovirus*（豚エンテロウイルス）の種々の血清型（一部のウイルスは豚エンテロウイルス性脳脊髄炎の病原体でもある）。

疫　学　分布：世界各地に広く分布し，国内の農場にも高率に浸潤。
　　　　　伝播・感染様式：糞便や汚染飼料や器具を介した経口・経鼻感染。不顕性感染豚も存在（感染源）。

診　断　臨床：若齢豚などに軽度あるいは一過性の下痢や肺炎がみられるが，不顕性感染も多い。
　　　　　　　　＜類症鑑別＞　下痢・肺炎を引き起こす種々の疾病
　　　　　病理：下痢では著明な病変なし。肺炎では肺葉に暗赤色硬結病巣がみられることがある。
　　　　　実験室内診断：発症豚からウイルス分離。ペア血清で抗体価の上昇確認。

予防・治療　ワクチンはない。特別な治療法はなく，対症療法を行う。

（大橋和彦）

7. 豚痘 swine pox

宿　主　豚。

病原体　*Poxviridae，Chordopoxvirinae，Suipoxvirus* に属する *Swinepox virus*（豚痘ウイルス）。

疫　学　世界各地に分布。ブタジラミによる機械的伝播。3～6週齢の子豚での発症が多い。

診　断　腹部や鼠蹊部に小さい赤い丘疹が出現。数日で膿疱から痂皮形成。痂皮のまわりは赤く腫れて臍状になる。その後落痂して治癒。掻痒なし。病変から診断可能。病理学的には細胞質内封入体と核内空胞の検出。豚の培養細胞でウイルス分離が可能。

予防・治療　ワクチンはない。ブタジラミの駆除が予防には有効。

（田島朋子）

1. 豚のパスツレラ肺炎 pasteurellosis in swine

宿　主　豚。
病原体　<u>Pasteurella multocida</u> の<u>莢膜血清型 A と D</u>。
疫　学　**分布**：世界各地。
　　　　伝播・感染様式：感染豚の口・鼻からの分泌物の吸入やそれらで汚染されたものとの接触により感染。保菌豚以外の哺乳類や鳥類による菌の伝播もある。
診　断　**臨床**：急性型では，元気・食欲消失，横臥，発熱，発咳，腹式呼吸。慢性型では，発咳，貧血，食欲不振，削痩，元気消失。
　　　　　　＜類症鑑別＞　細菌性，マイコプラズマ性およびウイルス性肺炎
　　　　病理：<u>肺の肝変化</u>，<u>胸膜炎</u>，出血，肺の癒着例では滲出液貯留，肺門リンパ節の腫脹，うっ血。
　　　　　組織学的には出血，肺胞内の好中球およびマクロファージの漫潤，間質の水腫，膿瘍，巣状壊死。
　　　　実験室内診断：肺病変部・肺門リンパ節から血液寒天により細菌を分離し，生化学的性状により同定。PCRによる菌種同定および<u>莢膜血清型別</u>（A〜F型）。免疫拡散法による<u>菌体血清型別</u>（1〜16型）。
予防・治療　予防は衛生管理が重要。わが国にはワクチンはない。
　　　　　治療には抗菌剤が用いられる。

（佐藤久聡）

2. 豚胸膜肺炎 porcine pleuropneumonia

宿　主　豚。
病原体　<u>Actinobacillus pleuropneumoniae</u>。
疫　学　**分布**：世界各地。
　　　　伝播・感染様式：感染豚の鼻汁や分泌物との接触，飛沫の吸入により感染するが，汚染された衣服や長靴を介して感染が拡大する。
診　断　**臨床**：抗体陰性豚は重篤な症状（<u>高熱</u>，頻脈，呼吸困難，<u>チアノーゼ</u>）を発現するが，抗体陽性豚は明らかな症状を示さない。
　　　　　　＜類症鑑別＞　細菌性およびマイコプラズマ性肺炎，豚インフルエンザ
　　　　病理：肺の水腫・炎症・出血・壊死，胸腔の血液・線維素凝塊が混じった漿液貯留，<u>線維素性胸膜炎</u>・心外膜炎。
　　　　　組織学的には，急性壊死性気管支肺炎を呈する。
　　　　実験室内診断：肺病変部材料からV因子添加血液寒天培地を用いて菌を分離し，生化学的性状により同定。PCRによる<u>細胞毒素型別</u>（ApxⅠ〜ApxⅢ）。
　　　　　血清診断はCF反応，ELISAなど。
予防・治療　予防は衛生管理が重要であるが，<u>不活化ワクチン</u>が使用できる。
　　　　　治療には抗菌剤が用いられる。

（佐藤久聡）

3. グレーサー病 Glässer's disease

宿　主　豚。

病原体　*Haemophilus parasuis*。

疫　学　分布：世界各地。
　　　　伝播・感染様式：感染豚の鼻汁や呼吸器分泌物あるいは鼻端部の直接接触により感染。子豚の鼻腔内に高度に保菌されており，輸送，離乳，寒冷などのストレスが誘引となって発症する。

診　断　臨床：発熱(40.5～42℃)，元気消失，食欲廃絶，呼吸促迫，呼吸困難，関節の腫脹，跛行，神経症状，チアノーゼ。
　　　　　＜類症鑑別＞　細菌性およびマイコプラズマ性肺炎，豚丹毒，サルモネラ感染症，豚コレラ，オーエスキー病，豚インフルエンザ
　　　　病理：線維素性胸膜炎，心外膜炎，腹膜炎，関節炎，化膿性髄膜炎を特徴とする。
　　　　　組織学的には，好中球の浸潤が顕著で，線維性化膿性炎を特徴とする。
　　　　実験室内診断：脳・関節病変部・胸腔の滲出液をV因子添加血液寒天培地を用いてCO_2培養し，分離菌の生化学的性状により同定。PCRによる菌種同定も可能。免疫拡散法による血清型別（1～15型）。

予防・治療　予防は飼養管理と衛生管理が重要であるが，2価不活化ワクチン（2型・5型菌）が使用できる。
　　　　治療にはペニシリン系抗菌剤が用いられる。

　　　　　　　　　　　　　　　　　　　　　　　　　　　　　　　　　　　　　　　（佐藤久聡）

4. 滲出性表皮炎 exudative epidermitis

宿　主　豚。

病原体　*Staphylococcus hyicus*，まれに*S. chromogenes*。

疫　学　分布：世界各地。
　　　　伝播・感染様式：感染豚の体表の滲出物あるいは滲出物に汚染された器物との接触により感染。発生は1～6週齢の哺乳豚に限られており，同腹豚を単位として発生する。

診　断　臨床：軽度の発熱，元気消失，食欲低下，紅斑，滲出物，水疱，痂皮，皮膚剥離，脱水。滲出物に皮垢や塵埃が付着して体色が黒褐色に変ずる。
　　　　　＜類症鑑別＞　パラケラトーシス，湿疹，豚痘，疥癬
　　　　病理：滲出性炎，壊死性炎が皮膚深部までみられ，表皮顆粒層・有棘層間の水疱および裂隙形成，顆粒層を伴った表皮角質層の剥離，表皮角質層の肥厚ならびに表皮・真皮への細胞浸潤がみられる。
　　　　実験室内診断：皮膚の滲出物や痂皮を*S. hyicus*選択培地を用いて培養し，分離菌の生化学的性状により同定。PCRによる菌種同定および表皮剥脱毒素型別（ExhA～ExhD，SHETB）。

予防・治療　予防は，畜舎の衛生管理が重要。ワクチンはない。
　　　　治療にはペニシリン系抗菌剤が用いられる。皮膚病変には薬浴や軟膏の塗布が，脱水にはリンゲル液やブドウ糖の輸液が有効である。

　　　　　　　　　　　　　　　　　　　　　　　　　　　　　　　　　　　　　　　（佐藤久聡）

5. 豚の大腸菌症（人獣）colibacillosis in swine

宿　主　豚。
病原体　*Escherichia coli*。新生期下痢は腸管毒素原性大腸菌 enterotoxigenic *E. coli*（ETEC），離乳後下痢は ETEC，腸管病原性大腸菌 enteropathogenic *E. coli*（EPEC）などが原因となる。
疫　学　分布：世界各国。
　　　　　伝播・感染様式：新生期下痢は ETEC を保有する母豚から子豚に，あるいは発症子豚の下痢便から経口感染。離乳後下痢は，離乳による食餌の変更が誘因となり ETEC や EPEC が経口感染し発症。
診　断　臨床：新生期下痢は生後2週間以内に集中して発生し，黄色下痢便，白色粥状便，粘液様便など下痢を発症し，病勢が進むと水様性下痢となり極度の脱水により死亡する。
　　　　　離乳後下痢は，離乳後4〜10日間に集中して発生し，灰白色〜黄色軟便または泥状便を排泄し，削痩と脱水により発育遅延が起こる。
　　　　　　＜類症鑑別＞　ロタウイルス病，伝染性胃腸炎，サルモネラ症
　　　　　病理：新生期下痢は，胃に未消化ミルクが残り，腸管内容物は水様でガスを貯留する。離乳後下痢では，胃に未消化飼料を含み腸管はうっ血し，黄色または血様の粘膜様物や水様物が認められる。
　　　　　実験室内診断：急性期に採取した下痢便から大腸菌を分離し，付着因子，エンテロトキシン産生性，病原因子の有無を調べる。
予防・治療　新生期下痢は母豚免疫用不活化ワクチンがある。治療は広域ペニシリン系や ST 合剤などとともに補液による脱水の補正が有効。

（片岡　康）

6. 浮腫病 edema disease

宿　主　豚。
病原体　志賀毒素産生性大腸菌 Shigatoxin-producing *E. coli*（STEC）。
疫　学　分布：世界各国。
　　　　　伝播・感染様式：STEC を保菌する豚から経口感染し，腸管内で STEC が増殖し志賀毒素 Stx2e を産生する。腸管から毒素が吸収され毒血症を起こし発症。離乳後，4〜12週齢の肥育豚に好発する。
診　断　臨床：歩様蹌踉，後躯麻痺，犬座姿勢，間代性痙攣などの中枢神経症状と，前頭部，眼瞼周囲，耳翼皮下が腫脹し浮腫が観察される。致死率は50〜90％と高い。
　　　　　　＜類症鑑別＞　オーエスキー病，豚丹毒，豚のレンサ球菌症，グレーサー病
　　　　　病理：胃の大弯部，円錐状結腸腸間膜の水腫，腸間膜リンパ節の腫大，全身性血栓形成を伴う微小血管およびリンパ管の循環障害。
　　　　　実験室内診断：胃，小腸，大腸内容物，腸間膜リンパ節などから大腸菌を分離し，Stx2e 産生性を PCR や Vero 細胞を用いた検査によって検出する。
予防・治療　根本的な予防法はない。一般的な飼養管理・衛生管理の徹底や制限給餌などが発症予防となる。治療には薬剤感受性試験による感受性のある抗菌剤，あるいは Stx2e の放出を抑える抗菌剤の投与が有効。

（片岡　康）

7. 豚の抗酸菌症 mycobacterium infection in swine

宿　主　豚。

病原体　*Mycobacterium avium* subsp. *avium*，*M. intracellulare*。

疫　学　分布：世界各国。

　　　　　伝播・感染様式：本菌に汚染されたおが屑床敷や，感染豚の糞便中に含まれる菌の経口感染。

診　断　臨床：病変はリンパ節に限局されるため，不顕性感染が多い。まれに全身性の感染から発育不良を示すことがある。

　　　　　病理：下顎リンパ節，腸間膜リンパ節に乾酪性壊死。

　　　　　実験室内診断：病原診断は病変部より抗酸菌を分離し，抗酸菌同定キットあるいはPCRで同定。

　　　　　免疫学的診断は，*M. avium* subsp. *avium*培養濾液から沈殿させたタンパク質画分（PPD）を利用したツベルクリン反応が有効。

予防・治療　ワクチンなし。感染豚の摘発と豚舎の衛生管理が基本。抗菌剤による治療は実用性が低い。

　　　（片岡　康）

8. 豚のレンサ球菌症（人獣） streptococcosis in swine

宿　主　豚。

病原体　*Streptococcus suis*，*S. dysgalactiae*，*S. porcinus*。

疫　学　分布：世界各国。

　　　　　伝播・感染様式：レンサ球菌を保有する保菌豚がストレスにより発症し，同居豚へ直接または間接的に接触感染する。

診　断　臨床：急性敗血症による突然死あるいは後躯麻痺，遊泳運動などの神経症状。

　　　　　＜類症鑑別＞　オーエスキー病，豚丹毒，グレーサー病，浮腫病，トキソプラズマ病

　　　　　病理：急性敗血症の場合は特徴的病変を欠くが，一般的に化膿性炎症像が観察され，神経症状を呈した場合，化膿性髄膜炎が認められる。

　　　　　実験室内診断：病原診断は病変部よりレンサ球菌を分離し，市販の同定キットあるいはPCRにより菌種を同定。

　　　　　血清学的診断は，実験的にELISA，蛍光抗体法が有効。

予防・治療　*S. suis* type 2感染症の場合は不活化ワクチンが有効。他の*S. suis*血清型あるいは他の菌種による感染症の場合，有効ワクチンなし。

　　　　　治療はβ-ラクタム系（ペニシリン系，セファロスポリン系）抗菌剤が有効。

　　　（片岡　康）

9. 腸腺腫症候群 intestinal adenomatosis complex

宿　主　豚。
病原体　*Lawsonia intracellularis*。偏性細胞内寄生性のグラム陰性菌である。
疫　学　分布：世界各国。
　　　　　伝播・感染様式：離乳後の肥育中期以降に発生し、保菌豚による農場の持続的な汚染により感染が拡大。感染豚の糞便から経口感染する。
診　断　臨床：急性の増殖性出血性腸炎は16〜38週齢で発生し、急激な腸管内出血により大量のタール様便を排泄し、重度の貧血により体表が蒼白になる。
　　　　　慢性の増殖性腸炎（または腸腺腫症）は肥育中期の6〜28週齢で発生し、臨床症状は不明瞭で発育不良が認められる。
　　　　　＜類症鑑別＞　豚赤痢，サルモネラ症，豚鞭虫症，エンテロトキセミア
　　　　　病理：増殖性出血性腸炎は小腸遠位部から大腸にかけて暗赤色タール様便が充満し，回腸粘膜の肥厚と皺壁形成が顕著。
　　　　　増殖性腸炎は回腸のホース状腫大と腸間膜の水腫が食肉検査で発見されることが多い。
　　　　　実験室内診断：病変部より培養細胞（IEC-18細胞，McCoy細胞）を用いて菌を分離し，PCRにより同定。*L. intracellularis* に対するモノクローナル抗体を用いた蛍光抗体法による抗原証明も有効である。
　　　　　血清診断は間接蛍光抗体法やELISAが応用されている。
予防・治療　経口生ワクチンがある。また一般的な衛生管理の徹底が予防に有効。
　　　　　治療には抗菌剤（チアムリン，タイロシン，リンコマイシン）が有効。

（片岡　康）

10. 豚マイコプラズマ肺炎 mycoplasmal pneumonia of swine (MPS)

宿　主　豚。
病原体　*Mycoplasma hyopneumoniae*。
疫　学　分布：世界各国。
　　　　　伝播・感染様式：感染豚の口腔・気道分泌物と接触感染あるいは飛沫感染。
診　断　臨床：慢性の乾性発咳，被毛の光沢消失，発育不良が特徴。他の細菌やウイルスの二次感染により重篤化。
　　　　　＜類症鑑別＞　豚繁殖・呼吸器障害症候群，豚サーコウイルス感染症，豚パスツレラ症，豚胸膜肺炎，豚レンサ球菌症，グレーサー病
　　　　　病理：肺病変は健康部との境界が明瞭で，暗赤色〜薄桃色の無気肺巣として認められる。病巣の好発部位は前葉と中葉で両側性の場合が多い。
　　　　　組織学的所見では，囲管性細胞浸潤を伴うカタル性気管支間質性肺炎が特徴。
　　　　　実験室内診断：肺病変部からの菌分離はきわめて困難なため，*M. hyopneumoniae* の特異的遺伝子断片を検出するPCRが用いられる。血清学的診断はCF反応とELISAが応用されている。
予防・治療　不活化ワクチンが有効。飼育環境の改善や衛生管理の徹底による予防も効果的。
　　　　　治療にはマクロライド系，テトラサイクリン系，フルオロキノロン系抗菌剤が有効。

（片岡　康）

演習問題（正答と解説は171頁）

問1．豚に離乳後多臓器性発育不良症候群を引き起こすウイルスはどれか。
 a．豚エンテロウイルス
 b．豚サイトメガロウイルス
 c．インフルエンザAウイルス
 d．豚サーコウイルス2型
 e．ロタウイルス

問2．豚パルボウイルス病の主徴として正しいのはどれか。
 a．呼吸器症状
 b．出血性下痢
 c．水様性下痢
 d．免疫不全
 e．異常産

問3．大腸菌を原因とする豚の疾患について正しい記述はどれか。
 a．新生期下痢の病原菌は腸管病原性大腸菌である。
 b．離乳後下痢の予防として母豚免疫用のワクチンがある。
 c．離乳後下痢の病原菌は志賀毒素産生性大腸菌である。
 d．浮腫病の病原菌は腸管毒素原性大腸菌である。
 e．浮腫病では中枢神経症状を認める。

問4．豚の呼吸器感染症について正しい記述はどれか。
 a．豚のパスツレラ肺炎の原因菌の主な莢膜血清型の一つはB型である。
 b．豚胸膜肺炎は飛沫核の吸引により感染する。
 c．グレーサー病では線維素性胸膜炎を認める。
 d．豚マイコプラズマ肺炎では湿性発咳を認める。
 e．わが国において，上記疾患すべてに対する生ワクチンが使用できる。

問5．腸腺腫症候群について正しい記述はどれか。
 a．肥育豚に好発する。
 b．増殖性腸炎（腸腺腫症）は水様下痢を主徴とする。
 c．増殖性出血性腸炎は慢性に経過する。
 d．腸粘膜の菲薄化を認める。
 e．原因菌の分離に血液寒天を用いる。

第12章　馬の家畜伝染病（法定伝染病）

> **一般目標**：馬の家畜伝染病の病原，疫学，診断，予防および治療について学び，それぞれの感染症の特徴とその制御に関する知識を修得する。

> **到達目標**：1）馬のウイルス性家畜伝染病（法定伝染病）を説明できる。
> 　　　　　　2）馬の細菌性および原虫性家畜伝染病（法定伝染病）を説明できる。

1. 馬の日本脳炎（流行性脳炎）(法)(人獣)　Japanese encephalitis in horses

宿　主　馬，牛，めん羊，山羊，豚，水牛，鹿，いのしし．鳥類。

病原体　*Flaviviridae*, *Flavivirus* の *Japanese encephalitis virus*（日本脳炎ウイルス）。
　　　　　この他に流行性脳炎の原因には，ウエストナイルウイルス感染症の *West Nile virus*（ウエストナイルウイルス；*Flaviviridae Flavivirus*），東部馬脳炎の *Eastern equine encephalitis virus*（東部馬脳炎ウイルス；*Togaviridae Alphavirus*），西部馬脳炎の *Western equine encephalitis virus*（西部馬脳炎ウイルス；*Togaviridae Alphavirus*）とベネズエラ馬脳炎の *Venezuelan equine encephalitis virus*（ベネズエラ馬脳炎ウイルス；*Togaviridae Alphavirus*）がある。

疫　学　分布：日本脳炎ウイルスは日本国内で毎年6月前後～9月ごろにかけて流行地域が北上。山形県付近が北限。1948年には北海道も含めて，3,687頭の馬が発症。1986年以降馬での発生はなかったが，2003年に1頭が発症。
　　　　　ウエストナイルウイルス感染症は世界の広い地域に分布。東部馬脳炎，西部馬脳炎とベネズエラ馬脳炎は南北アメリカ大陸に分布。これらは日本国内に存在しない。
　　　　　伝播・感染様式：日本脳炎ウイルスの増幅動物は豚で，蚊（主にコガタアカイエカ）が媒介。馬と人は終末宿主。馬と人の発症率は0.1～1％。
　　　　　ウエストナイルウイルスの増幅動物は野鳥で，蚊が媒介。
　　　　　東部馬脳炎ウイルスと西部馬脳炎ウイルスは野鳥で増幅し，蚊が媒介。
　　　　　ベネズエラ馬脳炎ウイルスは馬で増幅し，蚊が媒介。

診　断　臨床：日本脳炎発症馬は発熱に続いて，麻痺または興奮状態を呈する。軽い麻痺のまま治癒する場合もあるが，狂騒状態，起立不能のまま遊泳運動などの後，死亡することもある。食欲廃絶，沈うつ，発汗，口唇麻痺なども観察。
　　　　　＜類症鑑別＞　ウエストナイルウイルス感染症などの他の流行性脳炎
　　　　　病理：脳の特徴的変化は，囲管性細胞浸潤を主徴とする非化膿性脳炎。
　　　　　実験室内診断：脳乳剤を乳のみマウス脳内および鶏胚，豚またはハムスター腎，Vero，MDBK細胞あるいは蚊由来細胞に接種しウイルス分離。
　　　　　　　血清診断は中和テスト，ELISA，HI反応，CF反応。

予防・治療　組織培養由来不活化ワクチンが有効。治療は対症療法のみ。

（桐澤力雄）

（豚の日本脳炎は110頁に記した）

2. 馬伝染性貧血^(法) equine infectious anemia

宿　主　馬。ラバ，ロバなどの馬科動物。

病原体　*Retroviridae*, *Orthoretrovirinae*, *Lentivirus* の *Equine infectious anemia virus*（馬伝染性貧血ウイルス）。プロウイルスは宿主の単球やマクロファージのゲノムに組み込まれる。

疫　学　分布：世界中で流行。日本で1984年以降に感染が確認されたのは1993年と2011年。
　　　　　伝播・感染様式：吸血昆虫の機械的伝播が主な感染様式。子宮内感染，経乳感染，創傷感染もある。

診　断　臨床：急性型は貧血を伴う高熱，黄疸，起立不能となり急死する。亜急性型は同様の症状を示した後に一旦回復するが，再発を繰り返し（回帰熱）死亡する。慢性型は発熱が軽度になり，外観上は健康馬と変わりないが徐々に衰弱する。
　　　　　病理：急性では全身脂肪組織の膠様化，実質臓器とリンパ節の水腫性肥大と充出血。肝臓の腫大，黄疸，脂肪変性，ヘモジデリン沈着。脾臓も腫脹。リンパ組織のリンパ球のび漫性変性と核崩壊。
　　　　　　亜急性型も同様。発熱から熱分利期の末梢血中に担鉄細胞。慢性型では肝臓が腫大（ニクズク肝）。
　　　　　実験室内診断：患馬血清を初代培養の馬末梢血単球に接種してウイルス分離。PCRおよびRT-PCRによる遺伝子検出。
　　　　　　血清診断は，寒天ゲル内沈降反応とスクリーニング目的で同じ抗原を使用したELISA。

予防・治療　ワクチンはない。定期的に寒天ゲル内沈降反応による抗体検査を行い，陽性馬を淘汰。
　　　　　治療はしない。

（桐澤力雄）

3. アフリカ馬疫^(法) African horse sickness

宿　主　馬。ラバ，ロバ，シマウマなどの馬科動物と，犬，象，ラクダ，牛，めん羊，山羊など。

病原体　*Reoviridae*, *Sedoreovirinae*, *Orbivirus* の *African horse sickness virus*（アフリカ馬疫ウイルス）。9種類の血清型（AHSV-1からAHSV-9）が存在。

疫　学　分布：常在地域は，サハラ砂漠以南。
　　　　　伝播・感染様式：ヌカカなどの節足動物による生物学的伝播。

診　断　臨床：①肺型（急性型）：発熱，呼吸困難。②浮腫・心臓型（亜急性型）：発熱，頭頸部に浮腫。③混合型：浮腫が観察されるが急性経過。④発熱型（馬疫熱型）：血清型の異なるウイルスの感染歴を有する場合にみられる。
　　　　　　発熱型以外は，致死率が高く，発症後2週間以内に死亡。
　　　　　　　＜類症鑑別＞　馬ウイルス性動脈炎，炭疽
　　　　　病理：全身性の著しい浮腫病変，胸腔，腹腔，心嚢内への多量の漿液の貯留，肺水腫が特徴的。
　　　　　実験室内診断：血液や肺，リンパ組織乳剤を感受性細胞や乳のみマウスの脳内に接種してウイルス分離。ELISAやRT-PCRによる抗原ならびに遺伝子検出。
　　　　　　血清診断はELISA，CF反応，中和テスト。

予防・治療　常在地では弱毒生ワクチン。日本を含む清浄地域では海外からの侵入防止。

（桐澤力雄）

1. 鼻疽(法)(人獣) glanders　　　　　　　　　　　　　　　　　　　　　　　（類鼻疽　144頁も参照のこと）

宿　主　馬。ロバ，ラバ，猫科動物，犬，ラクダ，クマ。
病原体　*Burkholderia mallei*（鼻疽菌）。鞭毛をもたず運動性がないことが特徴。
疫　学　分布：東ヨーロッパ，中東，アジア，アフリカ，南米の一部の国で発生。
　　　　　伝播・感染様式：感染馬の鼻汁や排泄物に含まれる鼻疽菌が飼料・飲水を介して，経口，経気道，経皮感染を起こす。動物間の直接伝播もある。肉食獣では感染動物の肉の摂取による。人と猫が感受性，牛，豚，鳥類は抵抗性。
診　断　臨床：急性型はラバやロバが多い。潜伏期3～7日で，発熱(41℃)，鼻腔粘膜の結節と潰瘍(鼻腔鼻疽)。肺炎(肺鼻疽)。膿性鼻汁，皮下リンパ管に念珠状結節・膿瘍。自壊して膿汁(皮疽)。清浄地の馬では急性の転帰で数日以内に死亡。
　　　　　　　不顕性感染では保菌馬となり，汚染地帯では重大な問題となっている。
　　　　　　　＜類症鑑別＞　類鼻疽
　　　　　病理：細胞内寄生細菌であり，肺，肝臓，脾臓など乾酪性結節(鼻疽結節)や膿瘍を形成。
　　　　　実験室内診断：菌分離。動物(モルモット)接種試験(ストラウス反応：精巣の病変)。
予防・治療　淘汰。馬，ラバ，ロバの輸入時にはマレイン点眼試験とCF反応による検疫。消毒薬と乾燥に弱く，動物の身体を離れては長く生存できないので，本菌が存続し続けるには保菌馬が重要。

　　（髙井伸二）

2. 馬ピロプラズマ病(法) equine piroplasmosis

　　　　　　　　　　　　　　　　　　　　　　　　　　　　　　　　病名同義語：馬胆汁熱，馬のダニ熱

宿　主　馬。ロバ，ラバ，シマウマなどの馬属動物。
病原体　*Babesia caballi*，*Theileria equi*。
疫　学　分布：ヨーロッパ，アフリカ，中央アジア，インド，南北アメリカ。日本での発生報告はない。
　　　　　伝播・感染様式：マダニの吸血によって媒介される。
診　断　臨床：潜伏期間は*B. caballi*が約6～10日，*T. equi*が約10～21日で，病原性は*T. equi*の方が強い。発熱，貧血，黄疸を主徴とし，加えて*B. caballi*では後躯麻痺や胃腸炎，*T. equi*では血色素尿が特徴的。
　　　　　病理：原虫寄生赤血球の出現。全身諸組織の貧血，黄疸。肺の水腫性腫大，肝臓および脾臓のうっ血性腫大，胸水や腹水の貯留。
　　　　　実験室内診断：OIEの国際標準診断法はCF反応。他にギムザ染色血液塗抹標本の顕微鏡検査による原虫寄生赤血球の検出。
予防・治療　ワクチンはない。予防はマダニの駆除と感染馬の摘発。
　　　　　治療はイミドカルブの筋肉内注射。*B. caballi*に対しては2 mg/kgを24時間間隔で2回，*T. equi*に対しては4 mg/kgを72時間間隔で4回。

　　（井上　昇）

演習問題(正答と解説は171頁)

問1. 馬伝染性貧血について正しい記述はどれか。
 a. 病原体はパラミクソウイルスの仲間である。
 b. 国内では1960年代には多数発生がみられたが,現在では年間100例ほどで推移している。
 c. 自然界では吸血昆虫の機械的伝播が主な感染様式である。
 d. 抗体検査による診断法は信頼性が乏しいのでウイルス分離法を用いている。
 e. 効力の高い弱毒生ワクチンが開発され,発生数は激減している。

問2. アフリカ馬疫について誤っている記述はどれか。
 a. わが国では家畜(法定)伝染病に指定されている。
 b. 馬,ロバ,ラバ,シマウマなどの馬科動物の感染症である。
 c. ヌカカなどの吸血節足動物により媒介される。
 d. 発熱,浮腫,肺水腫などを特徴とする急性ウイルス感染症である。
 e. わが国は清浄地域であるが,狂犬病と同じく,侵入に備えて不活化ワクチン接種が推奨されている。

問3. 家畜伝染病予防法に定められている「流行性脳炎」について正しい記述はどれか。
 a. 日本脳炎,ウエストナイルウイルス感染症,東部馬脳炎,西部馬脳炎,ベネズエラ馬脳炎が該当するが,国内では日本脳炎とウエストナイルウイルス感染症が馬と豚で発生している。
 b. 日本脳炎とウエストナイルウイルス感染症以外は人獣共通感染症である。
 c. 日本脳炎,ウエストナイルウイルス感染症,東部馬脳炎,西部馬脳炎,ベネズエラ馬脳炎の症状による鑑別はそれぞれ特徴があり容易である。
 d. 馬の日本脳炎発症率は30％と高いため,ワクチン接種は必須である。
 e. 流行性脳炎はいずれも蚊などの「吸血性昆虫」によって媒介される。

問4. 鼻疽に関する正しい記述はどれか。
 a. 病原菌は鞭毛をもつ。
 b. 馬科動物のみが発症する。
 c. 肝臓に形成される膿瘍を念珠状結節という。
 d. マレイン点眼試験は免疫学的検査法である。
 e. 病原菌は土壌中で長期間生存する。

問5. 馬ピロプラズマ病の説明で正しいのはどれか。
 a. ウイルスによる感染症である。
 b. 呼吸器症状を主な症状とする。
 c. ワクチンがある。
 d. マダニの吸血により媒介される。
 e. 治療にはエリスロマイシンを用いる。

第13章　馬の届出伝染病

一般目標：馬の届出伝染病の病原，疫学，診断，予防および治療について学び，それぞれの感染症の特徴とその制御に関する知識を修得する。

到達目標：1) 馬のウイルス性届出伝染病を説明できる。
　　　　　　2) 馬の細菌性，真菌性および原虫性届出伝染病を説明できる。

1. 馬インフルエンザ（届出）　equine influenza

馬インフルエンザウイルスの感染によって起こる伝染性の強い急性呼吸器疾患。感染様式は飛沫感染。主な症状は発熱，咳，鼻汁漏出。競走馬を中心に不活化ワクチンによる予防。

宿　主　馬。

病原体　*Orthomyxoviridae*, *Influenzavirus A*, *Influenza A virus*（インフルエンザAウイルス）。H7N7亜型の馬1型とH3N8亜型の馬2型がある。

疫　学　分布：馬1型（H7N7亜型）ウイルスは1956年にチェコスロバキアのプラハで最初に分離され，世界中に広がったが，1980年を最後に発生報告がなく，自然界から消滅した可能性が考えられている。一方，馬2型（H3N8亜型）ウイルスは1963年に米国マイアミで最初に分離され，ヨーロッパや北米に広まり，常在化している。アジア・アフリカ諸国では常在国からの感染馬の輸入により散発的に発生している。わが国では1971〜72年と2007〜08年に流行した。馬2型ウイルスは年々変異しており，1989年頃からヨーロッパ系統とアメリカ系統の2つの遺伝子系統に分岐して進化している。近年，米国，イギリス，オーストラリアで馬2型ウイルスの犬への感染事例が報告されている。

伝播・感染様式：インフルエンザウイルスの感染様式は咳などによる飛沫感染であり，潜伏期が短く，著しく伝播力が強いため，集団飼育されている馬群では1頭の感染馬から急速に感染が広がる。

診　断　臨床：潜伏期は1〜3日。発熱（39〜40℃），水様性鼻汁漏出，咳（乾性）が主な症状。二次感染による肺炎を併発しなければ，2〜3週間程度で回復し，予後は良好。

　　　　　＜類症鑑別＞　馬鼻肺炎，馬ウイルス性動脈炎などのウイルス性呼吸器疾患

病理：組織所見は気管支炎，細気管支炎，間質性肺炎。気管支内腔に最初は漿液性，後に粘液性の滲出液を認める。

実験室内診断：病原診断は鼻汁を材料とし，発育鶏卵またはMDCK細胞を用いたウイルス分離。迅速抗原検査（馬インフルエンザウイルスを検出できることが確認されているA型インフルエンザ診断キット）やRT-PCRによるウイルス遺伝子検出も実施される。血清診断は感染馬の急性期と回復期のペア血清を用いたHI反応が主に用いられるが，中和テストも利用できる。競走馬では通常すべての馬がワクチン抗体を保有しているので，ワクチン接種歴を参考にして診断する。

予防・治療　わが国ではH7N7とH3N8亜型のホルマリン不活化ワクチン（単味ワクチンまたは日本脳炎，破傷風との3種混合ワクチン）がある。馬インフルエンザウイルスに感染または感染している疑いのある馬は他の馬から隔離し，臨床観察する。対症療法として二次感染による重症化を防ぐための適切な抗菌剤と解熱剤や消炎剤の投与。人医療用の抗インフルエンザ薬も有効。

（伊藤壽啓）

2. 馬鼻肺炎^(届出) equine rhinopneumonitis

馬ヘルペスウイルス1型と4型の感染による馬の疾病で，子馬の初感染では<u>鼻肺炎</u>，妊娠馬では<u>流産，死産</u>を起こす。馬ヘルペスウイルス1型の感染では<u>神経症状</u>を示すこともある。

宿 主 馬。

病原体 *Herpesvirales*, *Herpesviridae*, *Alphaherpesvirinae*, *Varicellovirus* の *Equid herpesvirus 1*（馬ヘルペスウイルス1型：EHV-1）と *Equid herpesvirus 4*（馬ヘルペスウイルス4型：EHV-4）。EHV-1は赤血球凝集能を有するがEHV-4にはない。

疫 学 分布：世界各国に分布。わが国には1966年から67年初めにかけて北海道日高地方に輸入した妊娠馬によってEHV-1が持ち込まれ流産が大発生。その後，各地に常在化。1989年以降，EHV-1感染による神経疾患も散発。生産地では主にEHV-4による子馬の鼻肺炎が秋口から春先に流行する。

伝播・感染様式：気道感染。初発の流産は外部から導入した馬からの気道感染，あるいは潜伏感染していたウイルスの再活性化。潜伏部位は三叉神経節あるいはリンパ系組織と考えられている。

診 断 臨床　鼻肺炎：子馬が初感染を受けると，1〜3日の潜伏期の後，39〜41℃の発熱が2〜3日続き，漿液性の鼻汁を大量に排出し，後に膿性に変化。鼻汁の漏出と同時に<u>下顎リンパ節が腫大</u>。病勢は一過性で経過は一般に良好であるが，細菌などの二次感染を伴った場合は肺炎などを起こし経過が長引く。

　　流産，死産：前駆症状を示すことなく突然，流産，死産を起こす。流産は妊娠9〜10カ月齢を中心に発生。妊娠末期の感染では生きていることもあるが，多くは2日以内に死亡。一般に，母馬には流産後に異常は認められないが，まれに神経疾患を続発することがある。

　　神経疾患：EHV-1の感染で歩行失調，後肢の麻痺，犬座姿勢，尿失禁，後肢や臀部の知覚麻痺などの神経症状。発症時，ウイルス血症がみられるが発熱はない。ほとんどの馬は後遺症もなく回復。

　　　＜類症鑑別＞　馬インフルエンザ，馬ウイルス性動脈炎，馬パラチフス

病理：鼻肺炎では，上部気道粘膜の充血とカタル性炎，下顎リンパ節の充血・腫脹。流産の場合，胎盤や胎膜に充出血や壊死斑，胎子には黄色または血様の<u>胸水や腹水の貯留</u>，肺には水腫と点状出血，肝臓は充血腫大と白色または黄色の粟粒大の<u>壊死斑</u>。

　組織学的には肺，肝臓，脾臓およびリンパ節の巣状壊死と終末細気管支，肝細胞などに<u>好酸性核内封入体</u>。神経疾患の場合，脳および脊髄の<u>血管炎</u>。

実験室内診断：鼻肺炎では発症時の鼻汁，流産胎子の場合は肺，肝臓，脾臓などの乳剤，神経症状を示した場合は末梢血白血球をウイルス分離に用いる。ウイルス分離には馬腎培養細胞を用いる。分離ウイルスの型別は単クローン抗体を用いた免疫染色や分離ウイルスDNAの制限酵素切断パターンで解析。遺伝子診断は型特異的なプライマーを用いたPCR。

　血清診断ではペア血清でのCF反応，中和テスト，ELISA。感染抗体の型別は両ウイルスの糖タンパク質gGを抗原とするELISA。

予防・治療 外部からの導入馬は3週間隔離してから一緒にするなど，ウイルスの侵入阻止が重要。EHV-1の流産防止と鼻肺炎予防に不活化ワクチンが用いられているが，流産防止効果は十分ではない。特別な治療法はないが，鼻肺炎の場合，細菌の二次感染による病勢悪化を防ぐために抗菌剤を投与。

（桐澤力雄）

3. 馬ウイルス性動脈炎 ^(届出) equine viral arteritis

宿　主　馬。ロバ，ラバ。
病原体　*Nidovirales*, *Arteriviridae*, *Arterivirus* の *Equine arteritis virus*（馬動脈炎ウイルス）。
疫　学　分布：南北アメリカ，ヨーロッパ，オセアニア，アフリカなど世界的に分布。日本は清浄国。
　　　　　伝播・感染様式：鼻汁中のウイルスやウイルス汚染器物を介した接触感染。生殖器に持続感染したキャリアー種雄馬との交配あるいは汚染精液の人工授精で雌馬に感染。
診　断　臨床：潜伏期は3日〜2週間。発熱，鼻汁漏出，流涙，結膜炎，眼瞼や四肢の浮腫，頸部・体幹部の発疹，陰嚢・包皮の浮腫。不顕性感染も多い。妊娠馬は胎齢に関係なく高率に流産を起こす。
　　　　　＜類症鑑別＞　馬鼻肺炎，馬インフルエンザ
　　　　　病理：皮下組織，腸間膜，リンパ節や各種臓器の膠様浸潤，浮腫，充血。流産胎子に特徴的な所見はない。組織学的には小動脈中膜の変性壊死。
　　　　　実験室内診断：鼻汁，白血球，尿，精液，リンパ節，各種臓器，流産胎子などからRK-13細胞などを用いてウイルス分離。RT-PCRによる遺伝子検出。
　　　　　　血清診断としては中和テスト，ELISA，CF反応による抗体検出と定量。
予防・治療　国内ではワクチンを使用せず，防疫対策として不活化ワクチンを備蓄。
　　　　　　特異的な治療法はなく，対症療法。

（桐澤力雄）

4. 馬モルビリウイルス肺炎 ^{(届出)(人獣)} equine morbillivirus pneumonia

宿　主　馬。自然宿主はオオコウモリ。
病原体　*Mononegavirales*, *Paramyxoviridae*, *Paramyxovirinae*, *Henipavirus* の *Hendra virus*（ヘンドラウイルス）。発見当初は馬モルビリウイルスと呼ばれたが，その後改名された。
疫　学　分布：1994年にオーストラリアで初めて発生。その後，オーストラリアだけで散発的発生。
　　　　　伝播・感染様式：オオコウモリの尿中のウイルスで汚染した牧草などの摂食により感染すると推測されている。
診　断　臨床：潜伏期は5〜10日程度。急性に経過し，40℃以上の発熱，顔面の浮腫，重度の呼吸器症状，末期には泡沫性鼻汁漏出。筋肉の痙攣，歩様異常，顔面麻痺などの神経症状。神経症状を呈する馬の致死率は高い。人では呼吸器症状と髄膜炎。
　　　　　＜類症鑑別＞　呼吸器症状はアフリカ馬疫，神経症状は流行性脳炎
　　　　　病理：血管炎。肺の水腫や充血，リンパ管の拡張，血栓，肺胞の壊死。血管内皮細胞に多核巨細胞形成。リンパ節の腫脹と充血，胸水や心嚢水の貯留，胃や腸間膜の水腫，腸管や腹膜の点状出血。
　　　　　実験室内診断：肺，鼻汁，咽頭拭い液，血液，尿，脾臓などからVero細胞やRK-13細胞を用いたウイルス分離あるいはRT-PCRによる遺伝子検出。
　　　　　　血清診断としては，ELISA，中和テストによる抗体検出。
予防・治療　有効なワクチン，治療法はない。

（桐澤力雄）

5. 馬痘^(届出) horse pox

宿　主　馬。

病原体　*Poxviridae*, *Chordopoxvirinae*, *Orthopoxvirus* の Uasin Gishu disease virus（ウアシン・ギシュー病ウイルス）と *Molluscipoxvirus* の種名未確定ウイルス（いずれも暫定的に分類されている）。

疫　学　分布：発生はまれ。ウアシン・ギシュー病は1934年にアフリカで最初に報告。19世紀から20世紀前半までヨーロッパで古典的な馬痘の発生報告があるが，現在はない。種名未確定ウイルスによる伝染性軟疣腫 molluscum contagiosum は米国で報告。

　　　　　伝播・感染様式：直接接触および汚染器具などを介して感染。

診　断　臨床：繋部，鼻腔や口腔部，歯肉，生殖器，頸部，肩部などに丘疹，膿疱や痂皮を形成。

　　　　　＜類症鑑別＞　水胞性口炎，馬媾疹

　　　　　病理：病変部は水腫性，上皮細胞の増生，単核球や好中球の浸潤，細胞質内封入体形成。

　　　　　実験室内診断：病変部の電子顕微鏡観察によるウイルス粒子の検出。ウアシン・ギシュー病ウイルスは子牛腎培養細胞で分離培養可能。

予防・治療　ワクチンはない。患部を清潔にし，細菌の二次感染を防ぐ。

（桐澤力雄）

1. 破傷風(届出) tetanus

Clostridium tetani が産生する破傷風毒素による全身性の強直性痙攣などを主徴とする。

宿 主 牛，水牛，鹿，馬。他すべての家畜，犬，猫。
動物種によって感受性が異なり，犬，猫，鶏の順に抵抗性。

病原体 *Clostridium tetani* (破傷風菌)。0.4～0.6×2～5μm，両端鈍円のグラム陽性桿菌。芽胞は円形で菌体の末端に位置し，芽胞形成菌は特徴ある<u>太鼓のバチ状</u>。

疫 学 分布：すべての家畜で発生。温帯から熱帯にかけて好発。全国で発生。基本は散発的。時に子牛，子豚，子羊では集団発生。馬の糞便を介し芽胞が土壌汚染する。犬と猫の発症例の報告は少ない。
　　若齢家畜の致死率は死亡率80％，馬では地域によって異なるが約50％。
　伝播・感染様式：傷口より侵入した<u>芽胞</u>が発芽・増殖し，<u>破傷風毒素</u>を産生する。毒素は運動神経末端より軸索内に侵入，逆行性軸索流により上行し，脊髄運動神経系に達し，抑制性ニューロン内に侵入し神経伝達を阻害(筋肉の強直)。
　　潜伏期は3日から4週間。羊の毛刈りや断尾では3日～10日。

診 断 臨床：馬では2～20日の潜伏期の後に反射作用が亢進し，眼瞼や瞬膜の痙攣，尾の挙上，全身骨格筋の<u>強直性痙攣</u>が起こる。頭部では咬筋痙攣による牙関緊急(開口障害)，耳筋，動眼筋，鼻筋，嚥下筋の痙攣，眼球振とう，瞬膜露出，鼻翼開張などの特有の症状を示す。頚部筋肉の強直，全身筋肉の痙攣が続発，四肢の関節が屈曲不能(開張姿勢)，木馬様姿勢を呈する。病勢が進むと全身の発汗，呼吸困難で死亡。死後に体温が上昇。牛の破傷風は馬の場合より緩慢な症状を示す。
　　犬・猫は破傷風に抵抗性であり，症状は緩和だが，治療しないと致死的。
動物種によって予後と経過は異なる。馬と牛は発症後5～10日，羊は第3または4病日で死亡。症状が弱い場合でも回復には数週～数カ月を要する。血液と脳脊髄液の異常なし。血中の毒素量も低くて測定不能。
　　＜類症鑑別＞　低カルシウム血症，急性蹄葉炎および高カリウム血症(馬)，ストリキニーネ中毒
　　　　　　　　(すべての家畜)，低マグネシウム血症(反芻獣)，白筋症，馬の日本脳炎
　病理：肉眼・組織学的所見なし。感染部位の検索は必要で病変が認められた場合には病変部と脾臓の塗抹標本においてグラム染色またはギムザ染色し，太鼓バチ状，ラケット状の芽胞菌を確認する。
　実験室内診断：感染部位を脱気したクックドミート培地での増菌培養後に血液または血清を含む培地で嫌気培養。グラム染色，マウス接種試験とPCRなどで菌体と破傷風毒素の確認。

予防・治療 トキソイドの予防接種が有効。馬では3～4カ月あるいは6カ月齢で2回接種，その後は毎年1回。羊も同様。牛ではワクチン接種はしない。人では小児期に3種混合ワクチンとして接種。10年ごとに追加接種を行えば防御抗体レベル以上の血中抗体価を維持。
　発症馬に抗毒素血清30万国際単位を12時間ごとに3回投与。さらにペニシリンの大量静脈内投与と病変部の除去と清浄化。毒素が神経組織に結合した場合には，筋肉の緊張緩和薬の投与，脱水防止のための対症療法が必要。

(髙井伸二)

2. 馬パラチフス^(届出) equine paratyphoid

流産を主徴とする馬科動物に特有の伝染病。流産は妊娠後期に前駆症状なく起こることが多い。流産胎子や流産馬の排出物は最も危険な感染源となり、集団発生することもある。

病名同義語：伝染性流産

宿　主　馬、ロバなどの馬科動物。

病原体　*Salmonella enterica* subsp. *enterica* serovar Abortusequi（馬パラチフス菌）。Kauffmann-Whiteの抗原構造式は［4,12:-:e,n,x］で表され、I相の鞭毛をもたない。クエン酸塩を炭素源として利用せず、硫化水素を産生しないなど、一般的な*Salmonella*とは異なる生化学的性状を示す。

疫　学　分布：国内では北海道の重種馬に散発的な発生が認められる。海外における発生状況については不明な点が多いが、近年も発生報告がある。

伝播・感染様式：流産は妊娠後期に前駆症状なく起こることが多く、伝染性が強い。原因菌で汚染された飼料、飲用水、敷料、環境から経口的に菌が体内に侵入し、主に消化管で増殖する。流産胎子や流産馬の排出物（胎盤や悪露）は最も危険な感染源である。感染雌馬との交配によって種雄馬に伝播することや、その逆の事例もある。感染馬の一部は回復後も保菌馬となることがある。

診　断　臨床：流産を主徴とする。流産は妊娠後期に前駆症状なく起こることが多い。流産以外の臨床症状としては、関節炎、き甲瘻、精巣炎が認められる。当歳馬では数日〜2週間の潜伏期を経て39℃程度の発熱がある。その後、発熱は長期間にわたって継続し多くは敗血症で死亡するが、耐過することもある。

＜類症鑑別＞　馬ウイルス性動脈炎、馬鼻肺炎、馬伝染性子宮炎

病理：流産胎子では、一般的な敗血症発症例にみられる所見（諸臓器の充出血および不潔感、体表の混濁および不潔感など）が認められるので、病理所見のみで本症を診断することは困難。流産以外の症例では、チフス性疾患様の所見が認められることもある。

実験室内診断：病原学的診断として、流産胎子の諸臓器、胃内容物、流産馬の悪露や化膿部の膿汁からの菌分離を行う。DHL寒天培地上では、硫化水素を産生しないため透明なコロニーとして観察される。分離株の血清型別は、血清型別用抗血清を用いた凝集反応によって行う。

血清診断は試験管凝集反応により行う。しかし、国内で使用される「馬パラチフス急速診断用菌液」を用いた試験管凝集反応は、O4群サルモネラ感染馬血清と交差反応を示すので、他の検査結果を考慮して診断することが重要である。

予防・治療　有効なワクチンはない。蔓延予防には、流産胎子や流産馬の排出物をはじめとした感染源の適切な処置とともに、飼養環境の徹底的な消毒、感染馬の摘発・淘汰あるいは隔離が重要である。また保菌馬の摘発・淘汰あるいは治療を行うことも重要である。

化学療法は確立されていないが、フルオロキノロン系抗菌剤による治療が試みられている。

（帆保誠二）

3. 馬伝染性子宮炎 ^(届出) contagious equine metritis(CEM)

宿　主　馬。ロバなどの馬科動物。
病原体　*Taylorella equigenitalis*。
疫　学　分布：1977年のイギリスにおける初発後，各国で発生が確認された。国内では1980年に北海道で発生が確認されたが，清浄化が推進され2005年を最後に発生報告はない。
　　　　　伝播・感染様式：交配によって感染する直接伝播(性感染症)と人や器具を介して感染する間接伝播。まれだが垂直伝播もある。
診　断　臨床：雄馬は無症状で経過。雌馬は1～14日間の潜伏期の後，子宮内膜炎，子宮頚管炎，膣炎などを発症し，陰門部から滲出液を排出するが，他の子宮内膜炎との臨床的な鑑別は困難。
　　　　　病理：子宮や子宮頚管に水腫や粘膜の充血が観察される。
　　　　　実験室内診断：雄馬では尿道洞や包皮など，雌馬では陰核洞や子宮滲出液などのPCR，菌分離培養検査。
予防・治療　ワクチンによる予防は行われていない。多くの消毒薬に感受性を示すので，器具の消毒などによる衛生的な環境の維持が重要。感染馬の多くは自然治癒，あるいは化学療法により治癒。

(帆保誠二)

4. 類鼻疽 ^{(届出)(人獣)} melioidosis　　　　　(鼻疽　136頁も参照のこと)

宿　主　牛，水牛，鹿，馬，めん羊，山羊，豚，いのしし。げっ歯類。
病原体　*Burkholderia pseudomallei*(類鼻疽菌)。
疫　学　分布：熱帯および亜熱帯土壌に分布。特に，東南アジア，オーストラリア北部に多く分布。国内での発生はない。
　　　　　伝播・感染様式：本菌に汚染された土壌や水から，経口，経気道および経皮的に感染する。動物間の直接伝播はない。
診　断　臨床：急性例では発熱，食欲不振や敗血症死が，慢性例では食欲減退と元気消失が認められ，次第に削痩することが多い。
　　　　　　　＜類症鑑別＞　鼻疽
　　　　　病理：肺(最好発部位)，脾臓，肝臓，胸腔リンパ節などに乾酪化結節や膿瘍を形成。
　　　　　実験室内診断：血液寒天培地あるいはマッコンキー寒天培地による菌分離培養検査。
予防・治療　ワクチンはなく，患畜は殺処分。

(帆保誠二)

5. 仮性皮疽 ^{(届出)(人獣)} pseudofarcy in horses

病名同義語：伝染性リンパ管炎，アフリカ皮疽，日本皮疽

宿　主 馬。ロバなどの馬科動物，ラクダ。

病原体 *Histoplasma capsulatum*（真菌）。*H. capsulatum*にはvar. *capsulatum*，var. *duboisii*およびvar. *farciminosum*の3亜型が知られており，家畜衛生分野で問題になるのは，主にvar. *farciminosum*。

疫　学 分布：地中海沿岸地方，アフリカ，アジア，ロシアなど。

伝播・感染様式：病変部からの汚染膿汁や，汚染馬具に接触して伝播。ハエ，アブなどによる機械的伝播も起こると考えられる。

診　断 臨床：頸部，四肢の皮下に球腫，連珠状ないし索状結節が形成され，化膿性潰瘍に進行する。

病理：化膿性潰瘍病変。

実験室内診断：塗抹標本の鏡検による酵母様真菌の確認および分離培養により診断。本真菌はBSL3に区分される。実用的な抗体検査法はない。

予防・治療 病巣部の切開・排膿と消毒が行われる。予防のためには感染馬の隔離，媒介昆虫の駆除，馬に接触する器材の消毒などを行う。

（帆保誠二）

（原虫病：トリパノソーマ病は牛の届出伝染病の項　83頁を参照）

演習問題(正答と解説は170頁)

問1. 馬鼻肺炎について正しい記述はどれか。
 a. 馬ヘルペスウイルスを病因とする家畜(法定)伝染病である。
 b. 馬インフルエンザウイルスを病因とする家畜(法定)伝染病である。
 c. 典型的には鼻炎,肺炎,死・流産,神経症状の発現を特徴とする。
 d. 発生は日本を含む北半球地域に分布している。
 e. 病原ウイルスの検出が難しいため,ペア血清により血清学的に診断する。

問2. 馬のウイルス病について正しい記述はどれか。
 a. 馬インフルエンザは人と同じく,鳥インフルエンザウイルスの感染によって起きる。
 b. 馬インフルエンザは人に感染する危険性が高いので,家畜(法定)伝染病に指定されている。
 c. 馬ウイルス性動脈炎は最近,国内に侵入し,届出伝染病に指定された。
 d. 馬モルビリウイルス肺炎の病原ウイルスは人に感染する危険性がある。
 e. 馬モルビリウイルス肺炎はオーストラリアでかつて流行していた再興感染症である。

問3. 破傷風について正しい記述はどれか。
 a. 病原体は偏在性芽胞を形成する。
 b. 病原体は好気性菌である。
 c. 弛緩性麻痺を呈する。
 d. 破傷風毒素は神経筋接合部に作用する。
 e. 予防には不活化した菌体がワクチンとして使用されている。

問4. 馬パラチフスについて正しい記述はどれか。
 a. 病原体は硫化水素を産生する。
 b. わが国では全国的に発生がある。
 c. 流産は妊娠後期に多発する。
 d. 雄馬では下痢を主徴とする。
 e. 予防にはワクチンが用いられる。

第14章 馬の監視伝染病以外の感染症

一般目標：馬の監視伝染病以外の重要な感染症の病原，疫学，診断，予防および治療について学び，それらの感染症の特徴とその制御に関する知識を修得する。

到達目標：馬の監視伝染病以外の重要な感染症を説明できる。

1. ゲタウイルス病 Getah virus infection

宿　主　馬，豚。

病原体　*Togaviridae*，*Alphavirus* の *Getah virus*（ゲタウイルス）。

疫　学　分布：日本，極東ロシア，台湾，東南アジア，オーストラリアなどに分布。日本では1978年に馬に初発，その後散発的に発生。豚では1985年以降，西日本を中心に分布。

伝播・感染様式：初夏から秋にかけて主にベクター（キンイロヤブカ，コガタアカイエカなど）を介して伝播。豚と馬が被害動物で，野外のウイルス増幅動物でもある。垂直伝播（豚）。

診　断　臨床：馬では発熱，頸部から臀部の米粒大から小豆大の発疹，下肢部の冷性浮腫。細菌の二次感染がなければ1週間以内に回復。

妊娠豚は死産，流産，新生豚は元気消失，起立困難などの神経症状を呈し急性死。

＜類症鑑別＞　馬では馬ウイルス性動脈炎および蕁麻疹
　　　　　　　豚では日本脳炎およびパルボウイルス感染症

病理：馬，豚ともに主要臓器に特徴的な病変は認められない。全身のリンパ節が軽度に水腫性腫大（馬）。

実験室内診断：発熱期の血液等（馬）や血清，臓器（豚）を材料としてウイルス分離。RT-PCRによる遺伝子検出。

血清診断はCF反応，HI反応，中和テストによる抗体検出。

予防・治療　馬用に日本脳炎との2種混合不活化ワクチンが，豚用に日本脳炎ウイルスとパルボウイルスとの3種混合生ワクチンが市販。馬では対症療法を行う。

（桐澤力雄）

2. 馬媾疹 equine coital exanthema

宿　主　馬。

病原体　*Herpesvirales, Herpesviridae, Alphaherpesvirinae, Varicellovirus* の *Equid herpesvirus 3*（馬ヘルペスウイルス 3 型：EHV-3）。宿主特異性が強く，馬由来細胞でのみ増殖。

疫　学　分布：世界中に分布し，日本でも発生が確認されている。
　　　　　伝播・感染様式：主に交尾感染で伝播し，繁殖シーズンの春から夏にかけて発生。ウイルスは坐骨神経節に潜伏。

診　断　臨床：患部は生殖器に限局。7〜10 日の潜伏の後に，雌雄ともに外部生殖器に赤色の丘疹が出現。次いで，水疱，膿疱，潰瘍，痂皮形成。二次感染がなければ約 2 週間で回復。治癒部は白斑として残る。
　　　　　病理：病変は生殖器の上皮細胞に限局し，核内封入体を形成。
　　　　　実験室内診断：水疱液や病変部を材料として馬胎子腎などの馬由来細胞を用いてウイルス分離。PCR による遺伝子検出。中和テストによる抗体検出。

予防・治療　ワクチンはない。病変のある馬の隔離と交配の禁止。治療法はない。

（桐澤力雄）

3. ロドコッカス・エクイ感染症 *Rhodococcus equi* infection

宿　主　馬。

病原体　*Rhodococcus equi* 強毒株（病原性プラスミド保有株）。

疫　学　分布：世界中の馬生産地で発生。馬の飼育土壌に広く分布（土壌細菌）。馬の糞便からも分離。
　　　　　伝播・感染様式：飼育環境中強毒株の経気道感染。肺病巣の原因菌が気道分泌物とともに嚥下されることにより消化管への二次感染も併発。

診　断　臨床：潜伏期間（2 週間以上）の後に 30〜50 日齢時に 38.5〜40.0℃の発熱を示し，鼻漏・発咳の呼吸器症状を呈する。聴診では乾性の粗励音や明瞭な気道音を聴取。症状をほとんどみせずに病勢が進行する症例もある。
　　　　　　二次感染として腹腔内膿瘍を形成し下痢・削痩，関節炎や骨髄炎では跛行を示す。
　　　　　病理：化膿性気管支肺炎で，急性例では赤色肝変化巣に微小膿瘍を認め，慢性例では小豆大から鶏卵大の様々な多発性膿瘍を形成。二次病巣として前腸管膜リンパ節，腸付属リンパ節，小腸パイエル氏板の化膿に由来する膿瘍を形成。
　　　　　実験室内診断：気管洗浄液の細菌培養で強毒株の確認（PCR）。血液検査（白血球数の増加等），ELISA による血清抗体価の測定などを含めた総合的診断。

予防・治療　ワクチンはない。毎日の検温や定期的な血液検査が感染子馬の発見に役立つ。強毒株の汚染を少なくするような環境整備。細胞内寄生菌に薬効の高い抗菌剤の併用が有効。

（髙井伸二）

4. 腺疫 strangles

宿　主　馬，ロバなどの馬科動物。
病原体　*Streptococcus equi* subsp. *equi*（腺疫菌）。
疫　学　分布：世界的に分布。国内でも散発。
　　　　伝播・感染様式：感染馬との直接接触による伝播と，感染馬の鼻汁や感染局所からの膿汁に汚染された飲用水，飼料，器具などを介した間接接触による伝播。
診　断　臨床：3〜14日間程度の潜伏期の後，発熱，食欲不振，鼻漏，頭頚部リンパ節の腫大。腫大したリンパ節は1〜2週間程度で自潰することが多い。
　　　　　＜類症鑑別＞　*Streptococcus equi* subsp. *zooepidemicus* などの溶血性レンサ球菌感染症
　　　　病理：主に頭頚部のリンパ節が腫大する。咽頭後リンパなどに保菌することがある。
　　　　実験室内診断：鼻汁や病巣部の膿汁のPCR，菌分離培養検査。
予防・治療　ワクチンは海外では市販されているが予防効果は不十分。感染初期におけるセフェム系の抗菌剤の全身投与は有効だが，保菌馬になる可能性がある。対症療法により自然治癒を待つことが望ましい。

（帆保誠二）

演習問題（正答と解説は171頁）

問1．馬のウイルス病について正しい記述はどれか。
　a．ゲタウイルス病はダニ媒介性感染症である。
　b．国内では馬と豚のゲタウイルス病が流行を繰り返しており，届出伝染病に指定されている。
　c．馬媾疹は交尾感染によって伝播する。
　d．馬媾疹を起こすヘルペスウイルスは馬鼻肺炎を起こすヘルペスウイルスと同種である。
　e．馬媾疹は国内ではまだ発生がない。
問2．腺疫について正しい記述はどれか。
　a．病原体は *Streptococcus equi* subsp. *zooepidemicus* である。
　b．馬科動物以外の動物も発症する。
　c．水様性鼻汁を主徴とする。
　d．主に腸管膜リンパ節が腫大する。
　e．飲用水や飼料を介した間接接触感染が認められる。

第15章 蜜蜂の家畜伝染病（法定伝染病），蜜蜂およびうさぎの届出伝染病

一般目標：蜜蜂の家畜伝染病，蜜蜂およびうさぎの届出伝染病の病原，疫学，診断および治療について学び，それぞれの感染症の特徴とその制御に関する知識を修得する。

到達目標：1）蜜蜂の監視伝染病（法定伝染病と届出伝染病）を説明できる。
　　　　　2）うさぎの届出伝染病を説明できる。

1. 腐蛆病[法] foulbrood
（アメリカ腐蛆病 American foulbrood
　ヨーロッパ腐蛆病 European foulbrood）

宿　主　蜜蜂。

病原体　*Paenibacillus larvae* subsp. *larvae*（アメリカ腐蛆病），*Melissococcus plutonius*（ヨーロッパ腐蛆病）。

疫　学　分布：世界中に分布するが，養蜂の盛んな北米，オーストラリア，ヨーロッパなどで多発。

　　　　伝播・感染様式：内役蜂の給餌を介して幼虫が孵化直後に経口感染。4～5日齢で死亡する場合が多い。死を免れた幼虫は有蓋房で蛹化する時期に発症。

診　断　臨床・病理：アメリカ腐蛆病では，単房の蓋は少し陥没し，死蛹は単房の下壁に長く伸び，白色から茶褐色，さらに黒褐色へと変化する。特徴的な膠臭を発するとともに腐敗融解し，粘稠性で糸を引くようになる。

　　　　ヨーロッパ腐蛆病では，無蓋房の底部や側壁部に様々な状態で横たわる幼虫がみられ，死虫は水様透明から黄白色，灰褐色，黒褐色へと変化し，発酵臭，酸臭を発する。

　　　　実験室内診断：アメリカ腐蛆病は腐蛆を2.5％ニグロシン溶液または墨汁で撹拌混和し，鏡検により米粒状の芽胞を確認する。0.5％スキムミルク1 mLに腐蛆を1個加えて振盪した後，10～20分間静置すると乳液は透明化する（Holstのミルクテスト）。

　　　　ヨーロッパ腐蛆病は新鮮な腐蛆からBaileyの培地あるいはKSBHI培地を用いた菌分離。PCRを使用した簡易診断キットも利用できる。

予防・治療　新規搬入巣箱や採蜜終了後の巣箱をエチレンオキサイドガスで燻蒸する。蜜蜂用アピテン（ミロサマイシン製剤）を市販の蜜蜂用配合飼料か花粉とともに，ショ糖水で練って蜂成虫に与え予防する。

　　　　治療は行わず，盗蜂による伝播を防ぐために罹患群の巣箱は虫体や蜜も含めて焼却。

（白井淳資）

2. チョーク病 ^(届出) Chalk disease

病名同義語:Chalkbrood

- **宿　主**　蜜蜂。
- **病原体**　*Ascosphaera apis*(ハチノスカビ)。
- **疫　学**　分布:世界中で発生。国内でも多発している。低温,多湿期に発生が多い。
　　　　伝播・感染様式:原因菌に汚染した餌を幼虫に与えることで感染,発症する。低温な飼育環境で発症率が高まる。本菌の胞子は環境中で長期間生存する。
- **診　断**　臨床:幼虫は病原体の菌糸で体表が覆われ,前蛹期から蛹期にかけて白いチョーク状のミイラ状態(マミー)となり,その後胞子形成に伴い暗緑色から黒色となる。死亡直後は巣房いっぱいに膨化しているが,収縮,乾燥して小型化する。働き蜂によって排除されたマミーが巣箱の巣門付近に散乱する。
　　　　実験室内診断:感染幼虫からの真菌の分離や罹患幼虫組織内真菌の確認。
- **予防・治療**　予防:巣箱の設置場所の通風環境を改善して多湿を防ぐ。幼虫や巣板を冷やさないことが重要。
　　　　治療:発生が軽度で蜜量が十分あれば,巣箱の環境を改善することで,死亡幼虫が除去され自然治癒する。発生が重篤な場合は,一時的に幼虫がない状態にして(女王蜂を隔離して産卵を停止させる)巣内での感染を絶つ。蜂に毒性の少ないソルビン酸やプロピオン酸などを噴霧する。

(白井淳資)

3. ノゼマ病 ^(届出) Nosema disease

病名同義語:Nosemosis

- **宿　主**　蜜蜂。
- **病原体**　*Nosema apis*(西洋蜜蜂に感染),*N. ceranae*(アジア蜜蜂および西洋蜜蜂に感染)。
- **疫　学**　分布:ヨーロッパ,南北アメリカおよびアジア。国内でも発生報告がある。
　　　　感染様式:ノゼマ原虫は胞子の状態で成蜂に経口感染し,腸管内で発芽増殖し,中腸上皮に侵入して増殖する。多量に形成された胞子が糞便とともに排出され感染源となる。胞子は乾燥排泄物中で数カ月間感染性を維持する。
- **診　断**　臨床:感染した蜂は糞詰まりの状態を呈し,腹部膨満,飛翔不能となり,巣門周辺を徘徊する。感染群では下痢による巣箱の異常な汚れがみられる。感染蜂は寿命が低下し群が弱小化する。
　　　　病理:感染は中腸上皮に限局し,重度の感染で膨満により脆弱となる。他臓器に広がることはない。
　　　　実験室内診断:感染成蜂(15日齢以上の成虫)の中腸内容を磨りつぶしてスライドガラスに塗抹し,ギムザ染色をして色素に染まらない特徴的な楕円形の原虫胞子の確認をする。
- **予防・治療**　予防:空巣箱を49℃で24時間熱消毒する。酸化エチレンもしくは酢酸液で燻蒸消毒を行う。
　　　　治療:フマギリン(フマジルB)を砂糖水に混ぜて与える。

(白井淳資)

4. バロア病^(届出) Varroa disease

病名同義語：Varroosis

宿　主　蜜蜂。

病原体　*Varroa jacobsoni*（ミツバチヘギイタダニ）。

疫　学　分布：世界中で発生。国内でも多発している。

伝播・感染様式：病原ダニは蜂巣内で産卵増殖し，蜜蜂の幼虫・蛹・成蜂に寄生する。働き蜂が集蜜活動で他群の蜂と接触することにより巣外にも伝播する。

診　断　臨床：体表に成ダニを付着させた働き蜂を肉眼で検出する。幼虫は体液を吸われて発育障害を起こし，死亡するものもある。成虫は腹部の萎縮，翅のねじれ・縮みなどの奇形，脚の変形がみられる。このダニは，春期には蛹期の長い雄蜂の蛹に優先的に寄生し増殖する。夏になると蜂群での雄蜂育成は停止するが，増殖した大量のダニが一斉に働き蜂の幼虫に寄生し重篤な状態となる（夏の大発生）。

病理・実験室内診断：蛹の入った有蓋巣房を含む巣片を切り出し，蛹上および巣房内のダニを検出する。約100匹の働き蜂をアルコールまたは中性洗剤に浸透し，浮遊してくるダニを検出する。

予防・治療　フルバリネートの製剤「アピスタン」を使用。プラスチックの短冊状の薬剤を巣板3～4枚あたり1枚入れる。シュウ酸やギ酸の噴霧も有効。

（白井淳資）

5. アカリンダニ症^(届出) Acarapisosis

宿　主　蜜蜂。

病原体　*Acarapis woodi*（アカリンダニ）。

疫　学　世界中で発生。国内でも発生がみられる。蜂-蜂の直接接触により伝播する。蜂群間の伝播は蜂の迷い込みが要因と考えられる。病原性は弱く，寿命がわずかに短縮する程度である。

診　断　外観から診断はできない。顕微鏡を使用して成蜂気管内から病原ダニを検出する。寄生蜂の気管に黒色斑点や黒色化がみられる。

予防・治療　殺ダニ剤を適用し，ギ酸液の噴霧を行う。

（白井淳資）

1. 兎ウイルス性出血病(届出) rabbit viral hemorrhagic disease

病名同義語：兎カリシウイルス病

宿　主　うさぎ（特に *Oryctolagus cuniculus*：和名はアナウサギ，イエウサギ，ヨーロッパウサギなど）。

病原体　*Caliciviridae*，*Lagovirus* に属する Rabbit hemorrhagic disease virus（兎出血病ウイルス）。現時点では *in vitro* の培養に成功してない。自然界での抵抗性が強い。

疫　学　分布：1984年中国で初発。ほぼ世界中で発生。国内では1994年に北海道で，その後散発的に発生。
　　　　伝播・感染様式：感染源は発症しているうさぎの分泌物や血液。主に糞便を介した経口感染で直接あるいは間接的に伝播。ハエなどの昆虫による機械的伝播もある。2カ月齢未満のうさぎは感染しても発症しないことが多い。

診　断　臨床：潜伏期は1～3日で甚急性型が多い。発熱・元気消失後，6～24時間後に呼吸困難と心機能不全で急死。播種性血管内凝固症候群を示す個体は予後不良。
　　　　　＜類症鑑別＞　中毒，パスツレラ症
　　　　病理：鼻出血，諸臓器の点状ないし斑状出血や重度のうっ血，肝臓の混濁・退色（急性肝炎）。
　　　　実験室内診断：疫学的状況と臨床所見で暫定診断。確定診断はウイルス遺伝子や抗原の検出。

予防・治療　防疫対策（摘発・淘汰，消毒による感染源除去）の徹底。国外では不活化ワクチンが使用されている。野生うさぎに対する有効な予防法はない。治療法はない。

（望月雅美）

2. 兎粘液腫(届出) rabbit myxomatosis

宿　主　うさぎ（*Sylvilagus* 属や *Oryctolagus* 属など：*Lepus* 属は低感受性）。

病原体　*Poxviridae*，*Chordopoxvirinae*，*Leporipoxvirus* に属する Myxoma virus（粘液腫ウイルス）。レンガ状のポックスウイルス。エーテル感受性。

疫　学　分布：自然宿主である *Sylvilagus* 属うさぎが棲息する南北アメリカと，野生化したアナウサギ（*O. cuniculus*）の駆除のために粘液腫ウイルスが撒布されたオーストラリアやヨーロッパ。国内未発生。
　　　　伝播・感染様式：蚊，ノミ，ブヨなどの吸血昆虫による咬傷を介する機械的伝播が主で，接触伝播もある。野生うさぎが家畜化されたうさぎのレゼルボアになっている。

診　断　臨床・病理：野生の *Sylvilagus* 属うさぎは感染部の良性小線維腫を発症。家畜化されたアナウサギは致死性経過。潜伏期は2～7日。元気・食欲消失，高熱，眼瞼や鼻などに浮腫が形成され頭部が腫脹，皮膚出血。発症後2週間ほどで死亡。顔部や肛門部の充血やカタル性炎症などの皮膚病変，皮下にゼラチン様腫瘤形成。皮膚病変部や結膜上皮に細胞質内封入体。
　　　　実験室内診断：臨床所見，病理学的検査，ウイルス分離。うさぎ伝達試験。ELISAによる抗体測定。

予防・治療　二次感染防止のための抗菌療法と支持療法。吸血昆虫の駆除や発症うさぎの摘発・淘汰。交差免疫性のショープ線維腫ウイルス弱毒生ワクチンの転用。

（望月雅美）

演習問題（正答と解説は171頁）

問1．腐蛆病について正しい記述はどれか。
   a．アメリカ腐蛆病は，幼虫は感受性で成虫は抵抗性であるが，ヨーロッパ腐蛆病は成虫も感受性である。
   b．死亡した幼虫や蛹の体液が腐敗・融解し，粘稠性を増して糸を引く現象は，アメリカ腐蛆病で認められる。
   c．ヨーロッパ腐蛆病の死亡幼虫は膠臭を発する。
   d．アメリカ腐蛆病の病原体は球菌，ヨーロッパ腐蛆病の病原体は桿菌である。
   e．日本国内で発生しているのはアメリカ腐蛆病で，ヨーロッパ腐蛆病の発生報告はない。

問2．兎粘液腫について正しい記述はどれか。
   a．病原体はパピローマウイルスである。
   b．宿主域はうさぎとげっ歯類である。
   c．節足動物の機械的伝播とともにうさぎ間の直接接触によっても媒介される。
   d．新生うさぎには致死的な疾病であるが，2カ月齢以上の成うさぎでは不顕性感染となる。
   e．オーストラリアで流行していたが，アメリカやヨーロッパに人為的にもち込まれた。

第16章　犬と猫の感染症

一般目標：犬と猫の感染症の病原，疫学，診断，予防および治療について学び，感染症の特徴とその制御に関する知識を修得する。

到達目標：1）犬の届出伝染病を説明できる。
2）犬のコアウイルス感染症とそれ以外の重要な感染症を説明できる。
3）猫のコアウイルス感染症とそれ以外の重要な感染症を説明できる。

1. 犬のレプトスピラ症 (届出)(人獣) canine leptospirosis

病名同義語：犬チフス

宿　主　基本的にすべての哺乳類。牛，水牛，鹿，豚，いのしし，犬。ネズミ，ラットなどのげっ歯類，アライグマ，スカンク，リスなどの野生動物。

病原体　*Spirochaetales*，*Leptospiraceae*，*Leptospira* の *L. interrogans*（病原性レプトスピラ）。血清型がPomona，Canicola，Icterohaemorrhagiae，Grippotyphosa，Hardjo，Autumnalis，Australisによる疾病が届出伝染病。国・地域により血清型に特徴がある。わが国の犬ではHebdomadisによる症例が多い。

疫　学　分布：亜熱帯〜熱帯地域を中心に世界中で発生。中性〜弱アルカリ性淡水中や湿潤土壌内で生存。
伝播・感染様式：野生げっ歯類が疫学上重要な保菌宿主，家畜，犬はそれらから感染を受ける偶発宿主。保菌あるいは偶発宿主の尿中に排泄された菌が水・土壌汚染，主に皮膚や粘膜の創傷から侵入。

診　断　臨床：曝露後数日〜1週間でレプトスピラ血症。発熱，食欲・元気消失，嘔吐，粘膜出血，黄疸など。
病理：血清型にかかわらず肝臓と腎臓の障害が共通。全身各臓器，皮下，粘膜の出血傾向亢進。
実験室内診断：顕微鏡凝集試験micro-agglutination test（MAT）による抗体検査。
菌分離や遺伝子診断。

予防・治療　予防には多価バクテリンワクチン。
血清型とは無関係に抗菌療法（ペニシリン，ドキシサイクリン）。

(望月雅美)

(牛のレプトスピラ症は82頁に記した)

1. 狂犬病 (法)(人獣) rabies

致死率100％に届く中枢神経症状を特徴とする人を含む哺乳類の感染症で，犬と猫のコアウイルス感染症。地球規模で流行。わが国では1957年に撲滅。国内再侵入の危険性が高く，輸入検疫と飼育犬のワクチン処置が防疫上重要。

病名同義語：恐水症（人）

宿　主　基本的に人を含むすべての哺乳類。牛，馬，めん羊，山羊，豚，水牛，鹿，いのしし。犬，猫，アライグマ，キツネ，スカンクなどの家畜や野生動物。

病原体　*Mononegavirales*，*Rhabdoviridae*，*Lyssavirus* の Rabies virus（狂犬病ウイルス：リッサウイルス１型）。単一血清型。アルコールや熱・紫外線で容易に失活。野外分離の新鮮ウイルスを「街上毒」，それを実験動物の脳で連続継代して潜伏期を一定化し末梢感染性が弱まったウイルスを「固定毒」という。

疫　学　分布：ほぼ全世界に分布。清浄性が維持されているのは日本，北欧３カ国，英国，オーストラリア，ニュージーランドなど島や半島などの地形的特徴を有する国・地域の約10カ国。

伝播・感染様式：主に発症動物の唾液中のウイルスが咬傷を介して伝播。人の症例の大部分は犬が主たる感染源。発症した人や家畜は終末宿主。アジアやアフリカなどの開発途上国では主に人の住環境にいる犬がレゼルボアとなり発生（都市型狂犬病）。先進国では野生動物（キツネ，アライグマなどの食肉目やコウモリなどの翼手目）がレゼルボアとなり発生（森林型狂犬病）。

咬傷侵入部の非神経組織で増殖後，血流を介するのではなく，末梢神経軸索を上行，脊髄・脳に到達増殖。その後神経軸索を介して下行性に唾液腺などに到達増殖し，唾液に排泄される。

診　断　臨床：典型的な犬の狂犬病では，平均１カ月の潜伏期の後，食欲不振，元気消失，情緒不安定，光を忌避などの前駆症状（１〜２日）を呈した後，２〜４日の発症期に移行する。80〜85％は知覚過敏，興奮，痙攣，攻撃などの神経症状を特徴とする「狂躁型」を呈する。残りは攻撃性のない「麻痺型」を示す。いずれも意識不明などの麻痺期（１〜２日）を経てほぼ100％死亡する。

病理：中枢神経の肉眼的変化は乏しい。組織学的にアンモン角錐体細胞，プルキンエ細胞，大脳皮質神経細胞などの細胞質内に封入体（ネグリ小体）を伴う非化膿性脳脊髄炎を認める。ネグリ小体は病徴的所見であるが，検出率は66〜93％である。

実験室内診断：抗体産生が乏しいため血清診断は不向きで，発症前診断は難しい。蛍光抗体直接法による発症動物の脳組織中ウイルス抗原の検出がゴールドスタンダードである。マウス脳内接種や細胞培養法によるウイルス分離法，RT-PCRによるウイルス遺伝子検出法も併用される。

予防・治療　発症動物の治療はしない。家畜等の動物はワクチン接種により予防する。国内の犬は狂犬病予防法により全頭接種と年１回の追加接種が義務付けられている。欧米では野生動物の発生を減らすために経口生ワクチンが応用されている。人ではワクチンと抗狂犬病ウイルスγグロブリンを用いた「曝露後免疫療法」が開発されている。リスクのある獣医師や海外旅行者などは予防接種が望まれる。

（望月雅美）

2. 犬ジステンパー canine distemper

犬のコアウイルス感染症の一つ。感染力が強く，呼吸器症状，消化器症状，皮膚症状，リンパ球減少症，脳炎が主な症状で，幼若齢動物では時に致死性。ワクチンによる予防が重要。

宿　主　犬やタヌキなどの犬科，ハイエナ科，フェレットやミンクなどのイタチ科，アライグマ科，ジャイアントパンダなどのクマ科，マングースなどのジャコウネコ科，ライオンやチータなどのネコ科動物，アザラシなど。豚，猫，あるいは人以外の霊長類も実験的に感受性。

病原体　*Mononegavirales*，*Paramyxoviridae*，*Paramyxovirinae*，*Morbillivirus* の <u>*Canine distemper virus*</u>（犬ジステンパーウイルス：CDV）。単一血清型（遺伝子型は多数）。モルビリウイルス属の麻疹ウイルス，牛疫ウイルス，小反芻獣疫ウイルスなど他の<u>モルビリウイルス</u>と血清学的に交差する。

疫　学　分布：全世界に分布。犬が自然宿主であるが，最近はタヌキなどの野生動物間でも流行，感染が維持されている。

　　　　　伝播・感染様式：感染動物は呼吸器，糞便，尿からウイルスを排出。排泄物に含まれるウイルスに経口感染する。感染率は非常に高く，ワクチンを接種していない群では致死率も高い。ジステンパーは重度のリンパ球減少症を引き起こすことから，他の病原体による二次感染症も多発する。冬季から春季にかけての発生が多く，感受性動物の密度依存性に流行を繰り返す。ウイルスが長期間体内に存続し，ウイルスを排出し続ける個体もいる。

診　断　臨床：二峰性発熱，発疹，消化器症状，呼吸器症状，<u>リンパ球減少</u>による二次感染，一部は<u>ジステンパー性脳炎</u>（チックなど），皮膚の<u>角化亢進 hardpad disease</u>。老齢犬において持続したウイルスが発症する<u>老犬脳炎 old dog encephalitis</u>。また，妊娠動物では流産，死産，新生犬の神経症状，若齢犬の歯のエナメル質の低形成なども認められる。

　　　　　＜類症鑑別＞　犬伝染性肝炎，犬コロナウイルス感染症，犬パルボウイルス病，犬伝染性気管気管支炎

　　　　　病理：ウイルスの主要標的はリンパ系組織と上皮組織。二次感染による肺病変。エオジン好性の<u>細胞質内封入体</u>および<u>核内封入体</u>。脳炎はアストロサイト増加，囲管性細胞浸潤。上皮細胞の角化亢進。ウイルスに対する抗体を用いた免疫染色。

　　　　　実験室内診断：ウイルス分離，RT-PCRによるウイルス遺伝子の検出。市販の診断キットによるウイルス抗原の検出。急性期には血液塗抹や粘膜拭い液中の細胞の蛍光抗体法や封入体検出。血清あるいは脳脊髄液中のCDV特異的IgM抗体の検出も可能。ペア血清を用いたCDV抗体価の上昇の確認。

予防・治療　対症療法と二次感染対策が必要。細菌の二次感染対策には広域抗菌剤の投与。
　　　　　CDV感染動物の隔離が重要。ウイルスは環境中の刺激に対して弱く，数日で不活化される。乾燥や消毒薬にも弱いため，十分な消毒と乾燥を心掛ける。重要かつ基本的な予防対策はワクチン接種である。

（前田　健）

3. 犬パルボウイルス病 canine parvovirus disease

犬パルボウイルス感染による嘔吐や血便を伴う消化器症状と白血球減少を特徴とした疾病。犬のコアウイルス感染症の一つで，特異免疫のない子犬の致死率は高い。ワクチンによる防御が可能。

宿　主　飼い犬の他，コヨーテ，オオカミ，タヌキ，キツネなどの犬科動物が自然宿主。2aや2b抗原型犬パルボウイルスは猫にも感染する。

病原体　*Parvoviridae, Parvovirinae, Parvovirus, Feline panleukopenia virus*種のCanine parvovirus（犬パルボウイルス）。猫パルボウイルスから派生し進化してきたと考えられる。国内では2b抗原型ウイルスが主流。体外における抵抗力が強い催奇形性ウイルス。

疫　学　分布：1978年ごろに北米で顕在化し短期間で世界中に広まった新興感染症で，現在は犬の存在する全地域で蔓延。周囲の野生肉食動物への拡散と，一部で新宿主（猫，アライグマなど）への順化と進化が起きている。

伝播・感染様式：感染源は発症犬の糞便や吐物。それらに含まれるウイルスに直接接触，あるいは汚染器物などから間接的に水平感染。鼻や口から侵入，咽喉頭粘膜内リンパ組織で増殖後，ウイルス血症を介して全身に播種。細胞分裂が盛んな臓器（腸管粘膜，骨髄，胎子など）が標的。垂直感染もある。

診　断　臨床：感染時の患犬の年齢によって病型が決定。妊娠犬では流産，死産，胎子死，新生犬の心筋症や肺水腫（心筋炎型）。若齢子犬では下痢やリンパ球減少を主とする白血球減少（腸炎型）。4～7日の潜伏期を経て，元気・食欲消失，発熱，嘔吐，下痢。腸内細菌性敗血症が原因となった播種性血管内凝固（DIC）症候群による壊死と出血により死亡。1歳齢以上になると軽症～不顕性感染が多い。

　　　　　　＜類症鑑別＞　犬伝染性肝炎，犬ジステンパー，犬コロナウイルス感染症，薬物中毒，細菌性下痢

病理：心筋炎型では心室拡張，心筋の退色，非化膿性心筋炎。腸炎型では小腸漿膜下や粘膜面の充出血，腸間膜リンパ節の腫大と出血。胸腺の萎縮。組織学的には腸陰窩を中心とした腸粘膜やリンパ組織，骨髄の変性壊死。いずれも病変部に核内封入体が形成される。

実験室内診断：下痢便を被検材料にした細胞培養法によるウイルス分離，ELISAによるウイルス抗原の検出，PCRによるウイルス遺伝子の検出などの病原学的診断と，ペア血清を用いた中和抗体やHI抗体の有意の上昇確認による血清診断。臨床現場ではウイルス抗原検出キットの応用が可能。

予防・治療　特効性抗ウイルス薬はない。血中抗体の出現により急速に回復するので，発症から約1週間の対症療法と支持療法が重要。脱水防止，栄養分の補給，細菌の二次侵襲のための抗菌療法。

　　　　2型あるいは2b型抗原性弱毒生ウイルスワクチンが使われている。6～9週齢から接種を開始し，3～4週間隔で，最終回接種を12～16週齢に行う。1歳の誕生日前後に追加接種する。その後は犬の生活様相などのリスク評価によるが，一般的には3年間隔で追加接種する。妊娠犬には生ワクチンは禁忌。

　　　　病院など感受性動物が集まる所では，ホルマリン燻蒸，塩素系消毒薬などによる衛生管理も必要。

　　　　　　　　　　　　　　　　　　　　　　　　　　　　　　　　　　　　　　　（望月雅美）

4. 犬伝染性肝炎 infectious canine hepatitis

病名同義語：Rubarth's disease, fox encephalitis

宿　主　犬科（犬，キツネ，オオカミ，コヨーテなど），イタチ科，アライグマ科，クマ科の動物。

病原体　*Adenoviridae*，*Mastadenovirus* の *Canine adenovirus* に分類される Canine adenovirus 1（犬アデノウイルス1型）。抵抗力の強いウイルスである。犬アデノウイルス2型（呼吸器病原体）と共通抗原性あり。

疫　学　**分布**：ほぼ全世界に分布。犬のコアウイルス感染症の一つ。予防接種率が高い先進国では発生は減少。

　　　伝播・感染様式：感染源は急性感染犬の尿，糞便，唾液や，キャリアー犬の尿。これらに直接あるいは間接的に接触し感染。経口・経鼻で侵入しリンパ組織へと感染拡大，ウイルス血症により全身に播種。

診　断　**臨床**：免疫のない子犬は甚急性型（元気消失，嘔吐，腹痛，下痢，突然死）や急性型（1峰性発熱，白血球減少，扁桃腺炎，腹痛，嘔吐，下痢）。致死率は10～30％。回復期にブルーアイ（角膜浮腫を伴った前部ブドウ膜炎）。

　　　病理：扁桃の腫大，体幹表在リンパ節腫脹と皮下の水腫や出血。漿液性～血性の腹水貯留。肝臓や脾臓は腫大し，胆嚢は水腫状で壁は肥厚。消化管内腔出血。肝臓の巣状壊死と肝細胞や内皮細胞に核内封入体。

　　　実験室内診断：病原学的（ウイルス分離や遺伝子検出）および血清学的（ペア血清を用いたHI反応）検査。

予防・治療　特に子犬の犬アデノウイルス2型弱毒生ワクチンの接種。対症療法と肝細胞の再生促進。

（望月雅美）

5. 犬コロナウイルス感染症 canine coronavirus infection

宿　主　犬および犬科動物。

病原体　*Nidovirales*，*Coronaviridae*，*Coronavirinae*，*Alphacoronavirus* に属する *Alphacoronavirus 1*（Canine coronavirus：犬コロナウイルス）。遺伝子型Ⅰ型とⅡ型が存在する。

疫　学　**分布**：ほぼ全世界に分布。

　　　伝播・感染様式：糞便を介した経口感染が主。消化管を下降し，小腸絨毛上皮細胞に感染し下痢を起こす。不顕性感染あるいは回復後の犬から長期にわたりウイルスが排出される。

診　断　**臨床**：1～4日間の軽度の下痢と嘔吐。不顕性感染も多い。幼犬では重症化することもあるが，予後は良好。犬パルボウイルスとの混合感染や細菌の二次感染により重症化。

　　　病理：小腸の絨毛上皮細胞に感染し，絨毛の萎縮と融合。腸管は薄くなる。

　　　実験室内診断：電子顕微鏡観察による糞便中のウイルス検出。RT-PCRによる遺伝子診断，標識抗体を用いた腸上皮細胞の蛍光抗体法あるいは免疫染色法による抗原検出。培養細胞を用いたウイルス分離。ペア血清を用いたウイルス中和抗体価上昇の確認。

予防・治療　不活化および生ウイルスワクチンが開発されている。犬舎の消毒と衛生管理も重要な予防対策。下痢に対する輸液などの対症療法。二次感染による悪化を防ぐための抗菌剤の投与。

（前田　健）

6. ケンネルコフ kennel cough

病名同義語：犬伝染性気管気管支炎，犬伝染性呼吸器病

宿　主　犬。
病原体　犬パラインフルエンザウイルス，犬アデノウイルス2型(伝染性喉頭気管炎ウイルス)，気管支敗血症菌(*Bordetella bronchiseptica*)が一次感染因子。犬呼吸器コロナウイルス，犬ヘルペスウイルス1型，*Streptococcus equi* subsp. *zooepidemicus* と *Mycoplasma cynos* が主な二次感染因子。その他，パスツレラ属菌など。
疫　学　分布：世界中，特に，犬が高い密度で集まるようなペットショップ，繁殖施設，野犬保護施設など。
　　　　伝播・感染様式：罹患犬の気道分泌物中に病原体が排出され，咳やくしゃみで飛散。鼻孔や口から侵入，鼻腔から気管支に至る気道粘膜細胞に感染，あるいは定着増殖する。
診　断　臨床：呼吸器病(鼻炎，扁桃炎，喉頭炎，咽頭炎，気管炎，気管支肺炎)。短く乾いた発作性の咳が断続的に数日から数週間持続する。幼若齢動物，ストレス下，病原体の複合感染は病状が重篤化しやすい。
　　　　病理：死亡することがまれであるため剖検に付されることは少ない。病理学的変化は呼吸器に限局。
　　　　実験室内診断：鼻腔，咽喉頭部の綿棒拭い材料を用いてウイルス検査と細菌検査。PCR検査が有用。
予防・治療　軽症例の治療は不要。肺炎の防止や治療には抗菌療法が必要。
　　　　予防には犬パラインフルエンザウイルスと犬アデノウイルス2型を含む注射型混合ワクチンや，気管支敗血症菌も加えた点鼻型混合ワクチンが用いられている。

（望月雅美）

7. 犬ヘルペスウイルス感染症 canine herpesvirus infection

宿　主　犬および犬科動物。
病原体　*Herpesvirales, Herpesviridae, Alphaherpesvirinae, Varicellovirus* の犬ヘルペスウイルス1型(*Canid herpesvirus 1*)。
疫　学　分布：世界中。
　　　　伝播・感染様式：産道感染およびウイルスを含む分泌物への接触感染。急性感染から回復後，潜伏感染(ウイルスキャリアー化)と再活性化を起こす。多頭飼育施設で流行することが多い。
診　断　臨床：移行抗体のない新生犬の感染は致死的。4週齢以下の子犬に下痢，鼻からの漿液性あるいは出血性分泌物，粘膜の点状出血など全身症状。発熱は顕著ではない。成犬では不顕性感染。ケンネルコフの二次感染因子。
　　　　病理：新生犬感染では諸臓器に点状・斑状出血，灰白色壊死。壊死部には核内封入体。
　　　　実験室内診断：病変部からのウイルス分離，PCRによる遺伝子検出，蛍光抗体法によるウイルス抗原検出。ペア血清を用いたウイルス中和テストによる抗体検出。抗体陽性は潜伏感染中とみなされる。
予防・治療　国内にワクチンはない。ウイルスキャリアー犬の摘発が重要。繁殖時には母犬と子犬を群から隔離。治療法はない。

（前田　健）

8. 犬のブルセラ病(人獣) canine brucellosis

宿　主　犬。

病原体　*Brucella melitensis* biovar Canis(*Brucella canis*：犬ブルセラ菌)。

疫　学　分布：ほぼ世界中で発生。国内の家庭犬の2～5％が感染していると推測されている。

伝播・感染様式：菌が含まれる精液，尿，腟・子宮分泌液，乳，悪露，流産胎子に接触することによる経生殖器や経口粘膜感染。侵入細菌は局所リンパ節や脾臓に定着し増殖する。感染後1～4週間で最低6カ月間以上にわたる菌血症となり，主として生殖器，眼，腎臓，椎間円板，リンパ系組織などに到達して障害が現れる。

診　断　臨床：全身のリンパ節炎と繁殖障害(流産，死産，不妊，交尾欲減退，無精子症)。

病理：リンパ節腫脹，精巣上体，精巣および前立腺の炎症，脊椎炎，ブドウ膜炎，髄膜炎，糸球体腎炎。

実験室内診断：血液や流産胎子を被検材料にする細菌培養法とPCR。凝集反応による抗体検出。

予防・治療　治療には長期間の抗菌療法が必要。テトラサイクリン系，アミノグリコシド系およびフルオロキノロン系抗菌剤の併用。ワクチンは開発されていない。定期的な検査に基づく抗体陽性犬の摘発・淘汰が感染拡大予防や清浄化に適している。本菌は生体外での抵抗性は弱く，一般的な消毒薬が有効。

(望月雅美)

9. 犬・猫のバベシア症 babesiosis in dogs and cats

宿　主　犬，猫。

病原体　犬(*Babesia gibsoni*, *B. canis*)，猫(*B. felis*, *B. herpailuri*, *B. cati*)。*B. canis*は3亜種(*canis*, *rossi*, *vogeli*)に細分類される。

疫　学　分布：*B. gibsoni*はアジア，エジプト，北米に，*B. canis* subsp. *canis*はヨーロッパとアジアに，*B. canis* subsp. *rossi*はアフリカ，*B. canis* subsp. *vogeli*は世界中に広く分布する。日本では，*B. canis* subsp. *vogeli*が沖縄に，また*B. gibsoni*が西日本や関東に分布している。*B. felis*と*B. herpailuri*はアフリカに，*B. cati*はインドに分布。

伝播・感染様式：マダニによって媒介される。血液を介した直接伝播や経胎盤感染もある。赤血球に侵入，増殖による赤血球破壊やマクロファージによる感染赤血球の貪食などにより発症。

診　断　臨床・病理：発熱，貧血，黄疸，血色素尿，脾腫がみられる。*B. canis*の3亜種の中では，*B. canis* subsp. *rossi*が最も病原性が高く，溶血性貧血に加えて，低血圧性ショックを引き起こす。わが国では*B. gibsoni*の方が*B. canis*より病原性は強いとされる。

実験室内診断：血液塗抹標本から顕微鏡下で原虫を検出するが，原虫数が少なく困難な場合もある。

予防・治療　治療にはジミナゼンやイミドカルブなどの薬剤が使われている。輸血や補液などの対症療法も必要である。感染犬へのグルココルチコイドや免疫抑制剤の使用。ヨーロッパでは*B. canis*のワクチンがある。マダニの駆除で予防する。

(横山直明)

10. 犬のライム病 ^(人獣) canine Lyme disease

病名同義語：ライムボレリア症

宿　主　自然宿主はネズミなどの野生哺乳類や野鳥。家畜，犬や猫などは偶発宿主。
病原体　*Borrelia burgdorferi* sensu stricto（国内では未発見），*B. garinii*，*B. afzelii*，*B. japonica* など。
疫　学　分布：特に北半球で *Ixodes* 属マダニ（*I. ricinus* と *I. persulcatus* など）の分布する地域。
　　　　　伝播・感染様式：主に有毒マダニの刺咬により感染。他に感染野生哺乳類の尿への接触により感染。刺咬部位と血流により全身に伝播された部位でボレリア菌体の直接・間接作用（発熱，炎症の誘発）により発症。
診　断　臨床：狩猟犬などの外歩きの犬に発生しやすい。発熱，食欲不振，リンパ節腫脹，関節痛を伴う急性の跛行，遊走性紅斑（刺咬部位），神経症状。慢性感染犬は慢性あるいは間欠性の跛行と関節炎など。
　　　　　病理：肝臓，肺，腎臓，眼などの炎症，髄膜炎，脳炎，多発性神経炎，関節炎，皮膚炎など。
　　　　　実験室内診断：ペア血清を用いた抗体の測定。血液や関節液からの菌分離や遺伝子検出。
予防・治療　成犬の急性感染症例にはテトラサイクリン系，慢性感染や若齢犬，またはテトラサイクリンの効果がない場合はペニシリン系抗菌剤による2～4週間の抗菌療法。国内にはワクチンはない。国外では *B. burgdorferi* を用いたバクテリンや組換えタンパクワクチンが応用されている。飼育環境と犬体表のマダニの駆除。

（望月雅美）

11. 犬・猫のカンピロバクター腸炎 ^(人獣) campylobacteriosis in dogs and cats

宿　主　家畜，家きん，野生動物が保菌。基本的に犬と猫はカンピロバクター種細菌の健康体キャリアー。人の症例の多くは食中毒。
病原体　*Campylobacter jejuni*（特に鶏が保菌），*C. coli*（特に豚が保菌），犬と猫は *C. upsaliensis*，*C. helveticus* なども保菌。
疫　学　動物の消化管に広く分布。多くの場合，無症状。経口侵入した菌が小腸に到達，粘膜へ侵入し発症。
診　断　犬と猫の下痢症発現とカンピロバクターの因果関係は不定。ストレス下の子犬や子猫が軟便～血液・粘液を混入した下痢，食欲不振，嘔吐，発熱などを起こすことがある。菌分離や遺伝子検出。
予防・治療　脱水の防止と支持療法。エリスロマイシンが有効。ワクチンはない。

（望月雅美）

12. 犬・猫のサルモネラ感染症 (人獣) salmonellosis in dogs and cats

宿　主 哺乳類，鳥類，は虫類，両生類。

病原体 <u>Salmonella enterica subsp. enterica</u>の，主にTyphimurium，Dublin，Enteritidisの3血清型。

疫　学 日本全国，世界各地。犬と猫の保菌率は10％以下。野犬やノラ猫，生の獣肉を与えられている個体の保菌率はさらに高い。経口侵入した菌が小腸に到達，粘膜へ侵入して発症する。

診　断 多くの犬と猫は不顕性感染。臨床症状にはバラツキが大きい。3～5日の潜伏期の後，発熱，食欲不振，倦怠感，そして嘔吐，腹痛，下痢（水様～血様）などが続発。敗血症になる場合もある。

予防・治療 脱水防止と支持療法。感受性試験に基づいて抗菌剤選択。ワクチンはない。

（望月雅美）

13. 犬・猫の病原性大腸菌感染症 (人獣) pathogenic E.coli infection in dogs and cats

宿　主 重要な保菌宿主は牛，めん羊，山羊，鹿などの反芻獣。

病原体 腸内細菌叢の<u>Escherichia coli</u>（大腸菌）が病原遺伝子を獲得した下痢原性（腸管病原性，腸管毒素原性，腸管出血性，付着侵入性）と腸管外病原性（尿路病原性，壊死毒素原性）の大腸菌。

疫　学 日本全国，世界各地。健康な犬と猫の一部が保菌する一方，一部は経口感染し小腸～大腸を侵襲。

診　断 <u>下痢原性大腸菌</u>感染により水様性～出血性下痢，<u>溶血性尿毒症症候群</u>，<u>肉芽腫性大腸炎</u>などを発症。<u>腸管外病原性大腸菌</u>により尿路感染，肺炎，髄膜炎，敗血症などを発症。糞便や尿からの菌分離。

予防・治療 脱水防止と支持療法。化学療法（アミカシンやエンロフロキサシンなど）。

（望月雅美）

14. 犬・猫のクリプトコックス症 (人獣) cryptococcosis in dogs and cats

宿　主 犬，猫を含めた哺乳類，鳥類，爬虫類，両生類に幅広く感染。

病原体 莢膜を産生する酵母様菌の<u>Cryptococcus neoformans</u>と C. gattii で，まれに C. albidus や C. laurentii。

疫　学 世界中の湿潤な気候で，土壌，樹木，鳩の糞便などに存在。経気道や接触により経皮的に感染。

診　断 鼻腔炎，気管支炎，肺炎，皮膚炎が多い。猫では沈うつ，運動失調，後駆麻痺も多い。病巣からの試料から墨汁標本を作製し，莢膜を有する酵母を直接鏡検する。分離培養，血清ラテックス凝集反応，病理組織検査を行う。

予防・治療 ワクチンはない。日和見感染を防ぐ。アムホテリシンBおよびアゾール系薬剤を使用。

（加納　塁）

15. 犬・猫の皮膚糸状菌症（人獣） dermatophytosis in dogs and cats

宿　　主　　犬，猫を含めた哺乳類，鳥類，爬虫類，両生類に広範に感染。
病原体　　<u>Microsporum canis</u>，M. gypseum，Trichophyton mentagrophytes。
疫　　学　　極地以外の世界中に分布。罹患動物，保菌動物，汚染物との接触感染。
診　　断　　皮膚の脱毛，紅斑，水疱，痂皮，落屑，爪の変色や変形。病変部の被毛，落屑を10〜20％のKOH溶液に約10分間浸してから<u>検鏡</u>。<u>分離培養</u>，<u>ウッド灯検査</u>。
予防・治療　　ワクチンはない。汚染物を除去，焼却，消毒。抗真菌剤添加シャンプー洗浄。グリセオフルビン，アゾール系薬剤，塩酸テルビナフィンの内服。

（加納　塁）

16. 犬のネオスポラ症 canine neosporosis

宿　　主　　犬，牛，めん羊，山羊，鹿。
病原体　　<u>Neospora caninum</u>。犬科動物が終宿主となる。
疫　　学　　日本を含めて世界に広く分布。垂直感染と水平感染がある。
診　　断　　主に<u>幼犬</u>に<u>運動失調</u>と<u>麻痺</u>を引き起こす。PCRによる遺伝子診断や間接蛍光抗体法などの血清診断が可能である。確定診断は病変組織からタキゾイトやシストを検出する。
予防・治療　　発症時にクリンダマイシン，ピリメタミン，サルファ剤が使われる。ワクチンはない。

（横山直明）

17. 犬・猫のクリプトスポリジウム症 cryptosporidiosis in dogs and cats

宿　　主　　犬，猫，牛などの哺乳動物。
病原体　　<u>Cryptosporidium parvum</u>，C. canis，C. felis。
疫　　学　　日本を含めて世界に広く分布。オーシストの経口摂取により感染。
診　　断　　<u>吸収不良性下痢</u>を引き起こす。糞便からのオーシストの検出。遺伝子診断で鑑別が可能である。
予防・治療　　有効な治療薬はなく，対症療法を行う。ワクチンはなく，感染性のオーシストを含む糞便を速やかに処理し，飼育環境を改善する。

（横山直明）

（犬のトキソプラズマ症は169頁に記した）

1. 猫汎白血球減少症 feline panleukopenia

猫汎白血球減少症ウイルス感染による総白血球数の減少と下痢や嘔吐などを特徴とする消化器症状を伴う急性感染症で，猫のコアウイルス感染症。免疫のない子猫は重篤化して致死率が高い。ワクチンによって防御可能。

病名同義語：猫伝染性腸炎

宿　主　ほとんどすべての猫科動物，ジャコウネコ科，イタチ科およびアライグマ科の一部の動物。

病原体　*Parvoviridae*, *Parvovirinae*, *Parvovirus*, *Feline panleukopenia virus* 種のFeline panleukopenia virus（猫汎白血球減少症ウイルス）。1血清型。体外における抵抗力が強い。免疫抑制性および催奇形性ウイルス。類縁の犬パルボウイルスの2aあるいは2b抗原型も猫の病原体になることがある。

疫　学　分布：猫や猫科動物が飼育あるいは棲息している世界各地。

　　　伝播・感染様式：感染源は発症猫の糞便や吐物。それらに含まれるウイルスに直接接触，あるいは汚染器物などから間接的に水平感染。鼻や口から侵入し，咽喉頭粘膜内リンパ組織で増殖後，ウイルス血症を介して全身に播種。細胞分裂が盛んな臓器（腸管粘膜，骨髄など）が標的。妊娠動物では垂直感染により胎盤内胎子も感染。若齢ほど顕性傾向が強く，重症で致死率も高い。

診　断　臨床：感染時の患猫の年齢によって病型が決定される。妊娠猫では流産，死産，胎子死，新生猫の運動失調症。若齢子猫では下痢や白血球数減少（腸炎型）。4〜6日の潜伏期を経て，元気・食欲消失，発熱，嘔吐，脱水，血性下痢。グラム陰性腸内桿菌による敗血症とそれに続く播種性血管内凝固（DIC）症候群による壊死と出血が直接の死因。1歳齢以上になると軽症〜不顕性感染が多い。

　　　＜類症鑑別＞　猫白血病ウイルス感染症，猫コロナウイルス感染症，薬物中毒，細菌性下痢

　　　病理：腸炎型では空・回腸部が激しく侵され，漿膜下や粘膜面の充出血，腸間膜リンパ節の腫大と出血がみられる。若齢猫では胸腺萎縮が顕著。

　　　組織学的には腸陰窩を中心に小腸粘膜，リンパ系組織，骨髄の変性壊死や核内封入体形成。運動失調症の原因は小脳形成不全による。

　　　実験室内診断：下痢便を被検材料にした細胞培養法によるウイルス分離，ELISAによるウイルス抗原の検出，PCRによるウイルス遺伝子の検出などの病原学的診断と，ペア血清を用いた中和抗体やHI抗体の有意の上昇確認による血清診断。臨床現場ではCPV抗原検出キットの応用が可能。

予防・治療　特効性抗ウイルス薬はない。血中抗体の出現により急速に回復するので，発症から約1週間の対症療法と支持療法が重要。脱水防止，栄養分の補給，細菌二次侵襲のための抗菌療法。

　　　子猫が予防接種の主たる対象である。不活化あるいは弱毒化生ワクチンが，猫ウイルス性鼻気管炎ウイルスと猫カリシウイルスとの3種混合ワクチンとして使われている。8〜9週齢から接種を開始し，3〜4週間隔で，最終回接種を16週齢以後に行う。1歳の誕生日前後に追加接種する。その後は猫の生活様相等のリスク評価によるが，一般的には3年間隔で追加接種する。妊娠猫には生ワクチンは禁忌。

　　　病院など感受性動物が集まる所では感染源をなくす衛生管理面での予防が重要。

（望月雅美）

2. キャットフル cat flu

キャットフルは複数の感染性因子による呼吸器症候群。主な原因は猫カリシウイルス，猫ヘルペスウイルス１型，気管支敗血症菌，猫クラミジア。猫カリシウイルスと猫ヘルペスウイルス１型による呼吸器感染症はコアウイルス感染症。罹患率は高いが致死率は低い。

宿　主　猫とその他の猫科動物（特に動物園猫科動物）。

病原体　*Feline calicivirus*（猫カリシウイルス：FCV），*Felid herpesvirus 1*（猫ヘルペスウイルス１型：FHV），*Bordetella bronchiseptica*（気管支敗血症菌）および*Chlamydophila felis*（猫クラミジア）の他，レオウイルス，コロナウイルス，*Haemophilus felis*，*Mycoplasma felis*，大腸菌，パスツレラ菌など。

疫　学　分布：世界中，特に猫が高い密度で飼育されているペットショップ，繁殖施設，保護施設など。

伝播・感染様式：急性発症猫や持続感染猫の唾液や鼻汁，気道分泌物，眼漏に含まれる病原体に直接接触，汚染器物を介する間接接触，くしゃみなどで発生したエアロゾルの吸入などで病原体が伝播し，感染する。主な感染部位は上部気道と眼。

ウイルスとクラミジアは細胞内で増殖し，細菌は細胞外に定着し分裂増殖することで発症する。FCV，FHVおよびクラミジアの持続感染キャリアーは感染源として重要である。

診　断　臨床：典型的には鼻汁，くしゃみ，結膜炎，発熱，食欲不振などが発現する。FCV感染では口腔内潰瘍，肺炎および跛行が，FHV感染（猫ウイルス性鼻気管炎）では全身倦怠感，くしゃみ，結膜炎，流涙，角膜炎および流涎が，ボルデテラ感染では発咳が病徴的で，クラミジア感染ではほとんど眼部症状のみの場合が多い。これらの病状は病原体が複合したり，他の日和見病原体の混合感染で悪化する。

病理：所見は病変が形成される上部気道や眼に限局されるが，FCV感染で肺炎（滲出性，間質性）が起きることがある。FHVおよびクラミジア感染では幼若齢や免疫低下動物で全身感染になることもある。FHV感染細胞には核内封入体が，クラミジア感染細胞には細胞質内封入体が観察される。

実験室内診断：口・咽頭部拭い液や鼻汁，眼漏を材料に，FCVとFHVではウイルス分離，ボルデテラとクラミジアは菌培養を行う。PCRによる遺伝子検出法が実際的で汎用されつつある。

予防・治療　原因に関係なく，重症の猫には脱水改善や栄養補給などの支持療法が必要である。ボルデテラにはテトラサイクリン系，クラミジアにはテトラサイクリン系，フルオロキノロン系，あるいはマクロライド系抗菌剤を処方する。病初期であればωインターフェロン製剤がFCV感染症治療の選択肢の一つである。

FCVとFHVに対する不活化あるいは弱毒化生ワクチンが，クラミジアにはバクテリンと生菌ワクチンが，ボルデテラには生菌ワクチンが開発されている。病理発症機序から経鼻投与ワクチンが合理的である。国内では注射用の３種混合ワクチン（FCV，FHV，猫汎白血球減少症ウイルス）と，それにクラミジアバクテリンを追加した４種混合ワクチンが使われている。３種混合ワクチンは８〜９週齢から接種を開始し，３〜４週間隔で，最終回接種を16週齢以後に行う。１歳の誕生日前後に追加接種する。その後は一般的には３年間隔で追加接種する。クラミジアワクチンは必要に応じて用いる。

（望月雅美）

3. 猫コロナウイルス感染症（猫伝染性腹膜炎）
feline coronavirus infection (feline infectious peritonitis：FIP)

宿　主　猫とその他の猫科動物。

病原体　*Nidovirales*, *Coronaviridae*, *Coronavirinae*, *Alphacoronavirus*に分類される猫コロナウイルス（Feline coronavirus：FCoV）。FCoVには猫伝染性腹膜炎（FIP）を起こすFIPウイルス（FIPV）と，軽い腸炎を起こす猫腸コロナウイルスがあり，病原性には幅がある。両ウイルスともにⅠ型とⅡ型の血清型に分けられる。

疫　学　分布：世界中。

　　　　　伝播・感染様式：糞便や唾液中に排泄されたウイルスに経口・経鼻感染する。野外では病原性の弱いⅠ型のFCoV感染が優勢である。FCoV感染猫のFIPの発症にはウイルス側（病原性，曝露量など）と宿主側（免疫抑制，ストレス，抗体介在性感染増強など）の要因が関与しており，正確なFIP発症率は不明である。

診　断　臨床：感染初期には発熱，食欲不振，嘔吐，下痢，体重減少などを呈する。

　　　　　病理：FIPの病型は臨床的に滲出型（線維素性腹・胸膜炎と腹・胸水の貯留）と非滲出型（多発性化膿性肉芽腫）に分けられる。非滲出型では不安定な発熱が続き，体重が減少し衰弱していく。中枢神経系が侵され後躯運動障害や痙攣などを示す。ブドウ膜炎などの眼病変が形成されることもある。

　　　　　実験室内診断：生検材料の病理組織学的検査，血液検査（リンパ球減少，好中球比率の増加，高グロブリン血症など），抗体検出，FCoV遺伝子検出などの結果をもとにして総合的にFIPの診断をする。

予防・治療　米国などでは生ワクチンが市販されている。病状緩和を目的とした対症療法を実施する。

(宝達　勉)

4. 猫白血病ウイルス感染症 feline leukemia virus infection

宿　主　猫と一部の野生小型猫科動物。

病原体　*Retroviridae*, *Orthoretrovirinae*, *Gammaretrovirus*に分類される猫白血病ウイルス（*Feline leukemia virus*：FeLV）。干渉試験によってA，B，Cの3亜群に分けられる。

疫　学　分布：世界中。

　　　　　伝播・感染様式：主に，猫間の直接接触，食器の共有などで唾液を介した水平伝播。血液，尿，糞便も感染源。経胎盤感染もある。年齢に関係なく感染するが，幼齢猫ほど持続感染しやすく，一部が発症。

診　断　臨床：一般症状は貧血，嗜眠，食欲不振，元気消失，発育不良など。

　　　　　病理：持続性ウイルス血症を呈する猫においてリンパ肉腫（胸腺型，多中心型，消化器型など），リンパ性白血病（貧血，出血，感染など），各種骨髄疾患（貧血など），免疫不全症（様々な感染症），免疫介在性疾患（溶血性貧血，糸球体腎炎など）およびその他の疾患が認められる。

　　　　　実験室内診断：血漿，血球，リンパ造血系組織などを材料としてFeLVゲノムをPCRあるいはRT-PCRにより検出。持続性ウイルス血症の検出にはウイルスコアタンパク質抗原検出キットを用いる。

予防・治療　飼育環境から感染猫を排除することが重要である。不活化ワクチン，エンベロープタンパクサブユニットワクチンおよびカナリア痘ウイルス組替えワクチンが市販されているが，ウイルス感染を完全には防御できない。

　　　　　FeLV関連疾患に対しては，それぞれの疾患に対する対症療法を行う。

(宝達　勉)

5. 猫免疫不全ウイルス感染症 feline immunodeficiency virus infection

宿　主　猫。

病原体　*Retroviridae*, *Orthoretrovirinae*, *Lentivirus*に分類される猫免疫不全ウイルス(*Feline immunodeficiency virus*：FIV)。エンベロープ遺伝子の配列から少なくともA〜Eの5つの亜型に分けられる。

疫　学　分布：世界中。
　　　　伝播・感染様式：主に感染猫からの咬傷による創傷感染。ウイルスは血液，唾液，乳汁，精液中に存在。経乳汁感染，経胎盤感染もある。日本の健康猫の感染率は3〜12％。慢性疾患を有する猫，屋外自由飼育猫，雄猫で感染率が高い。

診　断　臨床：長い無症候キャリアー期を経て免疫不全状態に陥り後天性免疫不全症候群(AIDS)を発症，死に至る。急性期(発熱，下痢，全身リンパ節腫大など)，無症候キャリアー期(関連症状なし，抗体・ウイルス遺伝子陽性)，持続性リンパ節腫大期(全身リンパ節腫大)，AIDS関連症候群期(体重減少，慢性口内炎・歯肉炎，上部気道感染症など)，AIDS期(体重減少，日和見感染，腫瘍，骨髄抑制，脳炎など)の5つの臨床病期に分類される。
　　　　病理：リンパ系組織に病期に対応した病理学的変化，AIDS期には二次感染関連病変などが現れる。
　　　　実験室内診断：イムノクロマト法，ELISAおよびウエスタンブロット法により抗体を検出する。

予防・治療　屋内での飼育，感染猫との接触を防ぐことが重要。不活化ワクチンが市販されている。各症状に対しては対症療法を行う。

(宝達　勉)

6. 猫ヘモプラズマ感染症 feline hemoplasma infection

　　　　病名同義語：猫ヘモバルトネラ症 feline hemobartonellosis, 猫伝染性貧血 feline infectious anemia

宿　主　猫。

病原体　*Mycoplasma haemofelis*, *Candidatus* M. haemominutumおよび*Candidatus* M. turicensis。球菌状小体として赤血球表面に寄生。ロマノフスキー染色では好塩基性に染まる。

疫　学　分布：世界中。
　　　　伝播・感染様式：猫間の咬傷，ダニやノミなどの吸血性節足動物および母子感染によって伝播されるが，詳細は不明。感染猫の血液を経口あるいは非経口的に接種すれば感染が成立する。雄猫，咬傷歴のある猫および猫白血病ウイルスや猫免疫不全ウイルスに感染している猫の感染率が高い。

診　断　臨床：病原体の赤血球への寄生により赤血球の破壊が起こり，溶血性貧血が発生する。急性期には，発熱，元気消失，食欲不振，黄疸，沈うつ，脱水，脾臓の腫大および血色素尿などが発現。ビリルビンの増加や血小板の減少も認められることもある。
　　　　病理：貧血，脾腫，肝うっ血，黄疸，リンパ節腫大など。
　　　　実験室内診断：ロマノフスキー染色した血液塗抹標本を顕微鏡観察し，赤血球に付着した猫ヘモプラズマを検出する。寄生体出現には周期性があるので連続的な検査が必要。猫ヘモプラズマ16S rRNA遺伝子検出PCRも普及。

予防・治療　ワクチンはない。ダニやノミの駆除，他の感染症に対する予防など日常的な管理が重要。治療にはテトラサイクリン系抗菌剤が有効。貧血が著しい場合には輸血が必要となる。

(宝達　勉)

7. 犬・猫のトキソプラズマ症(人獣) toxoplasmosis in dogs and cats

宿　主　猫，犬，豚，めん羊，ほとんどすべての哺乳類や鳥類。猫科動物が終宿主となる。
病原体　*Toxoplasma gondii*。
疫　学　分布：日本を含めて世界中に広く分布。
　　　　　伝播・感染様式：感染した猫が排出する糞便中のオーシストの経口摂取や感染動物の組織内のシスト（ブラディゾイト）の生食で感染する。経胎盤感染もある。
診　断　臨床・病理：一般に成獣では不顕性に経過することが多いが，ストレスや混合感染によって発症する。幼猫では致死率が高い。急性全身感染例では，発熱，呼吸困難，下痢，運動麻痺，てんかん，網膜脈絡膜炎などがみられる。経胎盤感染では流産や死産が，出生後も様々な症状を呈して死亡することがある。急性感染では，リンパ節，肺，肝臓，腎臓などの腫大や出血，心筋炎，脳脊髄炎などを呈する。
　　　　　実験室内診断：間接ラテックス凝集反応や色素試験などの血清診断や，炎症性滲出液や病変組織のスタンプ標本を鏡検する原虫診断がある。猫では糞便中のオーシストをショ糖浮遊法で検出する。
予防・治療　タキゾイトを標的にサルファ剤が使われている。シストに有効な薬はない。猫の糞便はオーシストが成熟する前（排出後24時間以内）に適切に処理することが重要である。また，犬や猫に生肉を与えないようにする。ワクチンはない。

　　（横山直明）

演習問題（正答と解説は171頁）

問1．犬のレプトスピラ症について正しい記述はどれか。
　a．犬のレプトスピラ症の発生地域は本州以北である。
　b．レプトスピラ症の病原菌は淡水中でも海水中でも感染性を保持している。
　c．犬のレプトスピラ症は黄疸と出血，腎炎症状を特徴とする。
　d．犬のレプトスピラ症は産業動物から伴侶動物まで広い宿主域を示すが，人は感染しない。
　e．犬のレプトスピラ症の予防には生菌ワクチンが用いられている。

問2．狂犬病について誤っている記述はどれか。
　a．狂犬病ウイルスは人を含むすべての哺乳類が感受性である。
　b．狂犬病の人の主たる感染源は狂犬病を発症した犬である。
　c．狂犬病ウイルスは血流を介して中枢神経系に到達して脳炎を起こす。
　d．狂犬病に罹患した犬の多くは狂躁型の病型を呈する。
　e．犬の狂犬病ワクチン接種は毎年行うことが定められている。

問3. 犬のコアウイルス感染症について正しい記述はどれか。
   a. 犬のコアウイルス感染症は，狂犬病，犬ジステンパー，犬パラインフルエンザウイルス感染症，犬伝染性肝炎，犬パルボウイルス病である。
   b. 鼻端と足蹠の角質化（硬蹠症）は犬伝染性肝炎の特徴である。
   c. ワクチン未接種の子犬が突然，嘔吐と下痢，白血球減少を呈した場合，犬パルボウイルス病が疑われる。
   d. ブルーアイ（眼の白ないし青白色の角膜混濁）が認められることがあるのは犬ジステンパーの回復期である。
   e. 犬伝染性肝炎の脳炎症状はウイルスによる中枢神経細胞の直接破壊が原因である。

問4. 犬の感染症について誤っている記述はどれか。
   a. ケンネルコフ（犬伝染性気管気管支炎）は犬パラインフルエンザウイルス，犬アデノウイルス2型，気管支敗血症菌などを一次感染因子とする複合感染症である。
   b. 新生犬は犬ヘルペスウイルスに感染すると全身感染を起こしやすい。
   c. 犬コロナウイルス感染症は脈管炎，腹水・胸水の貯留などを特徴とする。
   d. 犬のブルセラ病は *Brucella canis* の感染による流産などの繁殖障害を主徴とする。
   e. 犬のライム病はマダニ媒介性ボレリア菌感染症で，人獣共通感染症である。

問5. 猫のウイルス感染症について誤っている記述はどれか。
   a. 猫を国内で飼育する場合にも狂犬病ワクチン接種が必要である。
   b. 猫汎白血球減少症は猫パルボウイルス感染による猫のコアウイルス感染症の一つである。
   c. キャットフルは猫ヘルペスウイルス1型と猫カリシウイルス，気管支敗血症菌，猫クラミジアなどの複合感染症である。
   d. キャットフルの原因の一つ猫ヘルペスウイルス1型は三叉神経節に潜伏した状態で持続感染する。
   e. 猫ウイルス性鼻気管炎は猫ヘルペスウイルス1型感染が原因である。

問6. 猫の感染症について誤っている記述はどれか。
   a. 猫白血病ウイルス感染症は血液中のウイルス（抗原）を検出することで診断する。
   b. 猫免疫不全ウイルス感染症は血中抗体を検出することで診断する。
   c. 猫伝染性腹膜炎は猫コロナウイルス感染が原因の免疫介在性疾患である。
   d. 猫伝染性腹膜炎の確定診断は遺伝子診断法（PCR）で可能である。
   e. 猫ヘモプラズマ感染症の病原体は赤血球寄生マイコプラズマである。

問7. 犬と猫のトキソプラズマ症について誤っている記述はどれか。
   a. ほとんどすべての哺乳類と鳥類が感染し，中間宿主となっている。
   b. 家猫を含む猫科動物が終末宿主で，中間宿主は主に感染猫糞便中の成熟オーシストを経口摂取して感染する。
   c. 不顕性感染であることが多いが，幼齢や免疫抑制状態（エイズなど）の宿主は発症しやすい。
   d. 簡便な診断は間接ラテックス凝集反応によるオーシストの検出による。
   e. 有効なワクチンはないので，犬や猫には生肉の給餌禁止などの予防策が必要である。

演習問題 正答・解説

第1章 感染症の成立，発症機序，病原体の伝播

問1．正答　d
解説　Kochの4原則が提唱された時にはまだ感染と免疫応答の関連性は明らかにされていなかった。Kochはある微生物が特定の病気の原因であることを立証するために，a. 特定の病気の患者には必ずその病気の原因となる微生物が存在し，b. それを分離純培養でき，c. それを実験接種することで病気を再現でき，e. 再現した病気から同一微生物が分離できることを示した。

問2．正答　e. レゼルボアは動物とは限らない。
解説　e. 以外はレゼルボアの条件の一つとなる場合もあるが，そうでない場合もある。

第2章 感染症の診断，検査，バイオハザード対策

問1．正答　c. 基本的には冷蔵する。凍結は場合によって実施する。

問2．正答　e
解説　a. ウイルス分離は可能な限り実施する方が好ましい。b. PCRは感度は高いが，他の診断結果と総合判定する必要がある。c. 抗体陽性は過去の感染を証明するが病気の確定診断にはならない。d. 病原微生物分離は感染症の有力な判断基準になるが，総合判断が必要である。

問3．正答　b
解説　a. 抗体検出には血清を用いる。
　　c. 発育鶏卵で分離できるのは特定のウイルスやリケッチアに限られている。
　　d. 真菌が分離されても，常在真菌が多いので病原体とは確定できない。
　　e. PCR陽性は遺伝子の存在の証明であり，活性があるかは不明である。

問4．正答　c. 凍結により死滅する病原体もある。多くの場合が冷蔵(4℃)でもよい。

第3章 感染症の予防，治療

問1．正答　c. ワクチンの効果は，被接種動物における移行抗体の存在により影響される。
解説　a. 不活化ワクチンではアジュバントを使用する場合が多い。
　　b. トキソイドは毒素を不活化したもので，増殖性はない。
　　d. ある集団におけるワクチンの接種率が上がれば，ワクチンを接種していない個体も感染する機会が減るので，感染予防につながる。
　　e. 常在地ですべての動物に定期的なワクチン接種を行うのは，全面接種である。

問2．正答　a. 抗生物質誘導性エンドトキシンショックとは，抗菌薬で破壊された細菌の表層を構成するエンドトキシンにより宿主にショックをきたすことであって，抗菌薬が宿主細胞に直接傷害を与えるものではない。

第4章 感染症の制御

問1. 正答 d. 狂犬病は牛，馬，めん羊，山羊，豚，水牛，鹿およびいのししが「家畜伝染病予防法」で定められ，犬，猫，あらいぐま，きつねおよびスカンクは「狂犬病予防法」で定められている。

問2. 正答 b. オーエスキー病防疫対策要領に従って，市町村単位で清浄地域，準清浄地域，清浄化推進地域の3地域に区分し清浄化対策が進められている。

解説 a. ニパウイルス感染症は現在(2014年4月)のところ日本での発生はない。感染症法においては，四類感染症(動物由来感染症)に分類され，国内への侵入防止を図るため，コウモリを輸入禁止動物に指定している。
c. 炭疽の病原体 *Bacillus anthracis* は環境中で芽胞体として長期間生残し，撲滅は困難である。
d. サルモネラ症は国内で散発しており，飼育環境の徹底と感染動物への抗菌薬投与により治療されている。
e. 日本は2007年4月1日にOIEの規約に定める豚コレラ清浄国となった。

第5章 牛，めん羊，山羊の家畜伝染病(法定伝染病)

問1. 正答 e
解説 a. 口蹄疫ウイルスの血清型は7つである。
b. 最近日本では2000年と2010年に発生をみた。
c. わが国では緊急用として不活化ワクチンが備蓄されている。
d. 馬は感染しない。

問2. 正答 c. 牛疫は2011年5月のOIE総会で，全加盟国を含む198の国・地域で清浄化されたとする評価案が決議され，世界から撲滅が宣言された。

問3. 正答 a. 原因菌は *Mycobacterium avium* subsp. *paratuberculosis* である。
解説 b. アジア，アフリカ諸国での調査はほとんどないが，北米，ヨーロッパでは感染率が高い。
c. ヨーネ病の病原菌 *M. avium* subsp. *paratuberculosis* は回腸パイエル板のM細胞に侵入し，腸全体へと広がる。
d. 重症例では経胎盤感染もある。
e. 感受性は特に若齢動物で高い。

問4. 正答 b. 牛では経過が急性である。
解説 a. 炭疽の原因菌は *Bacillus anthracis*。
c. 牛では皮下の浮腫や天然孔からの出血が特徴的。腸炎は豚でみられる。
d. 高感受性である反芻獣では経過は急性。慢性経過をたどるのは豚。
e. 実験室内診断は血液の塗抹染色，ファージテスト，パールテスト，アスコリーテストが行われる。

問5. 正答 b
解説 a. 熱性の各種細菌，ウイルス感染との鑑別が必要。
c. バベシア病，アナプラズマ病との鑑別が必要。
d. 貧血，黄疸はアナプラズマ病，血色素尿はレプトスピラ症，銅中毒との鑑別が必要。
e. 心水病，細菌性髄膜炎との鑑別が必要。

問6. 正答　d
　解説　a. 潜伏期は長く，数年以上である。
　　　　b. プリオンを病原体とする。
　　　　c. ワクチンはない。
　　　　e. 血清抗体は検出されない。

第6章　牛の届出伝染病

問1. 正答　b. 牛ウイルス性下痢・粘膜病は，妊娠牛にncp株が感染すると免疫寛容が成立し，持続感染牛が娩出されることがある。
　解説　a. 牛伝染性鼻気管炎の病原体は神経細胞に潜伏して持続感染する。
　　　　c. 牛白血病の病原体はリンパ球の遺伝子に組込まれて持続感染する。
　　　　d, e. アカバネ病と牛流行熱はベクター媒介性の急性感染症。

問2. 正答　d. イバラキ病。嚥下障害の他に，軽度の発熱，流涙，結膜充血，浮腫なども起こす。
　解説　a. アイノウイルス感染症は流産，死産や先天異常子出産，b. チュウザン病は先天異常，起立不能，歩行困難など，c. 悪性カタル熱は発熱，鼻腔・口腔粘膜のび爛，角膜混濁，神経症状，e. 牛丘疹性口炎は体表，口腔内などに発赤丘疹，結節。

問3. 正答　c. サルモネラ菌は回復後も排菌される。
　解説　a. サルモネラ症は血清型Typhimuriumによるものは届出伝染病
　　　　b. サルモネラ症は1990年以降，搾乳牛の症例が増加した。
　　　　d. サルモネラ症は小腸壁が菲薄化する。
　　　　e. サルモネラ菌には多剤耐性菌が増加している。

問4. 正答　e. げっ歯類がレゼルボアとして家畜や人での感染に重要な役割を果たす。
　解説　a. 牛のレプトスピラ症は日本では発生数が少ない。
　　　　b. レプトスピラ菌は感染直後には血液中に出現する。
　　　　c, d. レプトスピラ症は主に皮膚や粘膜から感染し，発症した場合，発熱，黄疸，血色素尿を主徴とする。

問5. 正答　b
　解説　a. 牛のネオスポラ症の主な症状は流産である。
　　　　c. *Trypanosoma congolense*はツェツェバエにより生物学的伝播する。
　　　　d. *Trypanosoma evansi*はアブやサシバエにより機械的伝播する。
　　　　e. 牛バエ幼虫症の主な症状は皮膚病変であり，疼痛や痒みを伴う。

第7章　牛の監視伝染病以外の感染症

問1. 正答　e. 牛RSウイルス病は飛沫核感染により伝播する。
　解説　e. 以外はヌカカにより伝播されるアルボウイルス感染症。a. ピートンウイルス，b. アカバネウイルス，c. サシュペリウイルス，d. チュウザンウイルスはいずれもヌカカから分離されている。

問2． 正答　c. 牛のロタウイルス病は小腸に病変が限局する．
　　解説　a. 牛コロナウイルス病は消化器とともに呼吸器に，b. 牛RSウイルス病は呼吸器，d. 牛ウイルス性下痢・粘膜病は消化管および呼吸器，e. 偽牛痘は乳頭・口腔・口唇部にそれぞれ病変が現れる．

問3．　正答　c. 人獣共通感染症となるコロナウイルスはSARSコロナウイルスである．

問4．　正答　a. 甚急性乳房炎では，病巣部が赤色化し，熱感，硬結がみられる．

問5．　正答　b. ボツリヌス菌が産生するボツリヌス毒素による．
　　解説　b. 以外の疾病は毒素が原因ではない．

問6．　正答　e. 日本では，*Mannheimia haemolytica*のロイコトキソイドと1型の莢膜抗原を免疫原とする不活化ワクチンおよび*M. haemolytica*, *Pasteurella multocida*, *Histophilus somni*の3種混合不活化ワクチンが市販されている．
　　解説　a. 牛のパスツレラ症は*P. multocida*と*M. haemolytica*の単独または混合感染である．
　　　　　b. 牛のパスツレラ症は世界中で発生している．
　　　　　c. 牛のパスツレラ症の特徴は線維素性または化膿性気管支炎，あるいは多発性凝固壊死を伴った肺炎である．
　　　　　d. 呼吸器症状がみられる．

問7．　正答　a
　　解説　b, c. カンジダ症と，ムーコル症は真菌を病原体とする．
　　　　　d, e. 牛のクリプトスポリジウム症と，牛のコクシジウム症は原虫を病原体とする．

第8章　めん羊，山羊の届出伝染病

問1．　正答　d. ブルータングウイルスは，多種類のヌカカによって媒介される．
　　解説　a. マエディ・ビスナは呼吸器から発生した飛沫の吸入および乳汁を介した母子感染，
　　　　　b. 伝染性膿疱性皮膚炎は主として接触感染で，皮膚の創傷から直接的に，またウイルス汚染飼料などを介して感染する．
　　　　　c. 山羊関節炎・脳脊髄炎は乳汁を介した母子感染である．
　　　　　e. ナイロビ羊病はマダニの媒介により感染する．

問2．　正答　b. 選択肢のうち，人獣共通感染症として知られているのは伝染性膿疱性皮膚炎と，まれであるがナイロビ羊病である．このうち，発赤丘疹を示し，接触により感染する疾病は伝染性膿疱性皮膚炎である．

問3．　正答　a. 野兎病は感染動物との直接接触，マダニ類などの吸血，汚染水や汚染飼料の摂取により感染する．
　　解説　b. 山羊伝染性胸膜肺炎は中近東，地中海沿岸地帯での発生が多い．
　　　　　c. 伝染性無乳症の病原体はマイコプラズマであるためペニシリン系薬は無効である．
　　　　　d. 流行性羊流産の病原体*Chlamydia abortus*は偏性細胞内寄生菌であるため，分離には培養細胞や発育鶏卵を用いる．
　　　　　e. 疥癬の病原体はダニである．

第9章　豚の家畜伝染病（法定伝染病）

問1．正答　b. 日本脳炎ウイルスは国内に常在し，日本脳炎ウイルスの感染による豚の流産は現在も発生してる。
解説　a. 口蹄疫は2000年と2010年に発生したが，短期間で清浄化に成功。
　　　c. アフリカ豚コレラは日本での発生はない。
　　　d. 豚コレラは1993年以降発生がなく，2007年にOIEから清浄国と認定された。
　　　e. 豚水胞病は1973年と1975年に発生したが，以後発生はない。

問2．正答　a. アフリカ豚コレラは最近発生地域が広がっており，OIEで注意を喚起している疾病である。常在地はサハラ砂漠以南のアフリカ，サルジニア島だが，コーカサス地域，ロシアで最近発生が報告され問題となっている。ヨーロッパ，カリブ海の国，ブラジルでは過去に発生が起きている。
解説　b. アフリカでは野生いのししとダニ間で感染環が成立しているが，豚が発症すると接触感染が成立する。
　　　c, d. 感染動物にウイルス中和能をもつ抗体が産生されないので，血清型別やワクチン作製ができない。
　　　e. アフリカ豚コレラの病原体 African swine fever virus は大型の二本鎖DNAウイルスで，Asfarviridae に分類されている。

第10章　豚の届出伝染病

問1．正答　e. ニパウイルス感染症はオオコウモリが自然宿主。
解説　a.〜d. の疾病の自然宿主は豚である。本演習問題では問われてないが，豚水疱疹は海生哺乳類が自然宿主である。

問2．正答　c. オーエスキー病は妊娠豚の流産，死産が特徴。妊娠初期の感染では流産，後期の感染では黒子，白子などが混在する死産が多い。
解説　a. オーエスキー病は豚以外の動物が感染した場合，搔痒症を示し，後に致死的な急性脳脊髄炎を起こす。
　　　b. 成豚では不顕性感染が多いが，軽度の発熱や呼吸器症状を示すこともある。
　　　d. 国内では発生または浸潤している地域でのみ野外流行株と識別が可能なマーカーを付けた生ワクチンの接種が許可されている。
　　　e. オーエスキー病はベクターによる媒介はない。

問3．正答　e. 豚丹毒では予防のため生および不活化ワクチンが使用されている。
解説　a. 豚丹毒は主に経口感染。創傷感染もある。
　　　b. 原因菌は健康豚の扁桃に存在する場合がある。
　　　c. 急性敗血症を認め，高熱，食欲の著減，跛行，皮膚の丘疹を認める。
　　　d. 滑液増量，滑膜肥厚，絨毛の増生など，増殖性の非化膿性炎を呈する。

問4．正答　e. 萎縮性鼻炎は Bordetella bronchiseptica あるいは Pasteurella multocida が原因である。

問5．正答　d. 豚赤痢の原因菌はらせん菌（Brachyspira hyodysenteriae）である。
解説　a. 豚赤痢は離乳後の豚に好発する。
　　　b. 豚群内での伝播は緩やかである。
　　　c. 豚赤痢の病変は大腸に限局する。
　　　e. 予防は罹患豚との接触防止，飼養環境の改善，オールイン・オールアウト。

第11章　豚の監視伝染病以外の感染症

問1．正答　d．豚サーコウイルス2型。2～4カ月齢の豚において離乳後多臓器性発育不良症候群の原因となる。
　　解説　a．豚エンテロウイルスは下痢，肺炎を，b．豚サイトメガロウイルスは豚の日齢により様々な疾病を，c．インフルエンザAウイルスは呼吸器病を，e．ロタウイルスは水様下痢を引き起こす。

問2．正答　e．妊娠豚が豚パルボウイルスに初感染すると異常産を引き起こす。妊娠豚以外は症状を示さない。

問3．正答　e．浮腫病では志賀毒素が原因となり中枢神経症状を認める。
　　解説　a．新生期下痢の病原菌は腸管毒素原性大腸菌(ETEC)である。
　　　　　b．新生期下痢の予防として母豚免疫用のワクチンがある。
　　　　　c．離乳後下痢の原因菌は腸管毒素原性大腸菌(ETEC)および腸管病原性大腸菌(EPEC)である。
　　　　　d．浮腫病の原因菌は志賀毒素産生性大腸菌(STEC)である。

問4．正答　c．グレーサー病では線維素性胸膜炎を認める。
　　解説　a．豚のパスツレラ肺炎の原因菌の主な莢膜血清型はA型とD型である。
　　　　　b．豚胸膜肺炎は鼻汁等との接触，飛沫の吸引により感染する。飛沫核ではない。
　　　　　d．豚マイコプラズマ肺炎では乾性発咳を認める。
　　　　　e．豚胸膜肺炎，グレーサー病，豚マイコプラズマ肺炎における生ワクチンはない。なお，豚のパスツレラ肺炎にはワクチンはない。

問5．正答　a．腸腺腫症候群は肥育豚に好発する。
　　解説　b．増殖性腸炎(腸腺腫症)の臨床症状は不明瞭で，発育不良，軽度の下痢がみられる。
　　　　　c．増殖性出血性腸炎では，急激な腸管内出血により多量のタール様便を排出する。
　　　　　d．増殖性出血性腸炎では回腸の肥厚，増殖性腸炎(腸腺腫症)では回腸のホース上の腫大を認める。
　　　　　e．腸腺腫症候群の原因菌 *Lawsonia intracellularis* は人工寒天培地での分離に成功していない。

第12章　馬の家畜伝染病(法定伝染病)

問1．正答　c．馬伝染性貧血ウイルスはアブなどの吸血昆虫によって媒介される他に，注射針の使い回しによる医原性伝播や垂直伝播も認められる。
　　解説　a．馬伝染性貧血の病原ウイルス *Equine infectious anemia virus*(馬伝染性貧血ウイルス)はレトロウイルスの仲間である。
　　　　　b．1993年に岩手の農耕馬や，2011年に宮崎県の御崎馬群でみつかった事件を例外として，1984年以後は発生がない。
　　　　　d．馬伝染性貧血の診断の基本は寒天ゲル内沈降反応による抗体検査である。
　　　　　e．馬伝染性貧血ウイルスは変異が激しく，有効なワクチンの開発が難しい。

問2．正答　e．わが国は清浄地域であるため，海外からの侵入の防止と，発生時には摘発・淘汰方式で対処する。ワクチンは使用していない。

問3．正答　e．流行性脳炎は蚊などの「吸血性昆虫」の媒介により感染する。
　　解説　a．国内ではウエストナイルウイルス感染症は未発生である(2015年末現在)。
　　　　　b．日本脳炎，ウエストナイルウイルス感染症，東部馬脳炎，西部馬脳炎，ベネズエラ馬脳炎ともすべ

てが人獣共通感染症である。
- c. 日本脳炎，ウエストナイルウイルス感染症，東部馬脳炎，西部馬脳炎およびベネズエラ馬脳炎の症状は類似し，類症鑑別は容易ではない。
- d. 馬の日本脳炎発症率は0.1〜1％以下であるが，ワクチン接種は必要である。

問4．正答　d. マレイン点眼試験は免疫学的検査法である。馬，ラバ，ロバの輸入時にはマレイン点眼試験とCF反応による検疫が行われる。
解説　a. 鼻疽の病原菌 *Burkholderia mallei*（鼻疽菌）は鞭毛をもたない。
- b. 鼻疽は馬科動物の他，人，犬，猫などが感染発症する。
- c. 体表に形成される膿瘍を念珠状結節という。
- e. *B. mallei* は一般に動物の身体を離れて長くは生存できない。

問5．正答　d
解説　a. 病原体は原虫である（*Babesia caballi* および *Theileria equi*）
- b. 発熱，貧血，黄疸が主な症状である。
- c. ワクチンはない。
- e. 治療にはイミドカルプを用いる。エリスロマイシンは効果がない。

第13章　馬の届出伝染病

問1．正答　c. 馬鼻肺炎の典型的な症状は，鼻炎，肺炎，死・流産，神経症状の発現を特徴とする。
解説　a. 馬鼻肺炎は届出伝染病である。
- b. 馬鼻肺炎は馬ヘルペスウイルス1型（EHV-1）と馬ヘルペスウイルス4型（EHV-4）の感染により起こる。
- d. わが国を含む全世界で発生している。
- e. 馬鼻肺炎の一番確実な診断法は病原ウイルスの検出（分離）である。

問2．正答　d. 馬モルビリウイルス肺炎は人獣共通感染症で，人では感染馬との濃厚な接触をした場合に感染が認められている。
解説　a. 馬インフルエンザは馬に固有の馬インフルエンザウイルス（*Influenza A virus*）感染によって起こる。
- b. 馬インフルエンザは届出伝染病である。
- c. 馬ウイルス性動脈炎は国内には未侵入，未発生である。
- e. 馬モルビリウイルス肺炎は1994年にオーストラリアで初めて発生した新興感染症である。

問3．正答　d. 破傷風毒素は神経筋接合部に作用する。
解説　a. 破傷風の病原体 *Clostridium tetani* は端在性芽胞を形成する。
- b. *C. tetani* は嫌気性菌である。
- c. 破傷風は強直性痙攣を呈する。
- e. 予防には，破傷風毒素をホルマリン処理したトキソイドが使われている。

問4．正答　c. 馬パラチフスによる流産は妊娠後期に多発する。
解説　a. 馬パラチフスの病原体 *Salmonella* serovar Abortusequi は一般に硫化水素を産生しない。
- b. わが国では北海道根釧地区で発生がある。
- d. 雄馬では精巣炎，関節炎を認める。

e. 馬パラチフスのワクチンはない。

第14章　馬の監視伝染病以外の感染症

問1.　正答　c. 馬媾疹は交尾感染によって伝播するヘルペスウイルス感染症である。
　解説　a. ゲタウイルス病はキンイロヤブカやコガタアカイエカなどによって媒介される。
　　　　b. 馬媾疹は家畜伝染病予防法の監視伝染病ではない。
　　　　d. 馬媾疹は馬ヘルペスウイルス3型，馬鼻肺炎は1型あるいは4型によって起きる。
　　　　e. 馬媾疹は日本でも発生が確認されている。

問2.　正答　e. 感染馬との直接接触の他，間接接触感染が認められる。
　解説　a. 腺疫の病原体は *Streptococcus equi* subsp. *equi* である。
　　　　b. 馬，ロバなどの馬科動物において発症する。
　　　　c. 膿性鼻汁が認められる。
　　　　d. 主に頭部〜頚部リンパ節が腫大する。

第15章　蜜蜂の家畜伝染病（法定伝染病），蜜蜂およびうさぎの届出伝染病

問1.　正答　b. アメリカ腐蛆病では，融解した腐蛆に粘稠性があり，膠臭を発する。死亡した蛆をスキムミルクに入れるとタンパク質分解酵素により透明となる（ミルクテスト）性質を診断法として使用している。
　解説　a. アメリカ腐蛆病，ヨーロッパ腐蛆病ともに成虫は抵抗性がある。
　　　　c. ヨーロッパ腐蛆病は死亡した幼虫は水様感を呈し，発酵臭や酸臭を発する。
　　　　d. アメリカ腐蛆病の病原体は桿菌，ヨーロッパ腐蛆病は球菌で，ともにグラム陽性菌である。
　　　　e. アメリカ腐蛆病，ヨーロッパ腐蛆病ともに国内で発生している。

問2.　正答　c. 体表に形成された病変との接触感染とともにウサギノミなどの節足動物により機械的に媒介される。
　解説　a. 兎粘液腫はポックスウイルス科の病原体による疾病である。
　　　　b. 宿主域はうさぎに限定され，品種間により感受性に差があるが，感受性の高い品種では成うさぎでも致死的疾病である。
　　　　d. すべての年齢のうさぎで発症する。
　　　　e. 常在地はアメリカ大陸であったが，牧草をうさぎの食害から守ろうとしてオーストラリアやヨーロッパに人為的に粘液種ウイルスがもち込まれた。抵抗性うさぎの増加で牧草を守る効果はなく，病原体による環境汚染の悪い例として有名である。

第16章　犬と猫の感染症

問1.　正答　c. 犬のレプトスピラ症は黄疸と出血，腎炎症状を特徴とする。
　解説　a. 亜熱帯〜熱帯地域を中心に全世界で発生がみられ，わが国では特に九州〜沖縄で発生している。
　　　　b. レプトスピラ菌は海水中で死滅する。
　　　　d. レプトスピラ症は人も感染する人獣共通感染症である。
　　　　e. 犬のレプトスピラ症予防には，不活化ワクチン（バクテリン）が使われている。

演習問題　正答・解説　179

問2.　正答　c. 狂犬病ウイルスは咬傷部位の筋肉細胞などで増殖後，末梢神経に侵入，神経軸索を求心性に上行する。

問3.　正答　c. ワクチン未接種の子犬が突然，嘔吐と下痢，白血球減少を呈した場合，犬パルボウイルス病が疑われる。
　解説　a. 犬パラインフルエンザウイルス感染症はコアウイルス感染症ではない。
　　　　b. 硬蹠症は犬ジステンパーの症状である。
　　　　d. ブルーアイは犬伝染性肝炎の症状である。
　　　　e. 犬伝染性肝炎の脳炎症状は肝性脳症，低血糖症，頭蓋内出血が主な理由である。

問4.　正答　c. 犬コロナウイルスは主に消化管感染性病原体で，脈管炎とそれに起因する体液の体腔内貯留は起こさない。

問5.　正答　a. 狂犬病は猫のコアウイルス感染症であるが，国内で飼育する猫は狂犬病ワクチン接種の必要はない。

問6.　正答　d. 猫伝染性腹膜炎ウイルスの遺伝学的背景が固定されていないので，臨床・病理学的所見，病原学的検査結果，血清学的検査結果を総合的に判断して診断する。

問7.　正答　d. 普及している診断法は間接ラテックス凝集反応による抗体の検出。虫体の検出は染色や浮遊法で実施される。

和文索引

あ

アイノウイルス感染症　77
アイパッチ　120
アカバネ病　74
アカリンダニ症　152
悪性カタル熱（MCF）　78
悪性水腫　13, 94
アクチノバチルス症　96
アクリジン・オレンジ染色　68, 97
アジア蜜蜂　151
アジュバント　39
アスコリー反応（テスト）　33, 66
アスペルギルス症　98
アデノウイルス　16, 21
アドヘジン　18
アナウサギ　153
アナプラズマ病　14, 53, 68
あひるウイルス性腸炎　55
あひる肝炎　55
アブ　14, 68, 75, 83, 145
アフリカ豚コレラ　13, 14, 59, 111
アフリカ馬疫　135, 140
アフリカ皮疽　145
アベルメクチン系　84, 107
アミノグリコシド系　45
アミロイドーシス　65
アメリカ腐蛆病　150, 178
アルカノバクテリウム・ピオゲネス感染症　66
アンギナ型炭疽　66

い

E型肝炎　11, 57
イエウサギ　153
移行抗体　40
萎縮性鼻炎　50, 120, 175
異常型プリオンタンパク質（PrP^{Sc}）　70
異常産　15, 89, 110, 116, 126
異所性感染　8
イソメタミジウム　83
一類感染症　57
一貫飼育　51
遺伝子組換えワクチン　39
遺伝子欠損ワクチン　39
犬アデノウイルス　159, 160
犬コロナウイルス感染症　159
犬ジステンパー　157
犬チフス　155
犬伝染性肝炎　159
犬伝染性気管気管支炎　160
犬パラインフルエンザウイルス　160
犬パルボウイルス病　158
犬ブルセラ菌　161
犬ヘルペスウイルス感染症　160
易熱性腸管毒素（LT）　95
イバラキ病　76
イベルメクチン　84, 107
イボイノシシ　13, 23, 111
イミドカルブ　136, 161
医薬品医療機器等法　38
インフルエンザウイルス　8, 21, 31, 33
インフルエンザAウイルス　57, 125, 138

う

ウアシン・ギシュー病ウイルス　141
ウイルス血症　9, 10, 13, 20, 22
ウイルス，体内伝播　20
ウイルス，分離培養法　31
ウェスタンブロット法　33
ウエストナイルウイルス　23, 40, 54, 134
ウエストナイル熱　57
兎ウイルス性出血病　153
兎カリシウイルス病　153
兎出血病ウイルス　153
うさぎ伝達試験　153
兎粘液腫　14, 153, 178
ウサギノミ　14
牛RSウイルス病　86
牛アデノウイルス病　88
牛ウイルス性下痢ウイルス（BVDV）　10, 73
牛ウイルス性下痢・粘膜病　10, 15, 73
牛型結核菌　66
ウシカモシカ型悪性カタル熱（WA-MCF）　78
ウシカモシカヘルペスウイルス1型　78
牛カンピロバクター症　81
牛丘疹性口炎　13, 78
牛呼吸器病症候群　92
牛コロナウイルス病　87
牛伝染性鼻気管炎（IBR）　72
牛伝達性海綿状脳症（BSE）　9, 70
牛トロウイルス病　90
牛乳頭炎　79
牛乳頭腫　88
ウシヌカカ　74, 76, 77
ウシバエ　84
牛バエ幼虫症　84
牛白血病　75
牛パピローマウイルス（BPV）　88
牛パラインフルエンザ　88
牛パラインフルエンザウイルス3型（PI-3）　16, 88, 92
牛ヘルペスウイルス1型　72
牛マイコプラズマ肺炎　68
牛流行熱　14, 76
牛リンパ肉腫　75
ウッド灯検査　164
馬インフルエンザ　138
馬ウイルス性動脈炎　140
馬胆汁熱　136
馬伝染性子宮炎（EM）　13, 144
馬伝染性貧血　9, 14, 23, 135
馬伝染性貧血ウイルス　10, 135
馬動脈炎ウイルス　140
馬パラチフス　15, 143
　──急速診断用菌液　143
馬パラチフス菌　143
馬鼻肺炎　139
馬ピロプラズマ病　136
馬ヘルペスウイルス1型（EHV-1）　22, 139
馬ヘルペスウイルス3型（EHV-3）　148
馬ヘルペスウイルス4型（EHV-4）　22, 139
馬モルビリウイルス肺炎　140
運動障害　22

え・お

エアロゾル　12, 14, 21
餌ワクチン　42
壊死桿菌症　95
壊死性腸炎　94
越境性動物疾病　59
エペリスロゾーン病　97
エボラ出血熱　11, 57
エンテロウイルス　16
エンテロトキセミア　94
エンドトキシンショック　46, 171
エンベロープ糖タンパク質（gE）　39
黄色ブドウ球菌　91
黄疸　69, 136
オーエスキー病　23, 59, 113, 175
　──防疫対策要領　113, 172
オオコウモリ　117, 140
オーシスト　99, 100, 122, 169
オールイン・オールアウト　50
オルフウイルス　103

か

外因感染　8
海外悪性伝染病　59
回帰熱　9, 57, 135
回帰発症　9
街上毒　156
疥癬　107
外毒素　8, 18, 39
界面活性剤　50
介卵感染(蚊, ダニ)　23, 63, 111
介卵感染(鳥類)　15
牙関緊急　142
家きんコレラ　53
家きんサルモネラ感染症　53
核酸合成阻害薬　45
隔離けい留(検疫)　50
カスパウイルス　77
仮性狂犬病　113
仮性皮疽　145
片利共生　8
カタル性腟炎　83
カタル性腸炎　115
家畜伝染病, 対象家畜　53
家畜伝染病予防法　52
カナマイシン　120
化膿性髄膜炎　129, 131
カルタヘナ法　39
カンジダ症　99
監視伝染病　11, 52
感受性宿主　15, 22
感受性ディスク　46
干渉試験　167
干渉法　73
間接蛍光抗体法　33
間接酵素抗体法　33
間接ラテックス凝集反応　122, 169
関節弯曲症　74
感染環　22
感染経路　13
感染源　12
感染症法　25, 34, 56
感染防御ワクチン　38
患畜　53
肝蛭症　65
寒天ゲル内沈降反応　33, 135
肝膿瘍　95
カンピロバクター腸炎, 犬・猫の　162

き

機械的伝播　14
危害分析重要度管理点(HACCP)　51
気管支肺炎　21
気管支敗血症菌　160, 166
偽牛痘　89
疑似患畜　53
気腫疽　13, 81
キスジウシバエ　84
季節変動　24
亀頭包皮炎　72
キノリン製剤　69
キノロン系　45
基本再生産数(R_0)　42
Giemsa染色　32
逆受け身凝集反応　92
キャットフル　14, 166
キャリアー　12
牛疫　14, 63
急性感染　9
急性熱性伝染病　62
急性敗血症　131, 175
──型炭疽　66
キュウセンヒゼンダニ科　107
Q熱　57, 97
牛肺疫　59, 68
休薬期間, 動物用医薬品の　44
狂犬病　11, 13, 156
狂犬病ウイルス　20, 22, 156
狂犬病予防法　43, 56
凝集反応　33
恐水症　156
共生　8
局所感染　8
偽ランピースキン病　79
キンイロヤブカ　147
菌交代現象　16
菌交代症　16

く・け

空気伝播(感染)　14, 23
クックドミート培地　142
グラム陰性菌　18
グラム染色　30
グラム陽性菌　18
グリコペプチド系　44
クリプトコックス症, 犬・猫の　163
クリプトスポリジウム症　14
　犬・猫の　164
　牛の　99
グレーサー病　129
クレブシエラ感染症　96
黒子　110, 116, 126
グロコット染色　32, 98
クロラムフェニコール系　45

経気道感染　15, 21
経口感染　13, 15
経産道感染　15
形質転換　19
経胎盤感染　14
経皮感染　15
稽留熱　86, 122
ゲタウイルス病　147
血液寒天培地　30
　V因子添加　129
結核　11, 57
結核病, 牛の　9, 14, 66
血色素尿(症)　69, 82, 136
血清診断　33
下痢　21
顕性感染　7
ケンネルコフ　14, 160
顕微鏡凝集試験(MAT)　82, 155

こ

コアウイルス感染症, 犬・猫の　156
　犬の　157, 158, 159
　猫の　165
抗菌剤　44
抗菌スペクトル　45
抗菌薬　44
　合成──　44
　残留と体内動態　46
抗原変異　10
　連続的──　23
抗酸菌症, 豚の　131
抗生物質　44
口蹄疫　48, 59, 62
抗毒素血清　30, 142
交尾感染　13
高病原性鳥インフルエンザ(HPAI)　11, 59
　HPAIインフルエンザワクチン　48
合胞体形成　75, 86
Codex委員会　47
コガタアカイエカ　110, 134, 147
呼吸器症状　21
コクサッキーウイルスB5　112
コクシエラ症　97
コクシジウム病, 牛の　100
鼓脹症, 急性　81
コッホの4条件　11
固定毒　156
虎斑心　62
五類感染症　57
混合ワクチン　39

さ

細菌, 菌種同定と分離培養法　30
細菌, 腸粘膜上皮からの感染　18
細菌性腎盂腎炎　96

索引　183

再興感染症　11
最小発育阻止濃度(MIC)　46
細胞傷害試験　33
細胞毒　18
細胞壁合成阻害薬　44
細胞変性効果(CPE)　31
細胞膜傷害薬　45
搾乳者結節　89
サシバエ　14, 68, 83
サシュペリウイルス感染症　89
サブユニットワクチン　40
サブロー寒天培地　30
サルファ剤　44, 120, 122, 164, 169
サルモネラ感染症　9
サルモネラ感染症, 犬・猫の　163
サルモネラ症　54
サルモネラ症, 牛の　80
サルモネラ症, 豚の　121
三重包装　28
散発型　24
散発型白血病　75
サンミゲルアシカウイルス　118
残留基準, 動物用医薬品の　44, 46
三類感染症　57

し

ジアミジン製剤　69
シードロットシステム　38
C反応性タンパク質(CRP)　45
志賀毒素産生大腸菌(STEC)　95, 130
時間依存型抗菌薬　46
趾間腐爛　95
色素試験　33, 122, 169
子宮内感染　14
ジステンパー性脳炎　157
自然宿主接種法　29
持続感染　9, 15
実験動物接種法　31
疾病監視　49
指定感染症　57
ジミナゼン　161
弱毒生ワクチン→生ワクチン
獣医師が届け出る疾患　57
重症急性呼吸器症候群(SARS)　11, 57
集団免疫　22
集団免疫率　42
終末宿主　13
出血性敗血症　53
出血性敗血症, 牛の　67
10～20%のKOH溶液　98
10%中性緩衝ホルマリン液　27
Shwarzman現象　19
Schwann細胞　20

循環変動　24
常在型　24
症状軽減ワクチン　38
小脳形成不全　77
小反芻獣疫　60, 64
ショクヒヒゼンダニ類　107
食胞　19
ショ糖浮遊法　169
初乳　41
白子　110, 116, 126
新型インフルエンザ(H1N1)　125
新型インフルエンザ等感染症　56, 57
新感染症　57
真菌　27
　　菌種同定と分離培養法　30
　　酵母様――　145
神経症状　22
神経毒　18
新興感染症　11, 59
シンシチウム→合胞体
新疾病　49, 52
人獣共通感染症　11
侵襲性　18
滲出性表皮炎　129
腎症候性出血熱　57
心水病　63, 69, 103
新生期下痢　130
慎重使用, 動物用抗菌剤の　47
侵入性細菌　18
シンバイオティクス　51

す・せ・そ

垂直伝播　13, 14
水平伝播　13
水胞性口炎　64
水無脳症　74, 77
趨勢変動　24
スーラ　83
スクレイピー　9, 70
スタンピングアウト→摘発・淘汰
スタンプ標本　31
ストラウス反応　136
ストリップカップ法　91
ストレプトマイシン　82, 96
スラミン　83

生菌発育凝集反応　119
静置培養　31
西部馬脳炎　134
西部馬脳炎ウイルス　23, 54, 134
生物学的伝播　14
生物災害→バイオハザード
西洋蜜蜂　151
赤血球吸着試験　111

節足動物媒介性病原体　23
セファロスポリン系　131
線維素性胸膜肺炎　21
腺疫　149
全身感染　8
全身性炎症反応症候群(SIRS)　96
全身性粟粒結核　66
選択毒性　44
選択培地　30
潜伏感染　9, 23
潜伏期　7
全面接種　43
増殖性出血性腸炎　132
増幅動物　13
掻痒症(状)　70, 113
組織指向性　17
ソルビン酸　151

た

第三世代セフェム系　46
代謝阻害薬　44
大腸菌症, 子牛の　95
大腸菌症, 豚の　130
耐熱性腸管毒素(ST)　95
胎盤炎　87, 107
大理石紋様　68
タイレリア病, 牛の　69
タイロシン　122, 132
多価ワクチン　39
タキゾイト　82, 122, 164, 169
ダニ　14
ダニ熱　69
ダニ熱, 馬の　136
ダニ媒介脳炎　57
食べるワクチン　40
Talfan病　117
炭疽　11, 66
タンパク質合成阻害薬　44
タンパク質非分解性菌　92
単味ワクチン　38

ち

チアムリン　122, 132
腟粘液凝集反応　81
遅発性感染　9
チフス(様)結節　80, 121
地方病型牛白血病　9, 14, 23, 75
チュウザンウイルス→カスバウイルス
チュウザン病　77
中和テスト　33
腸管外病原性大腸菌　163
腸管毒　18
腸管毒素原性大腸菌(ETEC)　95, 130

腸管病原性大腸菌(EPEC) 95, 130	塗抹標本 33	猫伝染性貧血 168
腸球菌 91	ドラメクチン 107	猫伝染性腹膜炎(FIP) 167
腸腺腫症候群 132	鳥インフルエンザ(H5N1, H7N9)	FIPウイルス(FIPV) 167
チョーク病 151	57	猫白血病ウイルス(FeLV)感染症
チョコレート寒天培地 30	トリコモナス病 83	9, 167
沈降反応 33	トリパノソーマ病 14, 83	猫パルボウイルス 11, 158
	トリプシン添加培地 31	猫汎白血球減少症 165
つ・て	トリメトプリム 44	猫ヘモバルトネラ症 168
ツェツェバエ 14, 83	トロピズム→組織指向性	猫ヘモプラズマ感染症 168
ツベルクリン反応 33, 66, 131	豚コレラ 109	猫ヘルペスウイルス1型(FHV)
	——の清浄化 59	43, 166
低病原性鳥インフルエンザ 11, 53	豚丹毒 119	猫免疫不全ウイルス感染症 168
テキサス熱 69	豚痘 127	熱性呼吸器病 72
摘発・淘汰 37		熱帯タイレリア病 69
Teschen病 117	**な・に・ぬ**	粘液腫ウイルス 153
テトラサイクリン系	内因感染 8	粘膜ワクチン 40
45, 68, 69, 97, 120, 132	内水頭症 74	
デング熱 11, 57	内毒素 18	濃度依存型抗菌薬 46
電子顕微鏡法 32	ナイロビ羊病 103	脳バベシア 69
伝染性胃腸炎 115	ナガナ 83	のせガラス凝集反応 121
伝染性気管支炎 55	ナフトキノン製剤 69	ノゼマ病 151
伝染性血栓塞栓性髄膜脳脊髄炎 93	生ワクチン 38	
伝染性喉頭気管炎 55	異種—— 38	**は**
——ウイルス 160	ナリジクス酸 45	ハーナテトラチオン酸塩培地
伝染性軟疣腫 141		80, 121
伝染性乳房炎 13, 91	肉芽腫性大腸炎 163	パールテスト 66
伝染性膿疱性皮膚炎 13, 103	肉芽腫性腸炎 65	バイオアッセイ 92
伝染性無乳症 106	ニクズク肝 135	バイオセーフティー指針,WHOの
伝染性リンパ管炎 145	20% KOH処理 28	35
伝達性海綿状脳症 70	2倍階段希釈 46	バイオセーフティーレベル(BSL)
伝播経路 13	ニパウイルス感染症 11, 117	34
	日本脳炎 14, 33, 41, 57	バイオセキュリティ 51
と	日本脳炎,馬の 134	バイオハザード 34
冬季赤痢 87	日本脳炎,豚の 110	肺気腫 76, 86
東部馬脳炎 134	日本皮疽 145	肺鼻疽 136
東部馬脳炎ウイルス 23, 54, 134	2-メルカプトエタノール処理 33	培養細胞接種法 31
動物衛生研究所海外病研究施設 28	ニューカッスル病 11, 53	バクテリンワクチン 155
動物バイオセーフティーレベル	乳汁感染 15	播種性血管内凝固(DIC)
(ABSL) 35	乳房炎 91	19, 83, 158, 165
動物用医薬品 44	尿路コリネバクテリア 96	破傷風 142
動物用抗菌薬 44, 46	二類感染症 57	破傷風菌 13, 18, 142
Toll様レセプター(TLR) 39	拭い液 27	破傷風毒素 142
トキソイド 39		PAS染色 32
トキソプラズマ症,犬・猫の 169	**ね・の**	パスツレラ症,牛の 92
トキソプラズマ病,豚の 122	ネオスポラ症,犬の 164	パスツレラ肺炎,豚の 128
鍍銀染色 82	ネオスポラ症,牛の 82	ハチノスカビ 151
毒素産生能 18	ネガティブ染色 32	発育鶏卵接種法 31
——検査 120	ネグリ小体 156	発育阻止円 46
特定家畜伝染病防疫指針 28, 52	猫ウイルス性鼻気管炎 166	発症(発病) 7
特定病原体等 58	猫カリシウイルス(FCV) 43, 166	発症予防ワクチン 38
毒力 17	猫コロナウイルス(FCoV) 20, 167	発生形態 23
土壌細菌 148	猫コロナウイルス感染症 167	発生頻度 24
土壌病 13	猫腸コロナウイルス 167	馬痘 141
毒血症 130	猫伝染性腸炎 165	鼻曲がり 120
届出伝染病,対象家畜 54		パピローマウイルス 8

バベシア症，犬・猫の　161
バベシア病，牛の　69
パラインフルエンザウイルス　21
パラ結核症　65
パラポックスウイルス　8
バランチジウム症　121, 122
パルスフィールド電気泳動法　93
バルネムリン　122
バロア病　152
ハロゲン系消毒薬　50
繁殖障害　13, 73, 83
パンデミック　24
汎流行型　23

ひ

Bウイルス病　11, 57
ピートンウイルス感染症　89
東海岸熱　69
非化膿性脳脊髄炎　74, 117, 156
鼻腔スワブ　121, 125
鼻腔鼻疽　136
鼻甲介形成不全・萎縮　120
ヒストフィルス・ソムニ感染症，牛の
　　93
鼻疽　136
鼻疽菌　136
鼻疽結節　136
備蓄ワクチン　43
ヒツジキュウセンヒゼンダニ　107
ヒツジ随伴型悪性カタル熱(SA-MCF)
　　78
羊肺腺腫　104
ひね豚　109, 116, 121
皮膚糸状菌症，犬・猫の　164
皮膚糸状菌症，牛の　98
飛沫感染　13, 14
ヒメダニ　68
病原性大腸菌感染症，犬・猫の　163
病原巣　13
病原体　7
　　——の特定　25
　　——の分離　26
　　——のリスク評価　34
病原体等の輸送・運搬に関する
　　取扱い要領　28
日和見感染　16
ビルレンス→毒力
ピロプラズマ病　14, 53, 69

ふ

ファージテスト　66
ファゴソーム→食胞
フードチェーン　47
封入体　32
封入体鼻炎　126

不活化ワクチン　38
複合感染　21
不顕性感染　7
浮腫病　130
腐蛆病　150
豚インフルエンザ　125
豚エンテロウイルス　117, 127
豚エンテロウイルス感染症　127
豚エンテロウイルス性脳脊髄炎
　　117, 127
豚胸膜肺炎　128
豚呼吸器型コロナウイルス　115
豚呼吸器病症候群(PRDC)　124
豚サーコウイルス感染症　124
豚サーコウイルス2型　124
豚サイトメガロウイルス感染症　126
ブタジラミ　127
豚水疱疹　118
豚水胞病　112
豚赤痢　50, 122
豚テシオウイルス　117, 127
豚テシオウイルス性脳脊髄炎　117
豚パスツレラ症(パスツレラ肺炎)
　　13
豚パルボウイルス病　126
豚繁殖・呼吸障害症候群　116
豚皮膚炎腎症症候群(PDNS)
　　109, 124
豚ヘルペスウイルス1型　113
豚鞭虫症　121, 122, 132
豚マイコプラズマ肺炎(MPS)　132
豚流行性下痢　114
付着　17
ブドウ球菌　8, 16
ブドウ膜炎　161, 167
　　前部——　159
フマギリン　151
ブラウン運動　17
ブラディゾイト　169
プリオン病　70
ブルーアイ　159
ブルータング　14, 102
フルオロキノロン系
　　45, 46, 106, 132, 143
ブルセラ菌　22
ブルセラ病　53, 67
ブルセラ病，犬の　161
フルバリネート　152
ブレインハートインフュージョン培地
　　98
プロバング　62
プロピオン酸　151

へ

ペア血清検査　33

併用療法　46
Baileyの培地　150
β-ラクタム系　44, 46, 131
ベクター　14
　　——対策　50
ペスト　11, 57
ペニシリン
　　81, 94, 96, 119, 129, 130, 131, 142,
　　155, 162
ベネズエラ馬脳炎　134
ベネズエラ馬脳炎ウイルス　54, 134
ヘモジデリン沈着　135
ヘモプラズマ病　97
ヘルペスウイルス　10, 16, 20, 39
Vero細胞
　　64, 86, 102, 114, 117, 130, 134, 140
ヘンドラウイルス　140
変法FM培地　95
鞭毛運動　17

ほ

包囲接種　43
放線菌症，牛の　96
防壁接種　43
放牧病，牛の　72
ボーダー病ウイルス　109
母子免疫　41
ホスホマイシン系　44
補体結合(CF)反応　33, 136
ボタン状潰瘍　121
ポックスウイルス　21, 31, 32
ボツリヌス症　57, 92
ボツリヌス中毒　8
ボツリヌス毒素　30
ポリオウイルス　20
ポリオーマウイルス　19

ま

マイコバクチン添加ハロルド培地
　　65
マイコプラズマ，血液寄生性　97
マイコプラズマ肺炎　50
マウス接種法(試験)　119, 142
マエディ・ビスナ　9, 104
マクロファージ遊走試験　33
マクロライド系　45, 106, 132, 166
マダニ　68, 69, 103, 106, 130, 136
McCoy細胞　132
マッコンキー寒天培地　120, 144
マミー　151
マラリア　11, 57
マルチサイトプロダクション　51
マレイン点眼試験　136
マレイン反応　33
マレック病　16, 55

慢性感染　9
慢性消耗病(CWD)　70
慢性肉芽腫性腸炎　65

み・む・め・も

ミイラ(化)胎子　110, 126
水際検疫　60
ミツバチヘギイタダニ　152
ミルクテスト，Holstの　150
ミロサマイシン　150

ムーコル症　99

盲継代　31
免疫拡散法　33
免疫寛容　10, 23, 33, 41, 73
免疫持続期間(DOI)　38
免疫組織化学染色法　33
免疫不応答　41
免疫賦活剤→アジュバント
免疫誘導，ワクチンによる　41
メンブランフィルター通過試験　32
めん羊ヘルペスウイルス2型　78

モキシデクチン　107
モニター動物　50

や・ゆ・よ

山羊関節炎・脳脊髄炎　105
山羊伝染性胸膜肺炎(CCPP)　106
山羊痘　104
薬剤感受性　45
薬剤耐性菌　46
薬物過敏症　46
薬物間の相互作用　46
野生生物保全協会(WSC)　59

野兎病　106

輸出入検疫　50
輸出入制限　50
輸送許可物表示ラベル　28
輸送熱　21, 72, 88, 92

溶血性尿毒症症候群　163
葉酸合成阻害薬　44
羊痘　104
ヨーニン反応　33, 65
ヨーネ菌　8, 65
ヨーネ病　65
ヨーロッパウサギ　153
ヨーロッパ腐蛆病　150, 178
予防接種　37
四類感染症　57

ら・り・る・れ・ろ・わ

ライノウイルス　16
ライム病　14, 57
ライム病，犬の　162
ライムボレリア症　162
卵黄嚢内接種　31
ランピースキン病　79

リステリア症　93
リソソーム　19
リッサウイルス1型　156
離乳後下痢　130
離乳後多臓器性発育不良症候群
　(PMWS)　124
リファンピシン　45
リフトバレー熱　11, 57, 63
リフトバレー熱ウイルス　63
リポ多糖類(LPS)　18

流行型　24
流行性脳炎　110, 134, 140
流行性羊流産　107
流産
　15, 22, 67, 73, 110, 113, 139, 161
　伝染性――　143
リングワクチネーション→包囲接種
リンコマイシン　122, 132
リンパ球幼若化反応　33

類鼻疽　144

冷蔵保存(4℃)　27
レセプター　19
レゼルボア→病原巣
レトロウイルス(感染症)
　　　　　　　19, 33, 176
レプトスピラ血症　82, 155
レプトスピラ症　14, 57
レプトスピラ症，犬の　155
レプトスピラ症，牛の　82
レンサ球菌症，豚の　131

ロタウイルス　8, 33, 40
　A群――　87, 125
ロタウイルス病，牛の　87
ロタウイルス病，豚の　125
ロドコッカス・エクイ感染症　148

Warthin-Starry鍍銀染色　32
矮小筋症　74, 77
ワクチネーション　37
ワクチン　37
　――の副反応　41
ワクモ　14
ワラビ中毒　67, 82

欧文索引

A

Absidia corymbifera 99
ABSL 35
Acarapis woodi 152
Acarapisosis 152
Actinobacillus pleuropneumoniae 128
Actinomyces bovis 96
actinomycosis in cattle 96
adherence 17
adhesin 18
adjuvant 39
African horse sickness 135
African horse sickness virus 135
African swine fever 111
African swine fever virus 111
Aino virus 77
Aino virus infection 77
Akabane disease 74
Akabane virus 74
Alcelaphine herpesvirus 1 78
Alphacoronavirus 1 159
American foulbrood 150
Anaplasma centrale 68
A. marginale 68
anaplasmosis 68
anthrax 66
Ascosphaera apis 151
aspergillosis 98
Aspergillus flavus 98
A. fumigatus 91, 98
A. nidulans 98
A. niger 98
A. terreus 98
A. versicolors 98
atrophic rhinitis 120
Aujeszky's disease 113

B

Babesia bigemina 69
B. bovis 69
B. caballi 136
B. cati 161
B. divergens 69
B. felis 161
B. gibsoni 161
B. herpailuri 161
B. ovata 69
Bacillus anthracis 66
bait vaccine 42
Betacoronavirus 1 87
BHK-21細胞 103
blackleg 81
blind passage 31
bluetongue 102
Bluetongue virus 102
Bordetella bronchiseptica 21, 120, 160, 166
Borrelia afzelii 162
B. burgdorferi sensu stricto 162
B. garinii 162
B. japonica 162
botulism 92
Bovine adenovirus (A, B, C, D) 88
bovine babesiosis 69
bovine coccidiosis 100
Bovine coronavirus 87
bovine coronavirus infection 87
bovine cryptosporidiosis 99
bovine ephemeral fever 76
Bovine ephemeral fever virus 76
bovine genital campylobacteriosis 81
bovine leptospirosis 82
Bovine leukemia virus 75
bovine leukosis 75
bovine lymphosarcoma 75
bovine neosporosis 82
bovine papillomatosis 88
Bovine papillomavirus (BPV) 88
bovine papular stomatitis 78
Bovine papular stomatitis virus 78
Bovine parainfluenza virus 3 88
bovine pyelonephritis 96
Bovine respiratory syncytial virus 86
bovine respiratory syncytial virus infection 86
bovine theileriosis 69
Bovine torovirus 90
bovine torovirus infection 90
bovine viral diarrhoea-mucosal 73
Bovine viral diarrhoea virus 1, 2 (BVDV) 73
Brachyspira hyodysenteriae 122
Brucella abortus 67
B. canis 67, 161
B. melitensis 67
B. suis 67
brucellosis 67
BSE(bovine spongiform encephalopathy) 70
BSL 34
Burkholderia mallei 136
B. pseudomallei 144

C

calf colibacillosis 95
calf diarrhea 95
calf scour 95
CAMP(Christie, Atkins, Munch-Peterson)反応 96
Campylobacter coli 162
C. fetus subsp. *fetus* 81
C. fetus subsp. *venerealis* 81
C. helveticus 162
C. jejuni 162
C. upsaliensis 162
campylobacteriosis 162
Candida albicans 99
Candidatus M. haemominutum 168
Candidatus M. turicensis 168
candidiasis 99
Canid herpesvirus 1 160
Canine adenovirus 1 159
canine brucellosis 161
Canine coronavirus 159
canine distemper 157
Canine distemper virus (CDV) 157
canine herpesvirus infection 160
canine leptospirosis 155
canine Lyme disease 162
canine neosporosis 164
Canine parvovirus 158
canine parvovirus disease 158
Caprine arthritis-encephalitis virus 105
caprine arthritis-encephalomyelitis 105
CCPP(contagious caprine pleuropneumonia) 106
CEM(contagious equine metritis) 144
Chalk disease 151
Chalkbrood 151
Chlamydia abortus 107
Chlamydophila felis 166
Chuzan disease 77
Classical swine fever virus 109
Clostridium botulinum Ⅲ群 92
C. chauvoei 81
C. novyi 94
C. perfringens 94
C. septicum 94
C. sordellii 94
C. tetani 142
CMT(California Mastitis Test)変法 91
colibacillosis in swine 130

contagious agalactia 106
contagious bovine pleuropneumonia 68
contagious pustular dermatitis 103
Corynebacterium bovis 91
C. cystitidis 96
C. pilosum 96
C. renale 96
Coxiella burnetii 97
coxiellosis 97
CPE（cytopathic effect） 31
CPK細胞 115
CRP（C-reactive protein） 45
cryptococcosis in dogs and cats 163
Cryptococcus albidus 163
C. gattii 163
C. laurentii 163
C. neoformans 91, 163
cryptosporidiosis in dogs and cats 164
Cryptosporidium canis 164
C. felis 164
C. parvum 99, 164
CVS寒天培地 122
CWD（chronic wasting disease） 70

D・E

Deltapapillomavirus 88
dermatophytosis 98, 164
DIVA（differentiation of infection from vaccinated animal） 48
DNAウイルス 28
DNA合成阻害剤（IUDR） 32
DNAジャイレース 45
DNAワクチン 40
DOI（duration of immunity） 38
dye test 33

Eastern equine encephalitis virus 134
EBM（evidence based medicine） 45
edema disease 130
EHV-1 22, 139
EHV-3 148
EHV-4 22, 139
Eimeria alabamensis 100
E. auburnensis 100
E. bovis 100
E. ellipsoidalis 100
E. zuernii 100
ELISA（enzyme-linked immunosorbent assay） 33
emerging infectious disease 11
endemic 23
endogenous infection 8

endotoxin 18
END法 109
enterotoxemia 94
enzootic abortion of ewes 107
enzootic ovine abortion 107
EPEC（enteropathogenic *E. coli*） 95, 130
eperythrozoonosis 97
epidemic 23
Epsilonpapillomavirus 88
Equid herpesvirus 1 139
Equid herpesvirus 3 148
Equid herpesvirus 4 139
Equine arteritis virus 140
equine infectious anemia 135
Equine infectious anemia virus 135
equine influenza 138
equine morbillivirus pneumonia 140
equine paratyphoid 143
equine piroplasmosis 136
equine rhinopneumonitis 139
equine viral arteritis 140
Erysipelothrix rhusiopathiae 119
E. tonsillarum 119
Escherichia coli 91, 163
ETEC（enterotoxigenic *E. coli*） 95, 130
European foulbrood 150
exogenous infection 8
exotoxin 18
exudative epidermitis 129

F

FAO 47, 58
Felid herpesvirus 1（FHV） 166
Feline calicivirus（FCV） 166
Feline coronavirus（FCoV） 167
feline coronavirus infection 167
feline hemobartonellosis 168
feline hemoplasma infection 168
Feline immunodeficiency virus（FIV） 168
feline immunodeficiency virus infection 168
feline infectious anemia 168
feline infectious peritonitis（FIP） 167
Feline leukemia virus（FeLV） 167
feline leukemia virus infection 167
feline panleukopenia 165
Feline panleukopenia virus 165
foot-and-mouth disease 62
Foot-and-mouth disease virus 62
foulbrood 150

fox encephalitis 159
Francisella tularensis 106
F. tularensis subsp. *holarctica* 106
Fusobacterium necrophorum subsp. *funduliforme* 95
F. necrophorum subsp. *necrophorum* 95

G・H

GAM培地 95
Getah virus 147
Getah virus infection 147
GF-TADs（Global Framework for the progressive control of Transboundary Animal Diseases） 59
glanders 136
GLEWS（Global Early Warning System for major animal diseases including zoonoses） 59
Glsser's disease 129
goat pox 104
Goatpox virus 104
Grocott stain 32

HACCP 51
Haemophilus felis 166
H. parasuis 129
hemoplasmosis 97
hemorrhagic septicemia in cattle 67
Hendra virus 140
herd immunity 22
heterotopic infection 8
Histophilus somni infection 93
Histoplasma capsulatum 145
H. capsulatum var. *farciminosum* 145
HI反応 33
HmLu-1細胞 102
hog cholera 109
horse pox 141
HRT-18細胞 87
Human adenovirus C 88
Hypoderma bovis 84
H. lineatum 84
hypodermosis 84

I・J・K

Ibaraki disease 76
Ibaraki virus 76
immunological tolerance 10
in egg 15
inapparent infection 7
inclusion body 32
incubation period 7

infectious bovine rhinotracheitis (IBR) 72
Infectious bovine rhinotracheitis virus 72
infectious canine hepatitis 159
Influenza A virus 125, 138
intestinal adenomatosis complex 132
invasive bacteria 18
IUDR 32
Ixodes persulcatus 162
I. ricinus 162

Japanese encephalitis in swine 110
Japanese encephalitis in horses 134
Japanese encephalitis virus 110, 134
Johne's disease 65
JVARM (Japanese Veterinary Antimicrobial Resistance Monitoring System) 46

Kasba virus 77
kennel cough 160
Klebsiella pneumoniae 91, 96

L・M

LAMP (Loop-Mediated Isothermal Amplification) 26, 33
latent period 7
Lawsonia intracellularis 132
Leptospira interrogans 82, 155
　　血清型 Australis 54, 82, 155
　　血清型 Autumnalis 54, 82, 155
　　血清型 Canicola 54, 82, 155
　　血清型 Grippotyphosa 54, 82, 155
　　血清型 Hardjo 54, 82, 155
　　血清型 Hebdomadis 155
　　血清型 Icterohaemorrhagiae 54, 82, 155
　　血清型 Pomona 54, 82
Listeria monocytogenes 93
listeriosis 93
LT (heat-labile enterotoxin) 95
lumpy skin disease 79
Lumpy skin disease virus 79

maedi-visna 104
malignant catarrhal fever (MCF) 78
malignant edema 94
Mannheimia haemolytica 92
MARC-145 細胞 116
mastitis 91
MDBK 細胞 31, 134

melioidosis 144
Melissococcus plutonius 150
MERS 57
MIC (minimum inhibitory concentration) 46
microbial substitution 8
Microsporum canis 164
M. gypseum 164
Molluscipoxvirus 141
molluscum contagiosum 141
MPS (mycoplasmal pneumonia of swine) 132
Mucor racemosus 99
mucormycosis 99
multiplex PCR 32
Mycobacterium avium subsp. *avium* 131
M. avium subsp. *paratuberculosis* 65
M. bovis 66
M. intracellulare 131
mycobacterium infection in swine 131
Mycoplasma agalactiae 106
M. bovis 91
M. capricolum subsp. *capricolum* 106
M. cynos 160
M. felis 166
M. haemofelis 168
M. haemosuis 97
M. hyopneumoniae 132
M. mycoides subsp. *capri* 106
M. mycoides subsp. *mycoides* LC type 106
M. mycoides subsp. *mycoides* SC type 68
M. ovis 97
M. putrefaciens 106
M. wenyonii 97
Myxoma virus 153

N・O

Nairobi sheep disease 103
Nairobi sheep disease virus 103
necrobacillosis 95
necrotic enteritis 94
Neospora caninum 82, 164
Nipah virus 117
Nipah virus infection 117
non-pathogenic 20
non structural protein (NSP) 48
Nosema apis 151
N. ceranae 151
Nosema disease 151

Nosemosis 151
NSP フリーワクチン 48

OIE 47, 48, 58
on egg 15
One World-One Health 58
opportunistic infection 16
Orf virus 103
Oryctolagus cuniculus 153
Ovine adenovirus A 88
Ovine herpesvirus 2 78

P

Paenibacillus larvae subsp. *larvae* 150
pandemic 23
parainfluenza in cattle 88
parasitism 8
paratuberculosis 65
Pasteurella multocida 21, 67, 92, 128
　毒素産生性—— 120
pasteurellosis in cattle 92
pasteurellosis in swine 128
pathogenic *E. coli* infection 163
pathogenicity 17
PCR，遺伝子検出法 32
PDNS 124
Peaton virus infection 89
peste des petits ruminants 64
Peste-des-petits-ruminants virus 64
piroplasmosis 69
PMWS 124
Porcine circovirus-2 124
porcine circovirus infection 124
porcine cytomegalovirus infection 126
Porcine enterovirus 117, 127
porcine enterovirus encephalomyelitis 117
porcine enterovirus infection 127
porcine epidemic diarrhea 114
Porcine epidemic diarrhea virus 114
Porcine parvovirus 126
porcine parvovirus infection 126
porcine pleuropneumonia 128
porcine reproductive and respiratory syndrome 116
Porcine reproductive and respiratory syndrome virus 116
Porcine teschovirus 117, 127
PRDC 124
Prototheca zopfii 91
PrP^{Sc} 70
pseudocowpox 89
Pseudocowpox virus 89

pseudofarcy in horses 145
pseudorabies 113
Psoroptes ovis 107
psoroptic mange of sheep 107

R

R_0 (basic reproduction number) 42
Rabbit hemorrhagic disease virus 153
rabbit myxomatosis 153
rabbit viral hemorrhagic disease 153
rabies 156
Rabies virus 156
real time PCR 32
real time RT-PCR 32
reemerging infectious disease 11
Rhipicephalus appendiculatus 103
Rhizopus microsporus 99
R. oryzae 99
Rhodococcus equi infection 148
Rift Valley fever 63
Rift Valley fever virus 63
rinderpest 63
Rinderpest virus 63
RNAウイルス 28
Rotavirus 87, 125
rotavirus infection in cattle 87
rotavirus infection in swine 125
RT-PCR, 遺伝子検出法 32
Rubarth's disease 159

S

SA-MCF (sheep-associated malignant catarrhal fever) 78
Salmonella enterica subsp. *enterica* serovar Abortusequi 143
S. Choleraesuis 54, 121
S. Dublin 54, 80, 163
S. Enteritidis 54, 80, 163
S. Typhimurium 54, 80, 121, 163
salmonellosis in cattle 80
salmonellosis in dogs and cats 163
salmonellosis in swine 121
SARS 11, 57
Sathuperi virus 89
Sathuperi virus infection 89
scrapie 70

sheep pox 104
Sheeppox virus 104
SHETB 129
shipping fever 92
SIRS (systemic inflammatory response syndrome) 96
SPF (specific pathogen free) 動物 50
SPF豚協会 50
sporadic 23
ST (heat-stable enterotoxin) 95
Staphylococcus aureus 19, 91
S. chromogenes 129
S. hyicus 129
STEC (Shigatoxin-producing *E. coli*) 95, 130
strangles 149
streptococcosis 131
Streptococcus agalactiae 91
S. dysgalactiae 131
S. equi subsp. *equi* 149
S. equi subsp. *zooepidemicus* 160
S. porcinus 131
S. suis 131
ST合剤 44
Suid herpesvirus 1 113
Suid herpesvirus 2 126
susceptibility 15
swine dysentery 122
swine erysipelas 119
swine influenza 125
swine pox 127
swine toxoplasmosis 122
swine vesicular disease 112
Swine vesicular disease virus 112
Swinepox virus 127
Sylvilagus 属うさぎ 153
symbiosis 8

T

Taylorella equigenitalis 144
tetanus 142
Theileria annulata 69
T. equi 136
T. orientalis 69
T. parva 69
TLR 39
Toxoplasma gondii 122, 169
toxoplasmosis in dogs and cats 169

transboundary animal diseases 59
transmissible gastroenteritis 115
Transmissible gastroenteritis virus 115
transmissible spongiform encephalopathies 70
trichomoniasis 83
Trichophyton mentagrophytes 164
T. verrucosum 98
Tritrichomonas foetus 83
Trypanosoma brucei 83
T. congolense 83
T. evansi 83
T. theileri 83
T. vivax 83
trypanosomosis 83
tuberculosis 66
tularemia 106

U・V・W・X・Z

Uasin Gishu disease virus 141
vaccination 37
vaccine 37
vaccine to kill/to live 48
Varroa disease 152
Varroa jacobsoni 152
Varroosis 152
Venezuelan equine encephalitis virus 134
vesicular exanthema of swine 118
Vesicular exanthema of swine virus 118
vesicular stomatitis 64
Vesicular stomatitis virus 64
virulence 17
Visna/maedi virus 104
WA-MCF (wildebeest-associated malignant catarrhal fever) 78
West Nile virus 134
Western equine encephalitis virus 134
WHO 47, 58
Xipapillomavirus 88
zoonosis 11

獣医学教育モデル・コア・カリキュラム準拠
動物感染症学

発　　行	2016年4月15日　発行
編　　集	公益社団法人　日本獣医学会　微生物学分科会
発 行 者	菅原律子
発 行 所	株式会社　近代出版
	〒150-0002　東京都渋谷区渋谷2-10-9
	電話：03-3499-5191　FAX：03-3499-5204
	e-mail：mail@kindai-s.co.jp
D T P	株式会社　西崎印刷
印 刷 所	研友社印刷株式会社

ISBN978-4-87402-223-8　©2016 Printed in Japan

|JCOPY|〈社出版者著作権管理機構委託出版物〉

本書の無断複写は，著作権法上での例外を除き禁じられています．本書を複写される場合は，そのつど事前に㈳出版者著作権管理機構（電話 03-3513-6969, FAX 03-3513-6979, e-mail：info@jcopy.or.jp）の許諾を得てください．

牛病学〈第三版〉

本文2色刷　感染症の写真はカラーで掲載

B5判 448頁　本体価格 13,500円＋税

編集　明石博臣／江口正志／神尾次彦／加茂前秀夫
　　　酒井　豊／芳賀　猛／眞鍋　昇

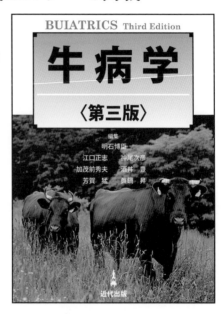

『牛病学』〈第二版〉刊行時から，我が国においては肉用牛，乳用牛とも飼育の大規模化が進んできた。一方，牛海綿状脳症や口蹄疫の発生など，家畜衛生に対する取組みの必要性が，以前に増して強く求められてきている。

この時期に，牛を取り巻く環境の変化を再認識し，日本の畜産の将来を俯瞰するため，本書を改訂することができたことは大きな意味をもつ。本書が畜産農家にとって牛の飼育に対する道しるべになることを強く願っている。

■主な内容

生理・育種（生理／育種）

栄養・肉質（栄養／肉質）

繁殖（繁殖生理／妊娠診断／分娩と新生子／繁殖の人為的調節）

繁殖障害（雄の繁殖障害／雌の繁殖障害）

感染症の制御（免疫／ワクチン／化学療法薬／プロバイオティクス／消毒法と飼養衛生管理基準）

ウイルス病，プリオン病（口蹄疫／牛伝染性鼻気管炎／牛ウイルス性下痢ウイルス感染症／アカバネ病／アイノウイルス感染症／アカバネウイルスおよびアイノウイルス以外のオルトブニヤウイルス感染症／牛白血病／牛疫／イバラキ病／牛流行熱／牛RSウイルス病／牛ロタウイルス病／牛コロナウイルス病／チュウザン病／パラインフルエンザ／牛乳頭腫症／牛丘疹性口炎，偽牛痘／水胞性口炎／牛アデノウイルス病／悪性カタル熱／牛乳頭炎／ブルータング／ランピースキン病／牛痘／牛トロウイルス病／牛海綿状脳症）

細菌病（ヨーネ病／牛のサルモネラ症／子牛の大腸菌性下痢／牛のパスツレラ症／牛のレプトスピラ病／牛の肝膿瘍／牛のマイコプラズマ肺炎／牛のヒストフィルス・ソムニ感染症／牛伝染性角結膜炎／牛のブルセラ病／牛の結核病／炭疽／牛肺疫／牛の出血性敗血症／気腫疽／牛の破傷風／牛カンピロバクター症／悪性水腫／デルマトフィルス症／牛のリステリア症／牛の趾皮膚炎／牛尿路コリネバクテリア感染症／ボツリヌス症／牛のクラミジア感染症／牛のコクシエラ症／類鼻疽／アクチノバチローシス／アクチノマイコーシス／エンテロトキセミア／趾間壊死桿菌症／牛呼吸器病症候群／アナプラズマ病／乳房炎）

真菌病（皮膚糸状菌症／カンジダ症／アスペルギルス症／ムーコル症）

原虫病（クリプトスポリジウム病／ネオスポラ症／コクシジウム病／タイレリア病／バベシア病／トリパノソーマ病／トリコモナス病）

寄生虫病（内部寄生虫病／外部寄生虫病）

非感染性疾病（遺伝性疾患／中毒／放牧病）

経済疫学（疾病の経済評価／経済評価の手法／経済評価の実例）

関連法規等（家畜伝染病予防法／その他の関連法規／動物愛護法とアニマルウェルフェア）

　近代出版

〒150-0002　東京都渋谷区渋谷2-10-9
TEL 03-3499-5191　FAX 03-3499-5204
http://www.kindai-s.co.jp

動物の感染症〈第三版〉

A4判 320頁　本体価格 12,000円＋税

編集　明石博臣／大橋和彦／小沼　操／菊池直哉／後藤義孝／髙井伸二／宝達　勉

主な内容

感染症の成立／感染と発病機序／局所感染症と全身感染症／感染症の実験室内診断とバイオハザード対策／感染症の予防と治療／感染症の対策とその撲滅／関連法規の概要／伝染病の防疫の実際

疾病別　主な症状一覧：呼吸器症状／消化器症状／異常産・生殖器障害・産卵異常（鶏）／皮膚・体表・外貌異常／神経症状・運動障害／出血・血尿・血便／貧血・黄疸／免疫不全／急性死

疾病各論（収載疾病数 437）：牛／めん羊・山羊／馬／豚／家きんおよび鳥類／犬・猫／みつばち／魚類／水生甲殻類／野生動物

動物微生物検査学

B5判 248頁　本体価格 5,000円＋税

編集　福所秋雄／青木博史／田村　豊／前田秋彦／村上洋介／吉川泰弘

主な内容

微生物学の基礎（微生物学の歴史／微生物の特徴と分類／動物感染症と免疫／動物感染症の制御）

検査にかかわる国際基準（バイオセーフティ／検査の精度管理／検査結果の解釈）

動物微生物の検査法（微生物検査の変遷と概要／微生物染色法／顕微鏡による観察法／抗原検出法／血清抗体検査法／遺伝子検査法／薬剤感受性試験法／動物微生物の分離・培養法）

動物感染症診断のための微生物検査（産業動物／伴侶動物／実験動物／人獣共通感染症／食品・食肉の衛生検査／飼料等の衛生検査）

マウス胚の操作マニュアル〈第三版〉

A4変形判 720頁　本体価格 25,000円＋税

Andras Nagy／Marina Gertsenstein／Kristina Vintersten／Richard Behringer　著

山内一也／豊田　裕／岩倉洋一郎／佐藤英明／鈴木宏志　訳

主な内容

マウスの発生遺伝学と発生学／トランスジェニックマウス，キメラマウスの作出／着床前胚の回収と体外培養／着床外胚の分離，培養，体外操作／胚盤胞に由来する幹細胞の分離と培養／ES細胞を用いた遺伝子導入／単為発生，前核移植，マウスクローニング／生殖補助技術／凍結保存，清浄化，マウスの輸送／遺伝子産物，細胞，組織，臓器システムの観察法／顕微操作実験室のセットアップ

 近代出版

〒150-0002　東京都渋谷区渋谷2-10-9
TEL 03-3499-5191　FAX 03-3499-5204
http://www.kindai-s.co.jp

獣医学教育モデル・コア・カリキュラム準拠

放射線生物学

獣医放射線学教育研究会 編
編集 稲波 修／浅沼武敏／久保喜平／中山智宏／林 正信／藤田道郎／宮原和郎

B5判 200頁　本体価格 4,000円＋税

主な内容　放射線研究の歴史／放射線の基本的性質／放射線の単位と測定法／放射線の生物作用／放射線治療の基礎／放射線診断装置／放射線の利用と環境放射線／放射線防護と関連法規

獣医薬理学

日本比較薬理学・毒性学会 編
編集 池田正浩／伊藤茂男／尾﨑 博／下田 実／竹内正吉

B5判 296頁　本体価格 5,000円＋税

主な内容　薬と薬理学／薬理作用／薬の体内動態／薬の有害作用／医薬品の基準と開発／末梢神経系に作用する薬／中枢神経系に作用する薬／オータコイドとその拮抗薬／抗炎症薬／循環・呼吸系に作用する薬／血液に作用する薬／塩類代謝と腎機能に影響する薬／消化器機能に影響する薬／ホルモン・抗ホルモン薬，ビタミン／免疫機能に影響する薬／消毒薬／抗菌薬，抗ウイルス薬，生物学的製剤／抗腫瘍薬／駆虫薬／殺虫薬／中毒と中毒治療薬

獣医毒性学

日本比較薬理学・毒性学会 編
編集 石塚真由美／尾﨑 博／佐藤晃一／下田 実／寺岡宏樹

B5判 248頁　本体価格 4,700円＋税

主な内容　毒性学と社会／化学物質の生体内動態／毒性試験の実施と評価／化学物質の有害作用／化学物質のリスクアナリシス／遺伝毒性・発がん性／生殖発生毒性／臓器毒性／環境毒性

獣医疫学 ─基礎から応用まで─〈第二版〉

B5判 243頁　本体価格 5,500円＋税

獣医疫学会 編　編集 山本茂貴／青木博史／加藤行男／纐纈雄三／小林創太／筒井俊之／林谷秀樹／山根逸郎

主な内容　疫学の概念／健康疾病事象の発生要因／疫学で用いられる指標／記述疫学／生態学的研究／横断研究／症例対照研究／コホート研究／介入研究／因果関係／疫学研究における誤差とその制御／標本抽出／サーベイランス／スクリーニング／疫学に必要な統計手法／感染症の疫学／特定分野の疫学／微生物学的リスクアセスメント／疾病の経済的評価／動物衛生領域における疫学の応用／公衆衛生施策等への疫学の応用─食中毒事件の経済的評価／疫学資料／疫学研究と倫理

近代出版

〒150-0002　東京都渋谷区渋谷2-10-9
TEL 03-3499-5191　FAX 03-3499-5204
http://www.kindai-s.co.jp